자연치유/ 바른몸운동

내 힘으로 허리통증 벗어나기

자연치유/ 바른몸운동

내 힘으로

허리통증

벗어나기

1판 1쇄 발행일 2015년 2월 5일

지은이/이남진
펴낸이/류희남
편집, 일러스트/한무영
촬영/최인원
모델/김호일, 이솔, 한무영
펴낸곳/제우스

출판등록일(번호)/2003년 4월 10일(제2003-68호)
주소/110-070 서울시 종로구 내수동 4번지 옥빌딩 801호
대표전화/(02) 735-8160 팩스(02)/ 735-8161
ISBN 978-89-90762-10-8 03510

이 도서의 국립중앙도서관 출판사도서목록(CIP)은 서지정보유통지원시스템 홈페이지
(http://seoji.nl.go.kr)와 국가자료공동목록시스템(http://www.nl.go.kr/kolisnet)에서
이용하실 수 있습니다.(CIP제어번호: CIP2015001860)

자연치유/ 바른몸운동

내 힘으로 허리통증 벗어나기

만만 이남진 지음

한국바른몸운동연구회

제우스

머리글

최근 허리통증을 호소하는 사람들이 늘고 있다. 이런 현상에 대해 사람들은 늘상 머리를 숙이고 보는 스마트폰이 원인이라고도 하고, 활동이 줄어든 생활환경의 변화가 원인이라고도 한다. 일부는 다리를 꼬고 앉거나 뒷주머니에 두터운 지갑을 넣고 다니는 것 역시 원인이 된다고 말한다. 그 결과인지 200만 명이 넘는 추간판(디스크) 탈출증 환자 중 20%가 20~30대라고 하며, 50대까지 계속 증가하는 추세라고 한다. 한편 60대 이상 장노년층은 척추관협착증에 시달린다고 한다. 그리고 전체 환자 114만 명 중 70%가 60세 이상이라고도 전해준다(조선일보- 2014년 6월10일).

이런 현실에서 가장 필요한 것은 현재 그러한 통증을 겪게 하는 '근본적인 원인'이 어디에 있느냐를 정확하게 아는 것이라고 생각한다. 생활 환경이나 과도한 스마트폰 사용 등이 원인이라고 한다면 동일한 조건이나 스마트폰을 사용하는 사람들은 모두가 같은 통증으로 고통 받고 있어야만 되기 때문이다. 그러나 실상은 그렇지가 않다. 하루 종일 스마트폰을 들여다보고 있어도, 늘 자세가 나쁘다고 지적을 받아도, 생활이나 작업 환경이 열악해도 아프지 않는 사람들이 있다는 얘기다. 물론 나이가 들면서 나타나는 퇴행이나 사고 및 충격, 구조적인 원인으로도 허리통증은 발생한다. 하지만 이런 상황이 아니면서 허리통증으로 고통 받고 있다면 깊이 생각해 볼 필요가 있다.

허리통증을 극심하게 겪고 있는 사람들은 대부분 X-ray나 CT, 혹은 MRI 촬영을 한 다음 그 결과에 따라 적절한 치료를 받거나 심할 경우 수술을 선택하게 된다. 그렇더라도 문제는 수술이 실제로 필요한 경우는 10~15%에 불과하다고 밝힌 의사들이 있다는 점이다. 수술만이 최선의 선택이 아니라는 뜻이다. 과거 수술이란 방법이 없던 시대를 생각해 봐도 일리가 있다. 더구나 '성공적으로 수술을 했다' 하더라도 적지 않은 사람들이 재발로 인해 더 큰 고통에 시달리고 있는 현실도 무시할 수 없다.

그러므로 현재 통증을 발생시키는 원인을 정확히 이해하고, 그 원인을 스스로 해결하거나 제거해 가면서 통증 없이 사는 방법을 찾아야만 된다. 그나마도 안되면 생활에는 장애를 받지 않을 정도로 본인이 겪고 있는 통증을 줄이거나 조절해 가면서 살아가는 방법이라도 찾아야 된다. 현실적으로도 한번 망가진 허리뼈가 새롭게 재생되지 않는 이상 그렇게 하는 것만이 가장 이상적인 방법이다.

따라서 현재 자신이 겪고 있는 허리통증이 어떤 원인에 의해 발생한 것인지를 먼저 정확히 아는 것이 중요하다. 허리에 통증을 발생시키는 원인이 흔히 말하고 대부분을 차지한다고 알려져 있는 디스크 탈출만이 아니기 때문이다. 그리고 그 원인에 맞춰 스스로가 자신의 몸을 돌보면서 살아가는 것만이 죽을 때까지 허리통증으로부터 벗어날 수 있는 유일한 길이 된다.

이 책은 자신이 겪고 있는 허리통증에 대한 근본적인 원인과 구조적인 문제들을 정확하게 이해하고, 자신의 몸 상태와 통증과의 상관관계를 근거로 스스로의 노력을 통해 벗어날 수 있는 방법을 제시하고 있다. 다만 구조적인 문제가 있을 경우, 예컨대 척추분리증(척추전방전위증)이나 노화 현상인 퇴행과 협착, 질병 등에 의한 경우라면 기대하는 결과를 얻기까지 상당한 노력과 시간이 필요하다. 물론 많은 어려움도 따른다. 이 점은 반드시 참고하기 바란다.

이 책은 필자의 저서 중 하나인 [우리 몸의 변형과 바른몸운동]에 바탕을 두고 있음을 밝힌다. 따라서 자신의 몸 상태와 운동의 원리에 대해 좀더 깊은 이해가 필요하다면 우리 몸에 나타나는 모든 변형의 원인부터 과정과 결과, 그리고 운동 및 점검 기준까지 심도 있게 다루고 있는 [우리 몸의 변형과 바른몸운동]을 참고하기 바란다.

끝으로 이 책이 나오기까지 편집에 많은 애를 쓴 한무영 선생과 꾸준히 격려해 준 친구 준형과 기후, 연구소에서 궂은 일을 도맡아 해준 정혜경 선생께 깊은 감사를 드린다. 또 지켜보며 기다려 준 아내와 슬, 솔 두 딸에게도 고마움을 표하고 싶다. 물병자리 유희남 사장에게도 감사의 마음을 전한다.

2015년 2월

목차

Part 1
허리통증의 이해

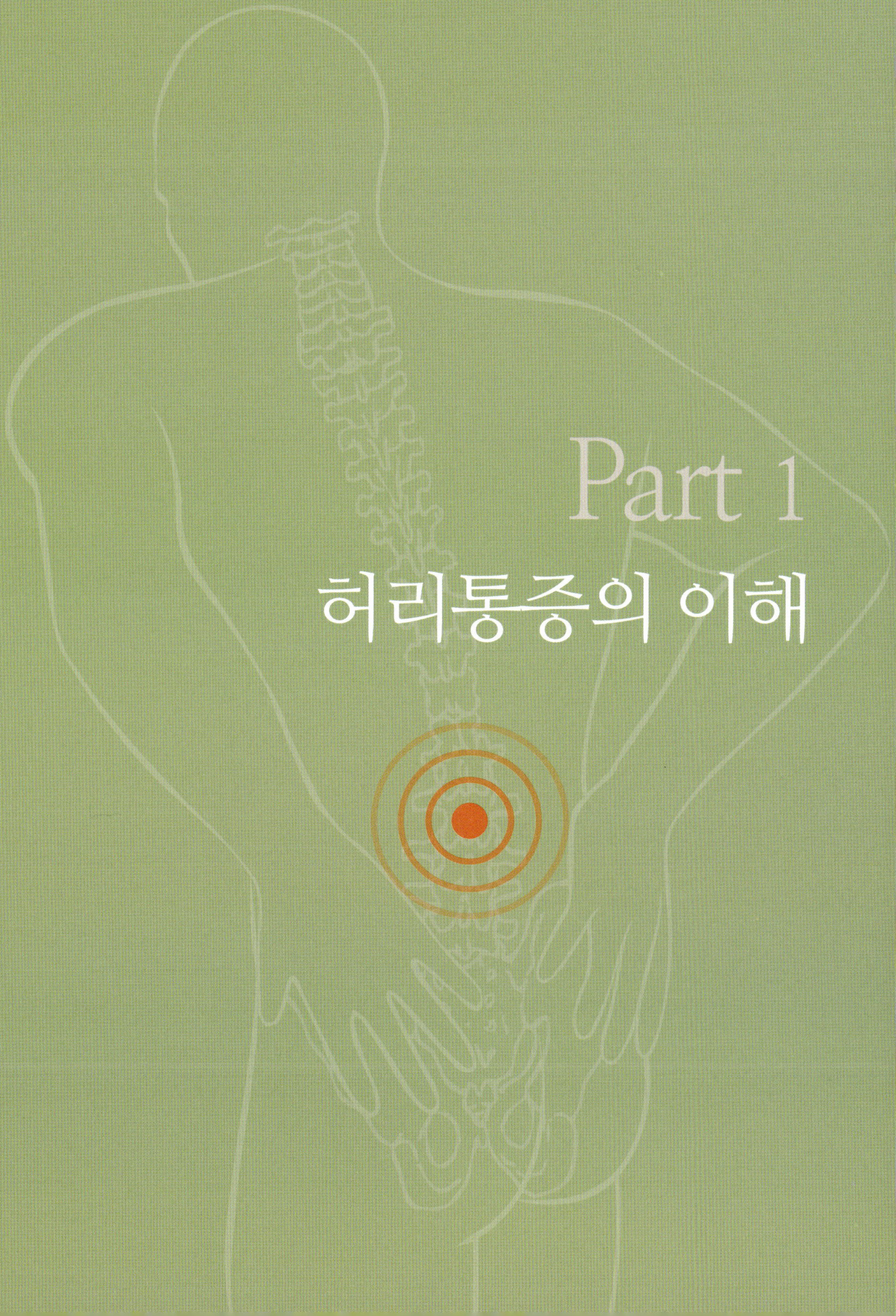

허리통증은

어떤 형태라도

그에 합당한 원인이 있기 때문에

나타난 결과라고 할 수 있다.

Part 1
허리통증의 이해

사람들은 대부분 허리가 뻐근하거나 통증을 느끼면 정확한 원인을 알아보기보다는 그저 통증이 사라지길 기다리며 참고 지내는 경우가 많다. 그러다 그 정도가 심해지면 결국 자신이 알고 있는 여러 가지 방법을 찾게 된다. 물론 편히 누워서 쉬면 통증이 줄거나 사라지는 '보존치료'라고 하는 방법과 그에 따른 긍정적인 조사 결과도 있긴 하다. 그러나 대부분은 생활에 장애를 받거나 움직일 수 없을 지경이 되어서야 병원을 찾는다.

이러한 모습은 주위에 허리통증을 겪고 있는 사람이 있다면 쉽게 볼 수 있는 현상일 것이다. 하지만 세상의 모든 이치에는 원인이 있으면 반드시 결과가 있다. 허리에 발생되는 통증 역시 예외가 아니다. 그러므로 허리통증으로 고통 받고 있다면 현재 자신의 몸 상태와 원인을 정확히 아는 것이 중요하다.

가장 큰 이유는 원인이 비교적 단순한 범주에 속한다면 이 책에서 소개하고 있는 한두 가지 운동만으로도 곧바로 통증의 감소나 소멸을 경험할 수 있기 때문이다. 특히 나이가 많지 않거나 허리에서 통증을 느낀 지 얼마 되지 않은 초기 상태라면 더욱 쉽게 체험할 수 있다. 이를 달리 설명하면 어느 정도까지는 본인 스스로 통증의 관리가 가능하다는 얘기가 된다. 이에 대한 증명은 직접 경험할 수 있는 것이기에 따로 언급하지 않겠다.

그렇다면 본인은 어떤 상태인지, 예컨대 이 책에서 제시하고 있는 운동만으로도 충분히 관리가 가능한 상태인지, 아니라면 수술이 진짜 필요한 상황인지를 먼저 아는 것이 중요하다. 그러므로 병원에서 촬영한 X-ray 필름이나 CT, MRI 등의 결과에 근거한 허리통증부터 시작하여 기타 다른 원인들은 어떤 것이 있는지 자세히 살펴보도록 하겠다. 그런 다음 이를 토대로 자신이 겪고 있는 통증이 어디에 속하는 것인지부터 이해하도록 하자.

첫째: 나이가 비교적 젊은 사람들이 겪고 있는 허리통증의 원인 중 가장 많은 부분을 차지하는 것으로는 디스크 탈출을 들 수 있다. 디스크 탈출은 허리뼈 사이에 있는 디스크가 부정적인 영향이나 어떤 동기에 의해 정상적인 위치를 벗어난(돌출이나 탈출 혹은 파열) 상태를 말한다.

그 결과 척추 뒤에 있는 공간(척추관)을 지나가는 신경을 압박해 통증을 발생시킨다. 흔히 지속적인 허리통증을 비롯하여 좌골을 거쳐 하체에 연결되는 통증이 나타난다 하여 좌골신경통이라고도 부른다. 엉덩이와 허벅지를 지나 종아리, 발끝까지 당기고 저린 증상을 동반하는 특징도 가지고 있다. 이때 허벅지를 지나 엄지발가락까지 통증이 연결되면 4~5번 디스크가, 새끼발가락까지 통증이 연결되면 5~6번 디스크가 원인이라고 할 수 있다.

둘째: 흔하게 요통이라고 부르는 것으로 허리를 중심으로 뻐근하면서 지속적인 통증이 느껴지는 것을 말한다. 요통의 특징은 좌골신경통과는 달리 하지(다리)에 연관된 통증(방산통)이 느껴지지 않는다는 점이다. 그러므로 좌골신경통과는 구분된다. 원인 역시 좌골신경통과는 달리 요추 상단부인 3~4번을 포함한 그 위의 디스크에서 찾을 수 있다. 극히 일부지만 흉추 11~12번에서 원인이 발견되기도 한다.

셋째: 요추염좌라고 부르는 급성요통이다. 우리가 무거운 물건을 들어 올릴 때나 눈길 혹은 계단 등에서 미끄러지거나 굴러 넘어졌을 때, 과격하게 허리를 비트는 동작 등을 했을 때 갑작스레 나타나는 허리통증을 가리킨다.

이럴 경우 사람들은 "허리를 삐끗했다"라고 말한다. 그리고 통증이 발생된 동작이나 행동을 통증의 원인이라고 생각한다. 하지만 그건 '논리적인 오류'라고 해도 틀림이 없다. 그 상황이 허리통증을 발생시킨 것이 아니라, 허리통증이 발생될 수 밖에 없는 신체적인 조건을 이미 갖추고 있다가 그 상황이 빌미가 되어 통증이 나타났다는 뜻이다.

만약 그런 상황들이 직접적인 원인으로 작용했다면 같은 행동이나 동작을 했던 모든 사람들은 동일한 통증으로 고통 받아야만 된다. 그러나 절대 그렇지 않다는 사실은 우리 모두가 알고 있다. 그래서 논리적 오류라고 표현하는 것이다. 이런 사람들은 대부분 디스크 탈출 등이 쉽게 확인된다. 조건을 이미 갖추고 있었다가 그 상황으로 인해 디스크 탈출 등이 확실하게 표출되는 경우가 많기 때문이다. 따라서 원인 등을 쉽게 확인할 수 있는 것이다.

참고로 골반과 천추(선추)를 연결하고 있는 천장(선장)관절의 정상적인 결합상태가 뒤틀리거나 변해 허리통증이 나타나는 경우도 있다. 이를 선장관절통이라고 부르며, 엉치부분을 중심으로 전체적인 뻐근함과 양쪽 허벅지 상단부가 함께 저린 특징을 보인다. 이런 경우 X-ray 나 MRI 촬영을 하더라도 원인을 쉽게 찾을 수 없다. 골반의 전반적인 뒤틀림이 원인이기 때문이다. 더구나 선장관절통에 대한 경험이 없거나 디스크 탈출로 판단, 요추에서 원인을 찾는 전문가라면 더욱더 그렇다. 그러므로 본인은 심한 고통을 겪고 있지만 대부분 원인불명의 통증으로 진단 받는 경우가 많다.

이와 같은 원인들이 허리통증을 겪고 있는 사람들을 대상으로 조사해 보면 가장 많은 부분을 차지하는 것으로 나타난다. 특히 20~30대일 경우 그 범위는 더욱 늘어난다. 그러나 다음과 같이 서로 다른 원인들로 인해 허리통증이 나타나는 경우도 적지 않다. 이들은 이 책에서 소개하고 있는 바른몸운동을 하더라도 쉽게 개선되지 않는다. 상대적으로 더 많은 시간과 노력이 필요하다. 그만큼 심각한 상태이기 때문이다.

척추관협착증은 척추관 주위의 뼈들에 변형이 일어나거나, 뼈마디 자체의 노화에 의해 척추관이 좁아져 그 사이를 통과하는 척수신경을 압박하여 허리와 다리에 통증을 일으키는 것으로 밝혀져 있다. 한편으로는 흐리거나 추운 날씨에는 그 통증이 더욱 심하게 나타나는 특징을 가지고 있다. 또 몸을 따뜻하게 해주면 증세가 호전되지만 무리하면 심해진다는 조사 결과도 있다.

드물지만 협착증이 확인되더라도 통증을 느끼지 않거나, 통증의 정도가 크지 않은 사람들도 있다. 이런 사람들은 대부분 허리뼈인 요추가 기울거나 뒤틀리지 않고 바른 상태임을 확인할 수 있다. 골반(엉덩이) 역시 좌우가 균형적인 상태를 보인다. 이는 골반과 허리뼈가 안정적인 구조를 유지함으로써 척추관을 지나는 신경이 눌리지 않아 통증을 느끼지 않거나 경미하게 느낀다는 것을 의미한다. 그러므로 바른 몸(허리)은 나이가 들면서 피할 수 없는 협착이 진행되더라도 허리통증을 예방하거나 감소시킬 수 있는 기본적인 조건이 된다.

척추분리증(척추전방전위증)은 각 추체(척추 뼈의 각 마디) 뒤에 있는 극돌기가 부러지거나 끊겨 척추의 앞부분인 추체와 분리되는 것을 말한다. 조사 결과에 의하면 이 분리증은 격한 운동에 의해 발생하기 쉽고 성장이 빠른 사춘기 때 갑자기 증가한다고 한다. 한편으로는 척추측만증이 발생되어 있는 상태라면 발생 빈도가 다소 높은 것으로도 확인된다.

드물지만 분리증이 확인되더라도 통증을 느끼지 못하는 경우도 있다. 그러나 시간이 지나면서 추체가 계속 앞으로 밀려 나가게 되면, 즉 전방으로 전위(척추전방전위증)가 계속 진행되면 척추관에 영향을 주게 되고 결국 신경을 압박하여 지속적인 통증을 겪게 된다.

변형성척추증에 의한 허리통증은 40~50세 이상의 연령에서 많이 나타나는 대표적인 노화현상의 요통이라고 할 수 있다. 보통 추간판(디스크) 상하의 뼈가 오랜 스트레스를 받아 늘어나거나 변형을 일으켜 뼈 주위의 인대와 관절 등의 조직에 영향을 주어 통증을 나타내는 것으로 확인된다. 인대, 추간판, 관절 등에 겹친 피로가 뼈의 변형으로 나타나고, 뼈끼리 연결하고 있는 유연성을 상실하여 통증을 일으킨다는 이야기다.

특징을 살펴보면 아침에 일어났을 때 경미한 허리통증과 함께 가끔 다리 쪽으로 퍼지는 통증이 느껴진다. 또한 만성일 때가 많으며 오랫동안 되풀이 되는 것으로도 조사된다. 필자 역시 이 범주에서 벗어나지 못하고 있다. 하지만 바른몸운동을 꾸준히 함으로써 불편함을 거의 느끼지 않으며 생활하고 있다. 그 결과 필자의 친구들과 비슷한 연령대의 사람들이 부러워할 만큼 허리통증과는 거리를 두며 산다.

추간판증은 추간판변성이라고도 부르며 피로해진 척추의 노화현상이 주로 디스크에 나타난 것으로 변형성척추증과 비슷한 통증이 나타나는 것으로 조사된다.

척추전위증은 척추가 엇갈리면서 나타나는 통증으로, 척추의 노화현상이 심하게 확인되는 경우가 많다. 그러므로 극돌기의 분리에 의한 전방전위증과는 다른 양상을 보인다. 통증은 추간판증과 비슷하나, 5~10분 정도 서 있거나 계속 걸으면 허벅지부터 종아리까지 저리고 간헐적으로 견딜 수 없이 아플 때도 있는 것으로 조사된다.

강직성척추염(일명 대나무척추)에 의해 나타나는 통증은 초기에는 요통만을 느끼는 경우가 많다. 하지만 척추의 추간관절, 추간판, 인대 등의 강직상태가 진행되어 대나무와 같이 굳게 되면, 요추의 만곡도가 소실되면서 상당한 통증과 함께 일상생활에 많은 제한을 받게 된다. 한편으로는 만성관절병인 류머티즘과 가까운 관계에 있는 원인불명의 병인 것으로 발표되어 있다.

골다공증은 뼈가 무르면서 골량이 감소한 상태를 말한다. 그리고 뼈의 형성과 균형의 신진대사가 잘 이루어지지 않음으로써 나타난다고 알려져 있다. 특히 폐경기 여성들에게 많이 나타나는 것으로 조사된다. 이런 상태는 척추에 변형 등의 이상이 쉽게 발생하는 원인이 된다. 따라서 골밀도가 떨어지는 이들 여성과 노인들의 척추는 가벼운 외상에도 골절이 생기기도 한다. 예를 들면 갑작스런 충격 등에 의한 압박골절 등이 대표적이라고 할 수 있다.

압박골절과 같은 추체의 변형에 의한 허리통증도 무시할 수 없다. 나이가 들어 나타나는 변형성척추증과는 달리 다른 뼈는 크게 이상이 없음에도 불구하고, 어느 한 마디만 찌그러지면서 디스크를 압박하여 심각한 통증을 발생시키기 때문이다. 압박골절은 대부분 나이가 많거나 골다공증과 같이 뼈가 약해져 있는 상태에서 쉽게 발생하는 것으로 조사된다. 그러나 일부 젊은 사람들에게서도 드물게 발견된다.

젊은 사람들은 대부분 지속적으로 척추 건강에 나쁜 자세를 취했거나, 지형이 높거나 높다고 생각되는 곳에서 뛰어 내렸을 때 그 마디에만 부정적인 충격을 받아 나타나는 것으로 확인된다. 그 결과 디스크 탈출과 같은 원인 외에도 구조적인 변형(압박골절과 같이 추체가 찌그러진 것)을 함께 확인할 수 있다.

척추측만증에 의한 요통은 척추가 곧지 않고 옆으로 C자나 S자 형태로 심하게 변형된 상태에서 나타나는 통증을 말한다. 척추측만증은 청소년기 학생들에게서 흔히 발견되며 골반이나 허리의 굴곡, 어깨 높이, 또는 신체 각 부분의 좌우가 다르게 성장하는 원인이 된다. 실제로도 척추측만증이 발생된 상태라면 그러한 현상들은 쉽게 확인된다. 그렇더라도 극히 일부만 통증을 호소하기 때문에 무시하는 경향이 높다.

척추측만증은 현대의학의 관점에서 원인을 알 수 없다고 하여 특발성척추측만증이라고 부른다. 하지만 자세가 원인이 되어 발생하는 경우도 적지 않다. 그리고 그 원인이 분명하게 확인되면 기능성측만증이라고 부른다. 물론 선천적이거나 유전적인 원인에 의해 발생되기도 한다. 그러나 극히 일부라고 해도 무리가 없다.

하지만 분명한 사실은 척추가 휨으로 인해 여러 가지 연관된 통증이 나타나고 각종 척추질환으로 발전될 가능성이 높다는 점이다. 또 당장은 통증을 느끼지 못한다 하더라도 나이가 들면 결국 연관된 통증으로 고통 받는다는 사실에는 변함이 없다. 기울어진 건물이 삐그덕거리다 결국 붕괴되는 것과 같은 이치라고 생각하면 된다.

지금까지 척추가 직접적인 원인이 되어 나타나는 통증에 대해 자세히 알아 보았다. 그러나 허리통증의 원인은 여기에서 끝나는 게 아니다. 다음과 같이 생활 환경이나 작업 조건, 질환 등과 연관되어 나타나는 통증들도 있기 때문이다.

전신적 질환에 의한 의한 허리통증(관련통)으로 작업 조건이나 환경으로 인해 바르지 못한 자세로 장시간 일을 하거나, 여러 가지 원인으로 극심한 피로가 누적되어 나타나는 허리통증을 말한다. 이때 확인되는 분명한 사실은 이러한 자세나 피로의 누적이 결국에는 처음 설명했던 추간판탈출과도 직접 연결된다는 점이다. 그리고 이에 대한 연관성 및 진행 과정은 거의 대부분 확인이 가능하다. 그러므로 다음 2장에서 설명하고 있는 원인을 자세히 살펴보기 바란다.

임신 중에 요추의 전만이 심해져 만곡도의 훼손으로 인한 구조적인 변화 역시 허리통증을 일으키게 하는 원인이 된다. 뿐만 아니라 신체의 전반적인 불균형과 변형이 원인이 되어 나타나는 류머티즘이나 고관절이 썩는 무혈성괴사, 대퇴골두의 기형, 무릎이나 발목의 이상 등도 원인으로 작용한다. 매우 희귀하지만 대퇴(허벅지뼈)

나 하퇴의 뼈(경골/정강이뼈, 비골/종아리뼈) 길이가 달라 허리통증이 발생하는 경우도 있다. 다리뼈의 길이 차이는 골반에 직접적인 영향을 주어 뒤틀림 등의 변형을 발생시키고, 골반의 변형은 골반과 수직으로 연결되어 있는 요추에 직접적인 영향을 주기 때문이다.

참고로 지금까지 조사한 결과를 보면 현재 이상이 발생되어 있는 부위(목이나 어깨. 엉치-고관절, 무릎, 발목 등)의 통증이 심하다면, 허리에서 은근하거나 지속적인 통증은 느끼지만 상대적으로 강도(强度)를 낮게 인식, 대수롭지 않게 생각하는 경향이 높았다는 점은 기억해 둘 필요가 있다.

마지막으로 다음과 같은 원인에 의해서도 허리통증은 발생한다. 실제 이 원인들은 많은 생각을 하게 한다. '닭이 먼저냐? 달걀이 먼저냐?' 와 같이 고민스럽다는 뜻이다. 바른몸운동의 관점에서는 이러한 질병이 나타났다 함은 곧, 상당 기간 몸은 물론 척추가 휘어진 상태를 유지함으로써 이러한 이상들이 나타난 것으로 보기 때문이다. 즉, 그들의 몸이 상당 기간 바르지 않았기 때문에 그 결과로 지금과 같은 질환들이 나타난 것으로 본다는 것이다. 반대로 접근해 봐도 지금과 같은 결과(질환)가 나타나기 전에 허리가 아픈 등의 조짐들이 있었던 것으로 조사된다. 필자의 경험이지만 암에 걸렸던 분들의 상당 수가 암 치료를 받는 중에도 허리통증을 호소했고, 그들을 위해 바른몸운동을 지도했던 적도 있다.

실제로도 이러한 질병으로 투병 중이거나 진단받은 사람들을 살펴보면 이 사실을 더욱 확실하게 증명해 준다. 전부가 몸이 바르지 않고 틀어져 있음을 확인할 수 있기 때문이다. 혹 이 조사 결과에 대해 의문이 들면 3장에서 설명하고 있는 '우리 몸에서 확인되는 현상' 을 참고하여 자세히 살펴보기 바란다. 아마도 본인이 가지고 있던 고정관념에 적지 않은 변화가 생길 것이다. 화성이나 금성에서 온 사람이 아닌 이상 동일한 현상이 확인될 것이므로 그런 생각을 하게 될 것이란 얘기다. 그럼 마지막으로 질환에 의해 나타나는 허리통증에 대해 살펴보기로 하겠다.

내장 질환에 의한 요통(관련통)으로 십이지장궤양, 췌장염, 장염, 자궁후굴, 난소낭종, 신장결핵, 방광염 등의 질환에 의해서도 허리통증이 나타나는 것으로 조사된다.

척수 질환에 의한 요통(관련통)으로 척추 뼈가 결핵균에 의해 파괴되는 척추결핵, 척수의 골수염이나 척수종양(척추 뼈의 암)에 의해 나타나는 허리통증도 있다.

요추 질환에 의한 허리통증(관련통)은 요추에 이상이 생겨 나타난다. 요추외상, 요추의 골수염, 요추의 추간판염, 요추결핵, 척추파열, 암의 요추전이 등이 원인이 되어 나타나기도 한다는 뜻이다.

지금까지 허리통증을 발생시키는 원인들에 대해 자세히 알아보았다. 이를 토대로 본인이 겪고 있는 통증의 원인이 어디에 속하는지 깊이 생각해 보기 바란다. 지피지기(知彼知己)면 백전백승(百戰百勝)이란 말도 있듯 자신의 상태를 정확하게 안다는 것은 곧, 자신 스스로를 관리할 수 있는 가장 중요한 기본이 되기 때문이다.

Part 2
허리통증의 원인

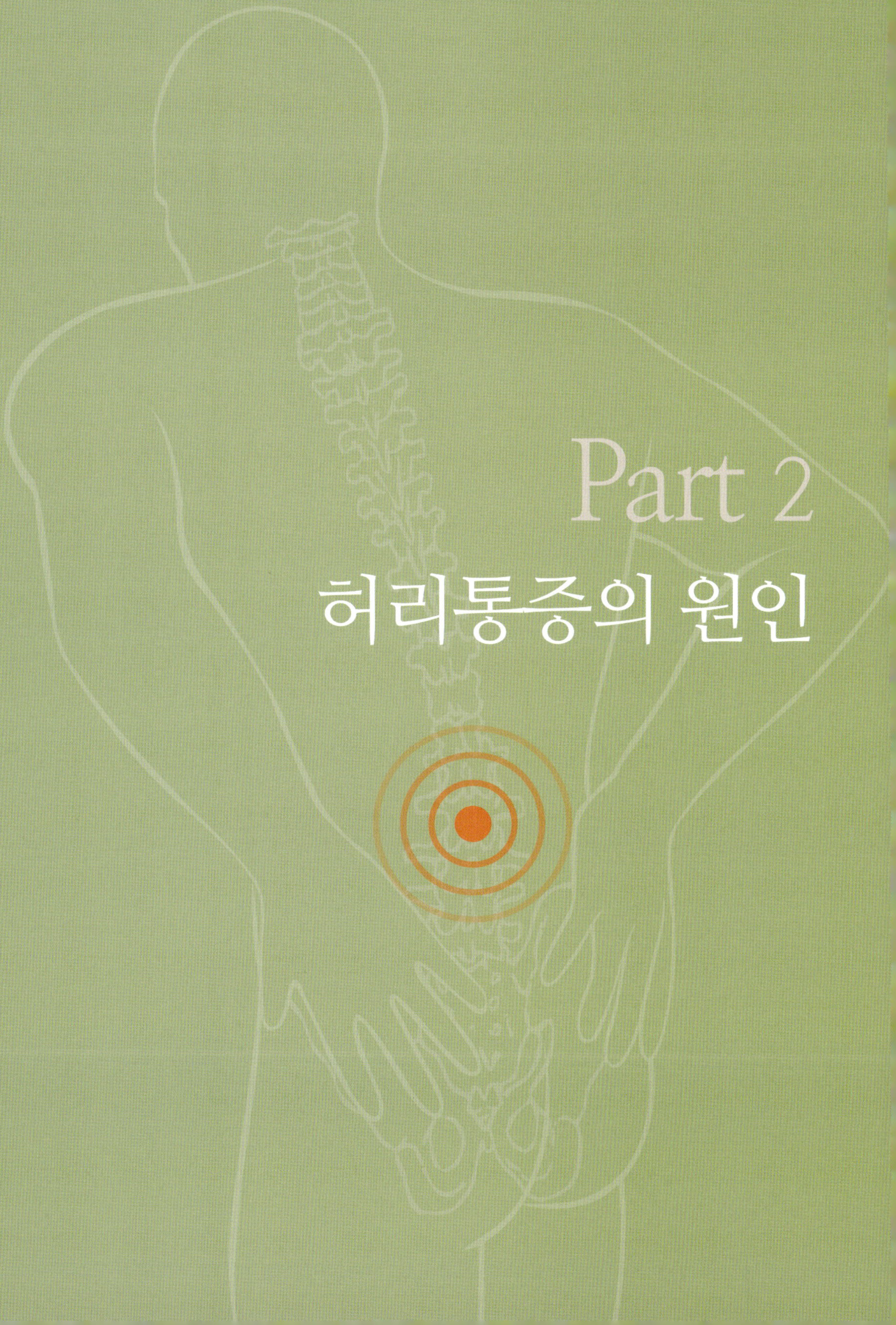

원인을

정확히 안다는 것은

허리통증으로부터

벗어날 수 있는 지름길이 된다.

본인이 겪고 있는

통증의 원인조차 모르고

벗어나기를 바란다는 것은

두 눈을 감고

길을 가는 것과 같기 때문이다.

Part 2
허리통증의 원인

1. 바른몸운동의 관점

필자가 연구, 보급하고 있는 바른몸운동은 **'허리에 통증이 발생하는 원인 중 대부분이 골반의 변형에서 시작된다'** 라는 관점을 가지고 있다. 즉, 틀어진 골반의 영향을 받은 요추의 구조적인 변화로 인해 디스크가 밀려 나가거나 터져, 척추관을 지나가는 신경을 압박하여 통증이 발생하는 것으로 본다는 뜻이다. 역학적인 관점에서 보더라도 골반에 변형이 발생하게 되면 골반과 수직으로 연결되어 있는 요추는 물론 뼈마디 사이사이에 있는 디스크까지 직접적인 영향을 받게 된다.

원인 중에는 사고나 기타 충격 등으로 인해 직접적으로 허리뼈(요추)에 이상이 발생된 불가피한 경우도 있을 것이다. 그러나 이러한 상황이 아니라면 바른몸운동의 관점에서 크게 벗어나지 않을 것이다. 두 다리를 이용해 기립상태를 유지하며 걷거나 움직이는 인간이라면 결코 이 범주에서 벗어날 수 없기 때문이다.

한 송이의 꽃이 피기 위해선 반드시 씨앗이 필요하다. 그리고 필요한 시간과 과정을 거친 결과가 눈에 보이는 꽃이다. 허리가 아픈 통증 역시 마찬가지다. 어떤 원인이 발생한 다음 차츰 진행되면서 여러 가지 조건들이 모이고 모여 그와 같은 결과로 나타난 것이다. 과연 그런지 그 원인과 과정을 자세히 살펴보도록 하겠다.

다음 페이지에 있는 필름 2-1은 허리통증을 심각하게 호소하고 있는 사람들의 현재 상태를 보여주는 X-ray 필름이다. 그리고 디스크탈출이라는 진단을 받았다. 그렇다면 이와 같이 요추가 휘고 틀어지게 된 원인은 어디에 있는가? 답은 어렵지 않다. 요추가 수직으로 연결되어 있는 골반의 뒤틀림에서 찾을 수 있다.

▶ 서 있는 상태에서 찍은 필름 A는 남성으로 골반의 왼쪽이 높고 B는 여성으로 오른쪽이 높으면서 요추가 틀어지거나 휘어져 있다. 또 골반의 좌우 상태 역시 균형적이지 않다.

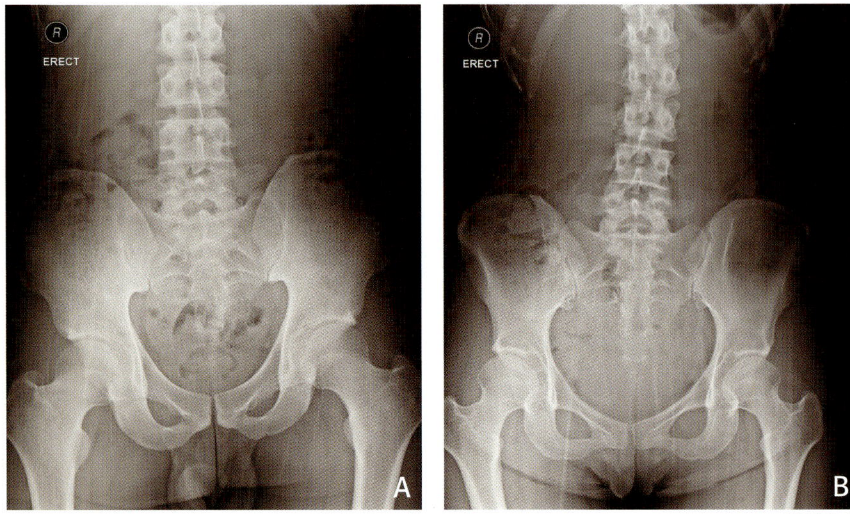

필름 2-1

필름 2-1을 보더라도 골반 상태가 균형적이지 않다는 사실을 쉽게 확인할 수 있다. 지금과 같은 현상은 그림 2-1에서 보여주고 있듯 골반을 화분으로, 척추를 줄기로 두

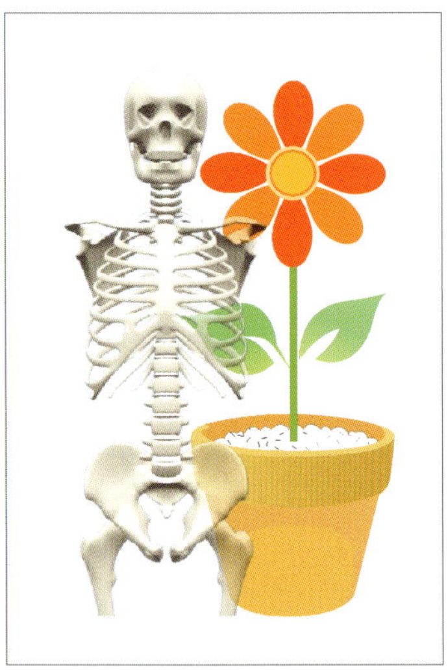

그림 2-1

▲ 그림에서와 같이 골반을 화분으로 줄기를 척추로 꽃을 두개골로 비교할 수 있다.

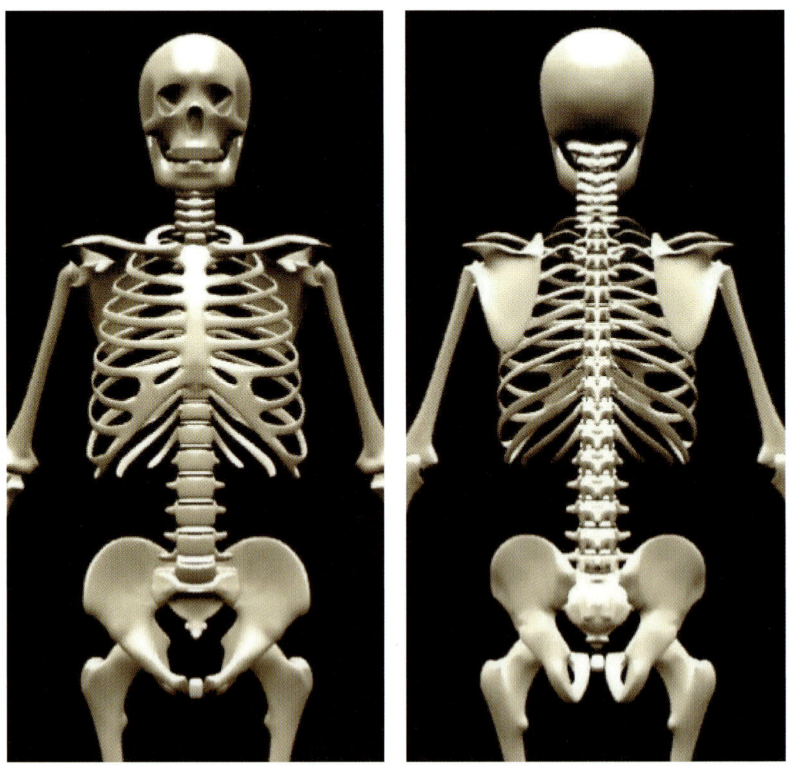

그림 2-2

개골을 꽃으로 생각해 보면 이해에 도움이 될 것이다.

인간의 척추는 그림 2-2와 같이 골반에 수직으로 연결되어 있다. 그러므로 골반 상태에 따라 척추 역시 연동작용이 일어날 수 밖에 없다. 골반과 직접적인 상관관계를 가지고 있기 때문이다. 따라서 허리통증을 겪고 있다면 대부분 필름 2-1과 같이 골반 상태가 바르지 않다는 사실을 확인할 수 있다.

실제로도 허리통증이 심하다면 X-ray 촬영을 하지 못했다 하더라도 두 발을 나란히 맞추고 반듯하게 서 있는 상태에서 엉덩이와 허리부분을 살펴보면 사진 2-1과 같은 현상이 쉽게 확인된다. 골반의 영향을 직접적으로 받은 요추가 기울거나 뒤틀려 사진과 같은 몸 상태를 보이는 것이다. 그리고 이들을 촬영한 X-ray 필름 2-2와 같이

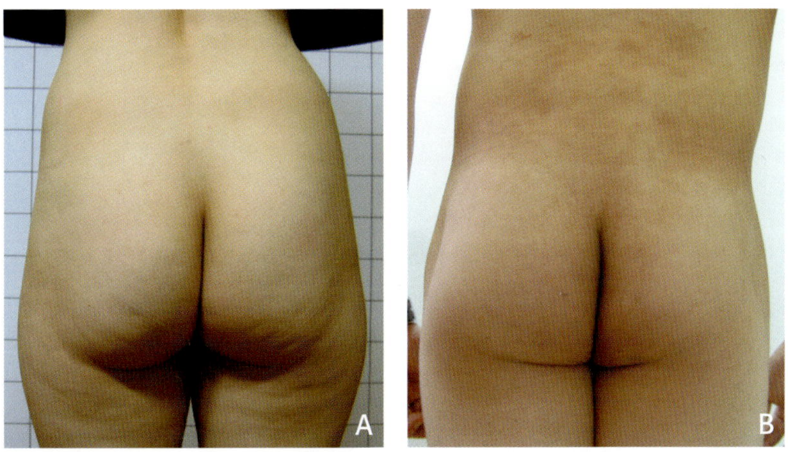

사진 2-1

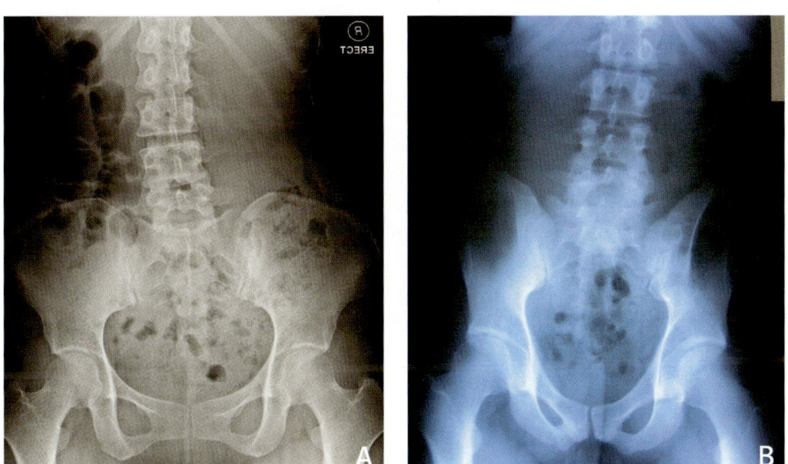

◀ 필름 A는 사진 A의, 필름 B는 사진 B의 골반과 요추 상태를 보여주고 있다.

필름 2-2

기울고 뒤틀어진 상태라면 당연히 요추의 어느 부분을 압박하게 되고 결국 디스크가 밀리거나 터져 신경을 압박하여 통증을 발생시키게 된다.

문제는 이러한 상태가 되기까지 대부분 두 다리가 직접적인 원인으로 작용한다는 사실이다. 즉, 골반과 연결된 두 다리는 인체가 기립상태를 유지하며 살아가는 동안 기둥과 같은 역할을 하고 있으므로 골반에 직접적인 영향을 미치게 된다. 화분의 받침대가 바르지 않다면 화분이 기우뚱한 것과 같은 이치다.

따라서 현재 골반을 받치고 있는 다리 상태는 골반뿐만 아니라 허리통증과도 밀접한 상관관계가 있다. 그리고 다리 상태(다리 형태와 좌우 길이의 차이)에 따라 연관된 변화(통증의 감소 및 소멸)를 보이게 된다.

물론 이와 같은 관점과 해석은 당연히 현대의학과 다를 수 있다. 가장 큰 이유는 현대의학의 관점은 모두가 알고 있듯 현재 통증을 유발시키는 직접적인 원인만을 제거하는데 중점을 두고 있고, 필자는 근본적인 원인을 이야기 하고 있기 때문이다. 실제로도 현대의학은 디스크가 탈출했을 경우 수핵이 탈출된 그 부분(직접적인 원인)만을 제거하는데 중점을 둔다. 그러나 근본적인 원인을 제거하지 못한 결과로 일정 기간이 지나면 상당 수가 재발하는 것이 작금의 현실이다.

그렇다면 먼저 두 다리가 어떤 역할과 기능을 하고 있기에 골반에 직접적인 영향을 주는 것인지를 알아야만 된다.

▶ 그림과 필름은 고관절(엉덩이관절, 힙조인트)의 구조와 연결상태를 보여주고 있다.

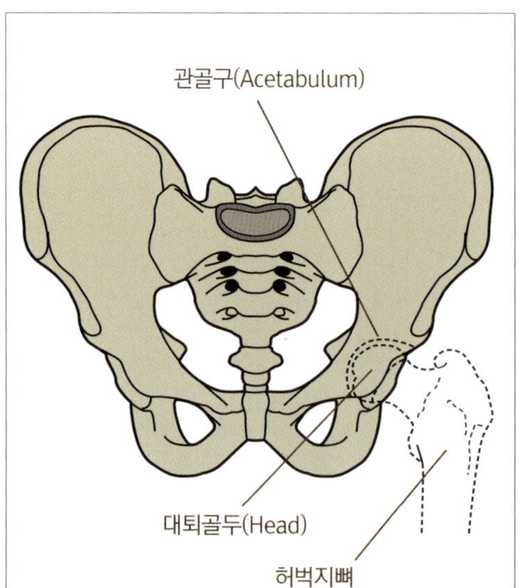

그림 2-3

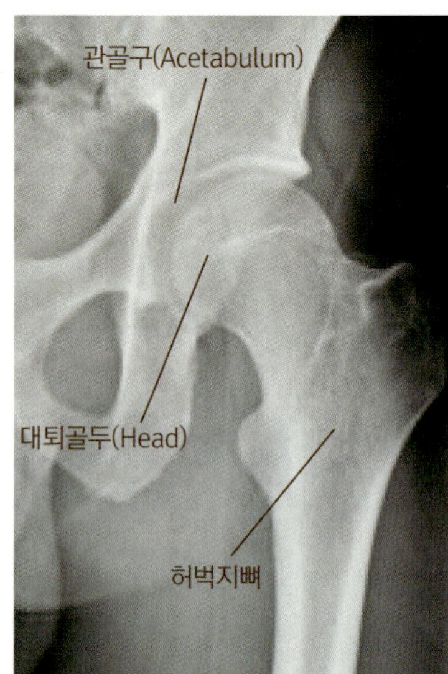

필름 2-3

우리는 그림 2-3과 필름 2-3에서와 같이 두 다리와 골반을 연결하고 있는 관절을 고관절, 엉덩이관절 혹은 힙조인트 등으로 부른다. 그렇더라도 사람들 대부분이 고관절로 이해하고 있고, 또 그렇게 부르는 만큼 앞으로의 설명은 고관절로 통일하겠다.

이와 같은 구조로 연결되어 있는 우리 몸은 이 고관절에 부정적인 변화가 발생하게 되면 신체 전반에 연동된 변화가 함께 나타나기 시작한다.

다음 그림들을 자세히 보도록 하자. 여기에서 표현하는 부정적인 변화란 허벅지뼈의 상단부인 대퇴골두와 골반이 연결되어 있는 고관절의 상태가 정상적이지 못한 상황을 말한다. 그리고 바른 위치보다 신체 앞쪽으로 변화가 발생된 상태면 전방변위, 뒤쪽으로 발생된 상태면 후방변위라고 표현한다. 이때 나타나는 대표적인 현상으로는 무릎에 나타나는 변화(무릎 사이가 벌어진 O형 다리 혹은 무릎 사이가 붙거나 포개진 X형 다리)임으로 이를 확인해 보면 쉽게 알 수 있다.

먼저 전방변위에 대해 살펴보도록 하겠다. 전방변위란 대퇴골두가 정상적인 위치보다 앞쪽으로 이동된 상태를 말한다고 했다. 즉, 그림 2-5, 2-6과 같은 과정을 거쳐 다리 상태나 모양이 변한 상황을 가리킨다. 이를 자세히 살펴보도록 하자.

다음 그림 2-4는 두 다리가 바른 상태를 보여주고 있다.

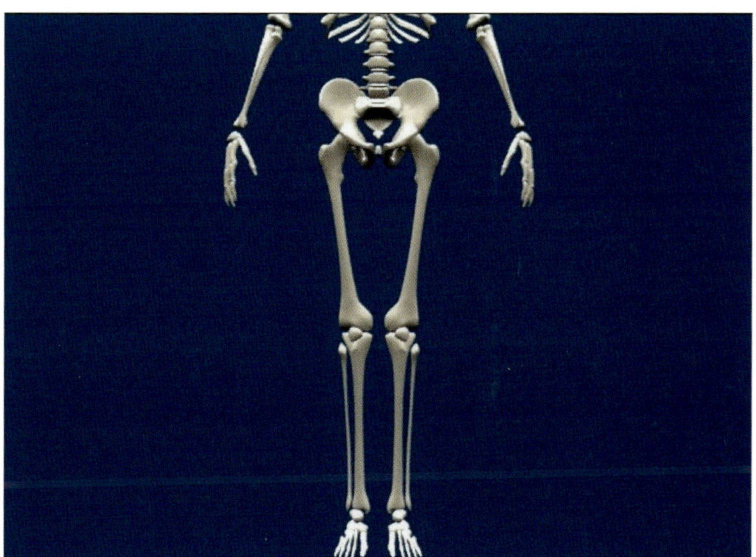

그림 2-4

그러나 이 고관절에 전방변위가 발생하게 되면 그 영향을 받은 무릎 사이가 그림 2-5에서처럼 차츰 벌어지게 된다.

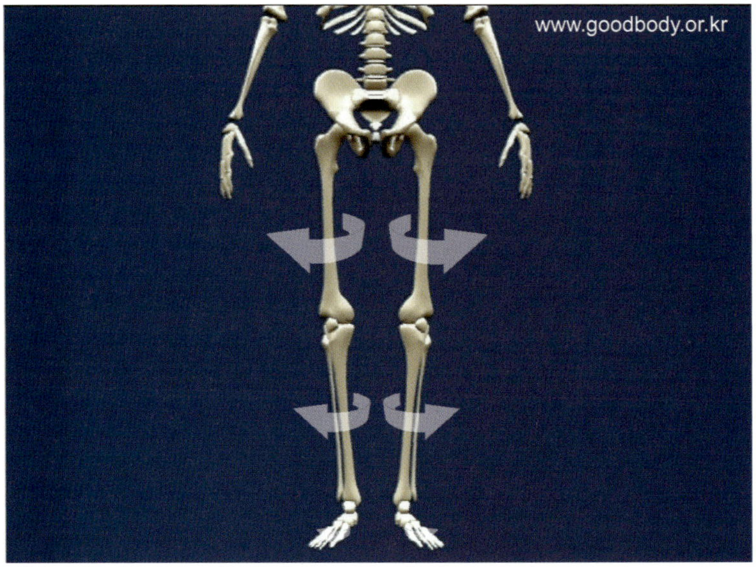

그림 2-5

그림 2-6은 고관절의 전방변위가 고착화됨으로써 무릎 사이가 벌어진 상태를 보여주고 있다. 이런 다리 상태를 우리는 O형 다리, 혹은 O자형 다리라고 부른다.

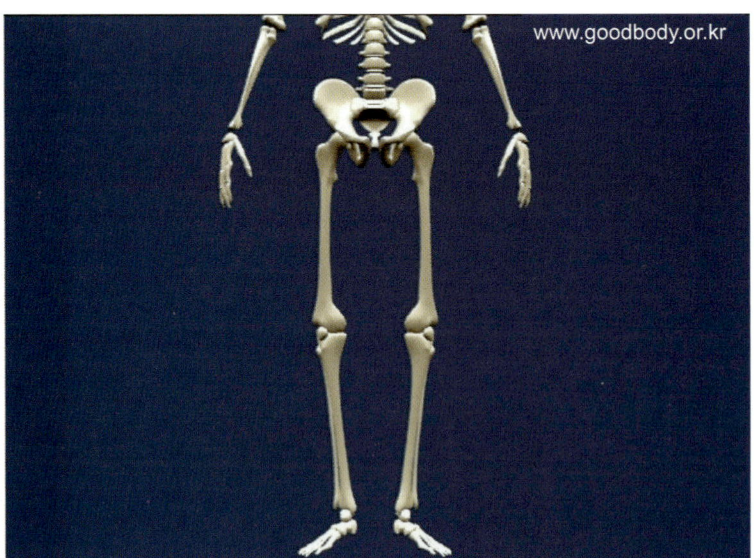

그림 2-6

반대로 후방변위란 앞서 설명한 전방변위와는 달리 대퇴골두가 정상적인 위치보다 뒤쪽으로 이동된 상태를 말한다. 그림 2-8, 2-9를 보면 쉽게 이해할 수 있을 것이다. 먼저 그림 2-7은 두 다리가 바른 상태를 보여주고 있다.

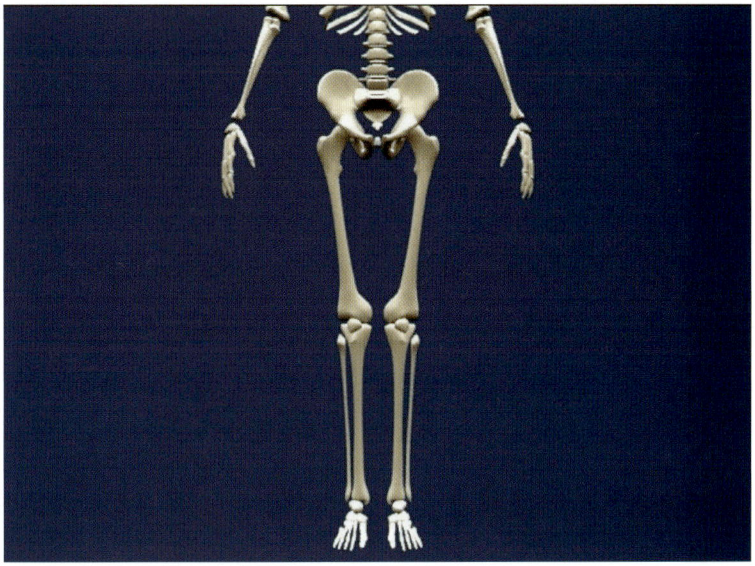

그림 2-7

그러나 이 고관절에 후방변위가 발생하게 되면 그 영향을 받은 무릎 사이가 그림 2-8에서처럼 차츰 좁아지거나 붙게 된다.

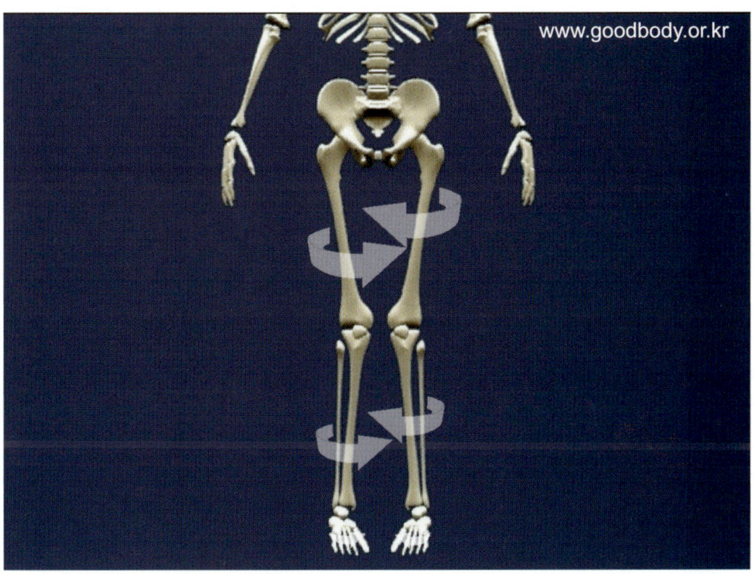

그림 2-8

그림 2-9는 고관절의 후방변위가 고착화됨으로써 무릎 사이가 가깝게 붙은 상태를 보여주고 있다. 이런 다리 상태를 우리는 X형 다리, 혹은 X자형 다리라고 부른다.

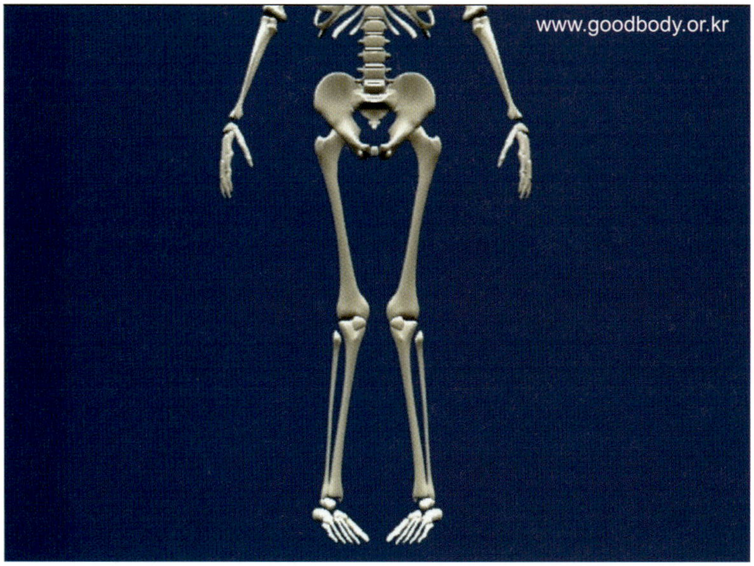

그림 2-9

이러한 고관절의 변위는 다리에만 영향을 주는 것이 아니라 신체 전반에도 직접적인 영향을 주게 된다. 두 다리란 앞에서도 설명했듯 골반을 받치고 있는 기둥과 같은 역할을 하고 있기 때문이다. 따라서 기둥의 상태나 조건이 바뀌게 되면 골반과 수직으로 연결되어 있는 상체 역시 직접적인 영향을 받을 수 밖에 없다. 그 과정과 결과를 자세히 살펴보도록 하겠다.

먼저 전방변위가 나타난 상태라면 신체전반에는 그림 2-11, 2-12와 같은 역학적인 변화가 동시에 일어난다. 인체가 본능적으로 가지고 있는 넘어지지 않으려는 항중력작용에 의한 보상이 자연스럽게 나타난 결과인 것이다. 한편 이와 같은 현상을 생체생리작용이라고도 부른다.

TIP!

허리통증과 골반은 직접적인 상관관계가 있습니다. 허리통증의 원인이 되는 요추의 틀어짐이 크면 클수록 골반의 변형 또한 큰 것으로 조사되기 때문입니다. 그러므로 골반이 틀어지게 된 원인을 정확하게 이해하고 자신의 현재 상태를 확실하게 안다는 것은 매우 중요합니다.

아래 그림 2-10은 두 다리와 신체 전반의 이상적인 상태를 보여주고 있다

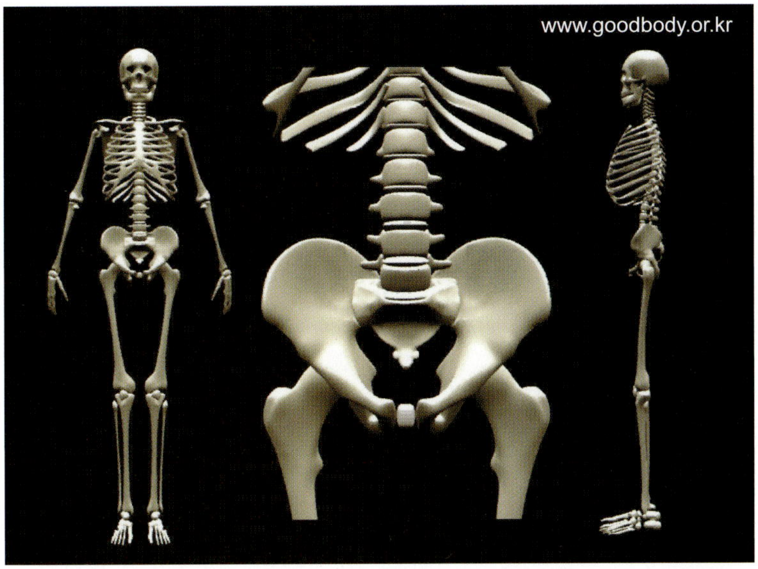

그림 2-10

이 상태에서 전방변위가 발생하게 되면 그림 2-11과 같이 무릎 사이가 차츰 벌어지면서 그 영향을 직접적으로 받은 골반에서도 연관된 변화가 나타나기 시작한다. 그 결과 골반과 수직으로 연결된 상체 역시 넘어지지 않으려는 본능적인 움직임인 항중력작용이 일어난다.

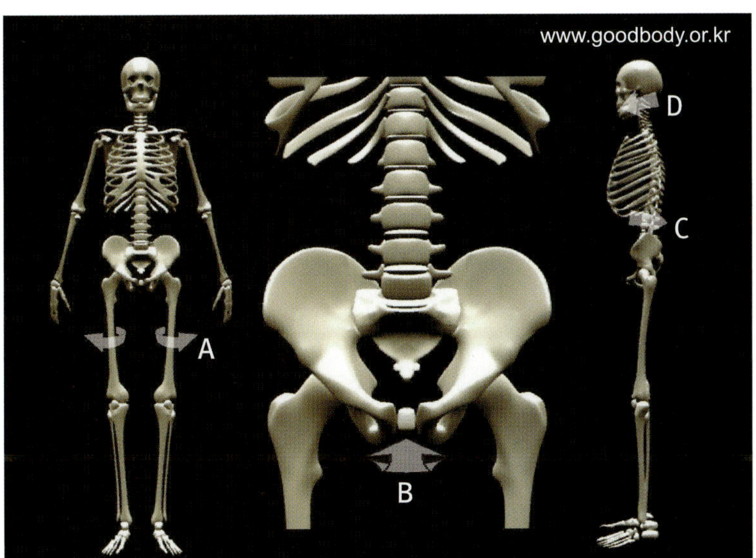

◀ 골반 하단부에 위치한 고관절에 전방변위(A)가 발생하면 치골부분(B)은 차츰 돌출된다. 대퇴골두가 전방으로 밀기 때문이다. 동시에 허리부분은 후만이 발생(C)하면서 머리를 앞으로 숙여(D) 몸의 균형(중심)을 잡게 된다.

그림 2-11

이 상태가 고착화되면 그림 2-12처럼 고릴라 목과 같이 머리를 앞으로 숙인 자세를 유지하게 되고 엉덩이는 쳐진 상태를 보이게 된다.

▶ 더욱 진행되면 치골이 과도하게 돌출되고 거북목같이 머리를 내민 모습을 보이게 된다.

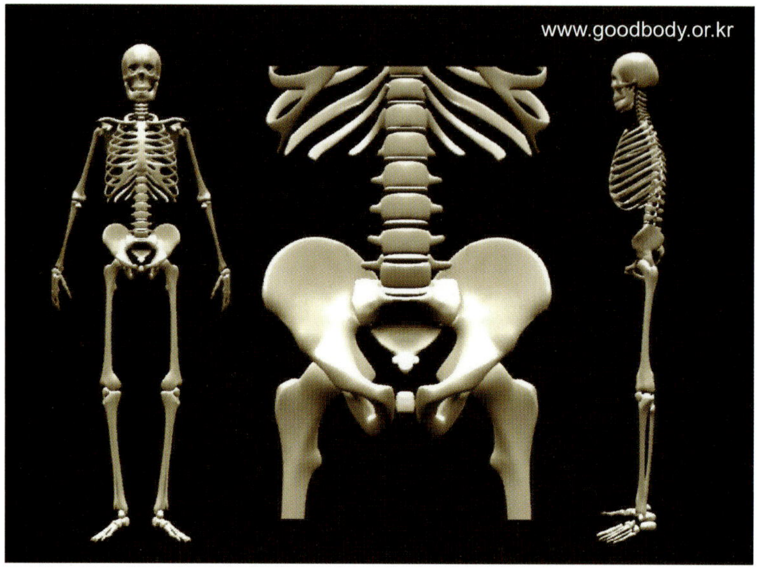

그림 2-12

반대인 후방변위를 살펴보면 그림 2-14, 2-15와 같다. 마찬가지로 넘어지지 않으려는 항중력작용의 결과로 신체전반의 변형이 골반 상태와 연동되어 진행된다.

먼저 그림 2-13은 두 다리와 신체 전반의 이상적인 상태를 보여주고 있다

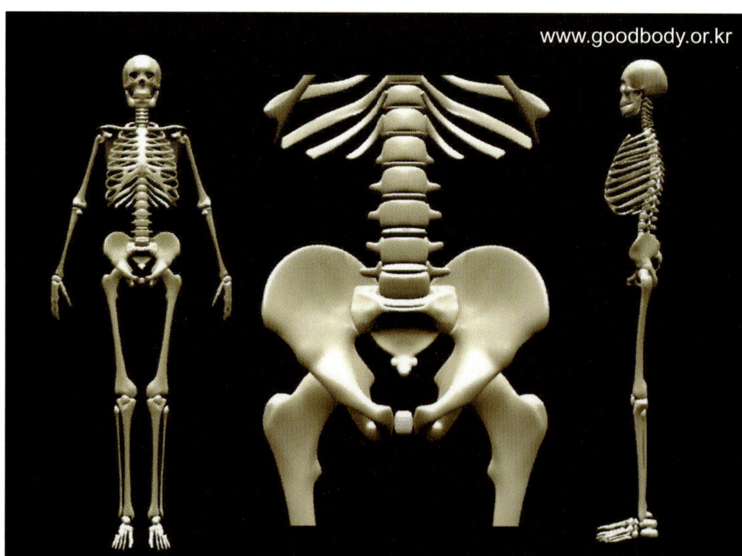

그림 2-13

이 상태에서 후방변위가 발생하게 되면 그림 2-14에서처럼 무릎 사이가 차츰 붙게 되고 그 영향을 직접적으로 받은 골반에서도 연관된 변화가 나타나기 시작한다. 상체 역시 전방변위와 같이 넘어지지 않으려는 본능적인 움직임이 일어난다.

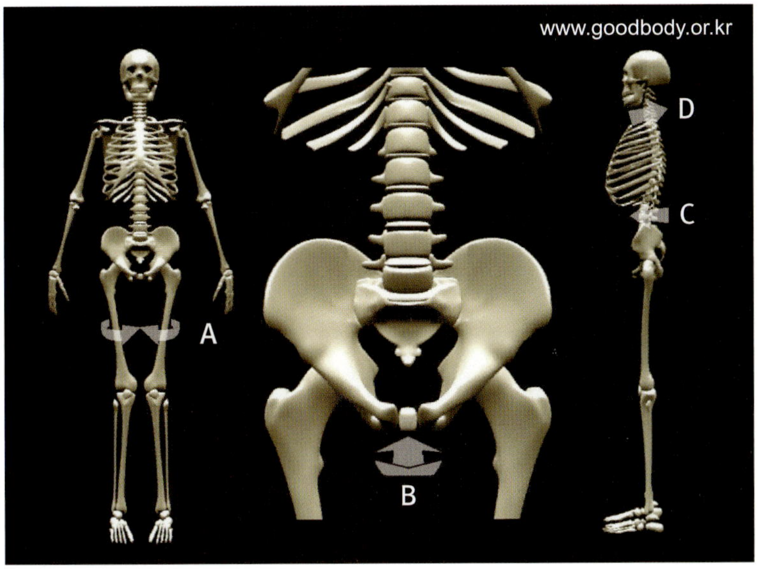

◀ 후방변위(A)가 발생하면 대퇴골두가 골반을 후방으로 밀기 때문에 엉덩이는 자연스럽게 오리궁둥이같이 돌출된다. 그 결과 치골부분(B)은 뒤로 밀리게 된다. 동시에 허리부분은 과전만이 발생(C)하면서 머리는 군인목(일자목)과 같이 세워(D) 몸의 균형(중심)을 잡게 된다.

그림 2-14

이 상태가 고착화되면 그림 2-15와 같이 엉덩이가 돌출되고 허리는 과전만인 상태를 보이게 된다. 또 반장슬(무릎이 뒤로 휜 상태)과 같은 무릎의 변형이 많이 발견된다.

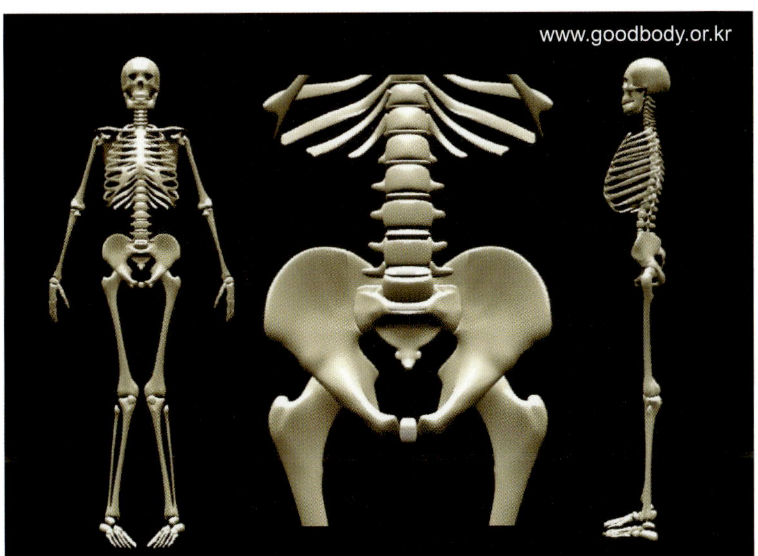

◀ 더욱 진행되면 심한 안짱걸음으로 걷게 되고 무릎이 서로 부딪히거나 발에 걸려 자주 넘어진다.

그림 2-15

이렇듯 상체에는 고관절의 변위 및 다리 상태와 연동된 변화가 반드시 일어나게 된다. 실제로도 이와 같은 변화는 당장이라도 두 발을 나란히 맞추고 반듯하게 서서 앞서 설명한 그림들과 같이 무릎 사이를 벌리거나 붙여보면 곧바로 확인할 수 있다. 본인 스스로가 동일한 변화를 체험할 수 있다는 뜻이다.

그러므로 직접 확인해 본 사람이라면 다음과 같은 사실을 이해할 수 있을 것이다. 먼저 무릎 사이가 거의 붙은 X형 형태의 다리를 가진 사람이라면 대부분 서양 사람들과 같이 엉덩이가 약간 돌출된 상태를 보인다. 동시에 요추 부분은 정상적인 만곡(허리가 활 모양으로 휜 곡선)보다 약간이라도 과전만(정상적인 휨보다 더 휘어진 상태)인 구조를 보이게 된다. 또 목(경추)은 대부분 일자목과 같은 만곡이 훼손된 상태를 보이는 경우가 많다.

반대로 무릎 사이가 벌어진 사람이라면 치골부분이 자연스럽게 돌출되면서 우리 몸의 항중력작용에 의해 고릴라 목과 같이 상체를 숙인 구조가 된다. 상체를 숙여야만 넘어지지 않고 기립상태를 유지할 수 있기 때문이다. 실제로도 무릎 사이가 벌어진 O형 다리인 사람들을 살펴보면 대부분 고릴라 목과 같이 머리를 어느 정도 앞으로 내밀거나 숙인 모습을 보인다. 자신은 의식하지 못하지만 항중력작용에 의해 그와 같은 몸 상태가 형성되는 것이다. 그러므로 **X형 다리를 가진 사람이 치골이 돌출된 상태라면 신체 전반의 균형이 심각하게 훼손된 상태라는 것을 의미**한다. 이 점은 반드시 기억하기 바란다.

하나의 예로 바다에 나간 고기잡이 배가 고기를 잡지 못했다고 해서 바다에 고기가 없다고 말하지는 않는다. 고기를 잡지 못했다면 방법을 바꿔야만 된다. 지금까지 알고 있던 고정된 생각과 상식에서 벗어나야만 결과를 얻을 수 있다는 얘기다. 허리통증 역시 마찬가지라고 본다. 더구나 최근 현대의학에서도 디스크탈출 등 허리통증에 대처하는 추세가 많이 달라졌다. 무조건 수술만을 권하지 않는 변화를 보이고 있다. 실제로도 상당 수의 병원들이 레이저 시술, 고주파 수핵감압술, 척추협착 풍선확장술 등과 같은 비수술 치료를 권하고 있다.

2. 허리통증의 근본적인 원인

먼저 디스크탈출이란 무엇이며 어떤 상태를 말하는 것인지부터 알아보도록 하자.

물론 허리통증을 현재 겪고 있거나 경험해 본 사람이라면 이미 알고 있는 상식과도 같은 것이지만, 정확히 모르고 있는 사람들을 위해 다시 한번 살펴보도록 하겠다. 디스크란 그림 2-16에서 볼 수 있듯 요추 각 마디 사이에 있는 추간판을 가리키는 통상적인 말이다. 그리고 척추뼈 마디마디 사이에 위치하면서 그림 2-17과 같은 동그란 원판처럼 생긴 구조물로 완충작용을 한다.

이러한 역할을 하는 추간판이 필름 2-4의 화살표 부분(ⓐ)과 같이 어떤 충격이나 원인으로 인해 정상적인 위치를 벗어나 신경을 압박하고 있는 상태를 디스크 탈출이라고 부른다. 섬유륜이라고 하는 추간판의 외벽이 충격이나 퇴행성 변화 등에 의해 손상되면서 그림 2-18에서와 같이 내부의 수핵이 빠져 나와 주변 신경을 누르거나 압박하여 통증을 유발하는 것이다.

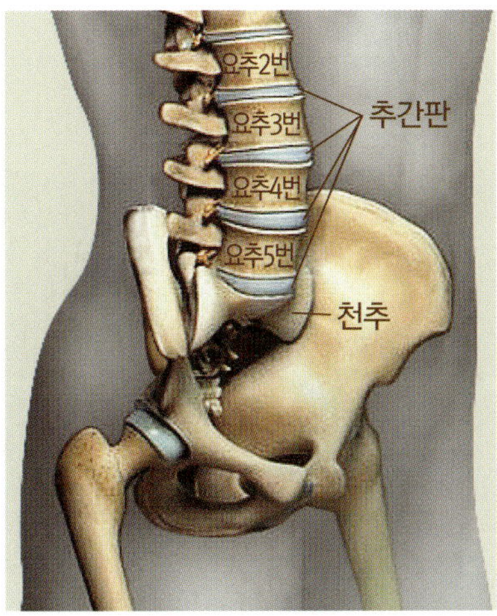

그림 2-16

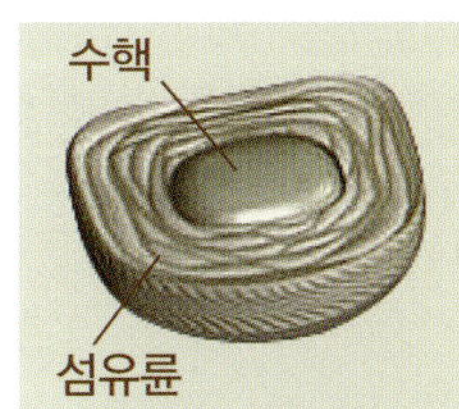

그림 2-17

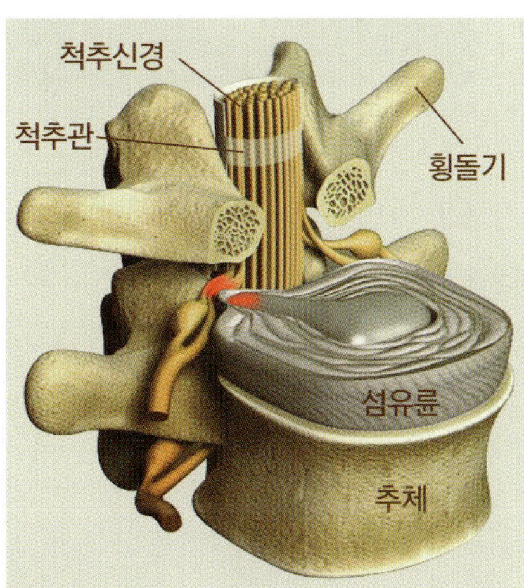

그림 2-18

▲ 수핵이 밀려나와 신경을 압박하고 있다.

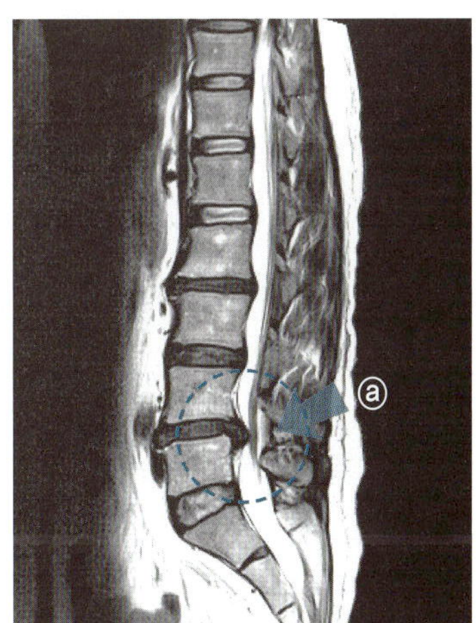

필름 2-4

▲ 수핵이 탈출된 상태를 보여주고 있다.

그렇다면 먼저 이러한 상황이 나타나게 된 근본적인 원인이 무엇인지 알아야 된다. 근본적인 원인이 해결되지 않고서는 결코 긍정적인 결과를 얻을 수 없기 때문이다. 허리통증의 감소나 소멸뿐만 아니라, 재발되지 않을 몸 상태가 어떤 것인지를 확실하게 알아야만 된다는 뜻이다.

물론 지금부터 설명하는 원인과 해석은 바른몸운동의 관점에 기준한 것임으로 현대의학의 시각과는 충분히 다를 수 있다. 하지만 분명한 차이가 있다. 앞서도 언급했듯 현대의학은 대부분 현재 통증을 유발시키는 당장의 원인이나 통증만을 제거하는 데 중점을 두고 있고, 여기에서는 근본적인 원인을 다룬다는 점이다.

일단 사진 2-2와 필름 2-5를 자세히 살펴보고 또, 비교해 보도록 하자.

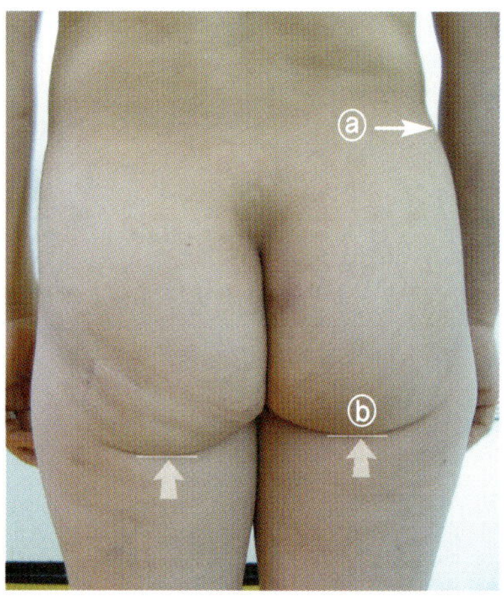

사진 2-2

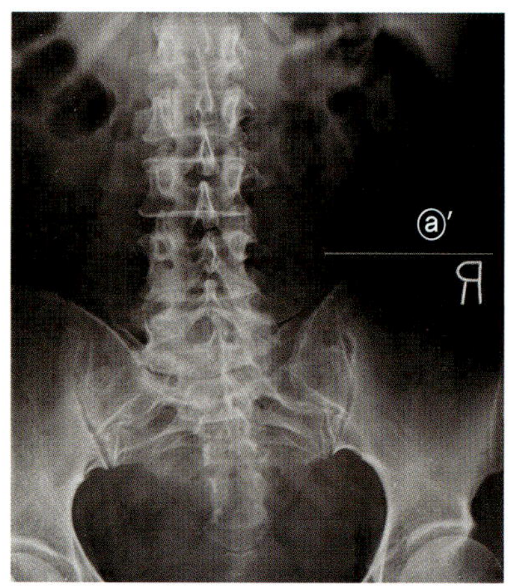

필름 2-5

먼저 사진 2-2를 보면 오른쪽 골반인 ⓐ부분이 왼쪽 보다 상대적으로 밀려 올라가 있는 것을 확인할 수 있다. 엉덩이 주름(ⓑ) 역시 오른쪽이 왼쪽에 비해 더 높다. 필름2-5를 보면 마찬가지로 오른쪽 골반(ⓐ′)이 사진 2-2와 같이 높다. 사진 2-2의 골반과 요추부분을 촬영한 X-ray 필름이므로 당연히 같은 상태를 보이고 있는 것이다. 그리고 요추의 불안정한 상태가 확연하게 확인된다.

다음 페이지에 있는 필름 2-6은 이 사람의 측면을 촬영한 필름이고 필름 2-7은 MRI로 확인된 결과다.

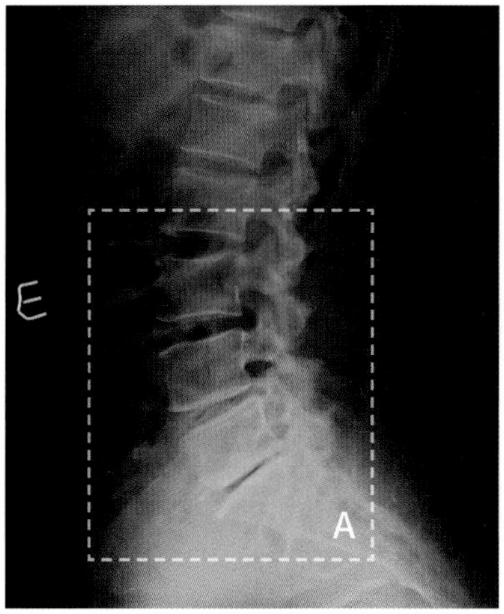

필름 2-6

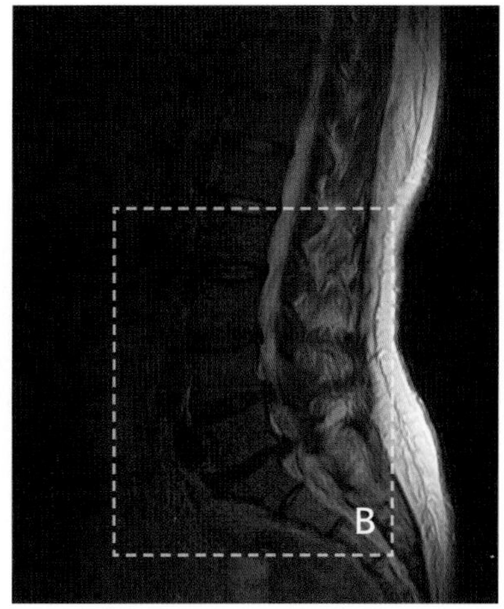

필름 2-7

참고로 필름 2-8의 A`와 B`는 현재 상태에 대한 정확한 이해를 돕기 위해 필름 2-6과 2-7의 A, B 부분을 각각 확대한 것이다.

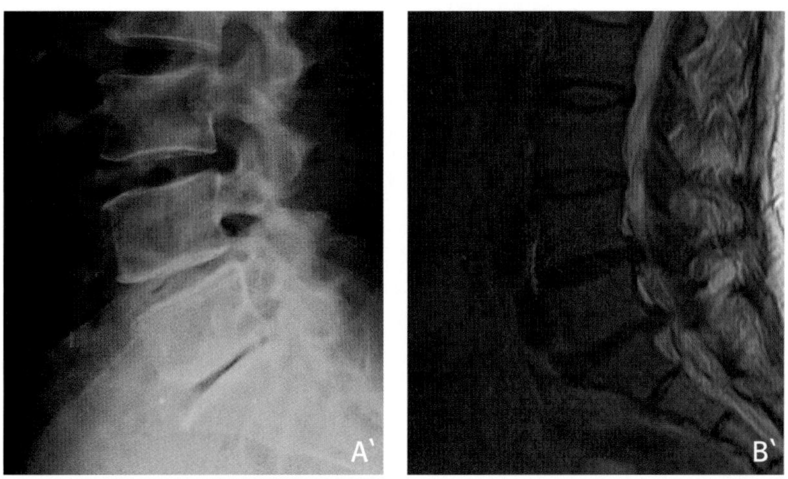

필름 2-8

이러한 현상은 오른쪽 골반이 어떤 원인에 의해 밀려 올라가 요추 4번과 5번, 5번과 천추 사이의 디스크에 직접적인 영향을 주었다는 사실을 추측할 수 있게 한다. 그 결과가 수핵이 밀려 돌출(디스크 탈출)된 것이기 때문이다. 이러한 결과가 확인된 상태에서 이 사람의 다리 길이를 살펴 본 결과 다음 페이지에 있는 사진 2-3에서와 같이 작은 차이지만 오른쪽 다리가 긴 것이 확인되었다.

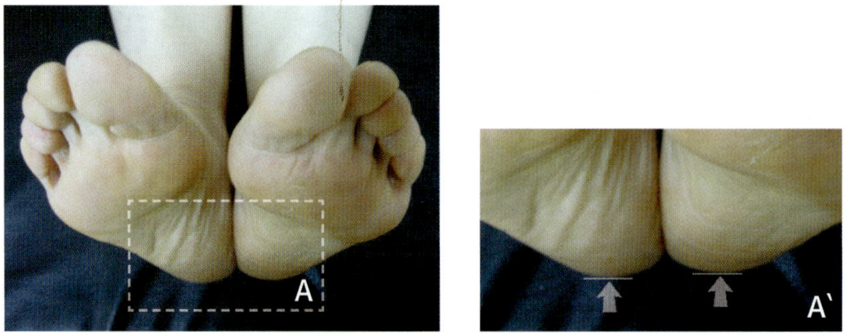

사진 2-3

다른 사람 역시 같은 현상을 확인할 수 있다. 먼저 사진 2-4를 보도록 하자. 오른쪽 다리가 상당히 길다. 그리고 사진 2-5를 보면 오른쪽 골반이 밀려 올라가 왼쪽에 비해 높다. 이 사람의 상태를 찍은 X-ray 필름 2-9를 봐도 같은 결과가 확인된다. 그리고 요추 역시 불안정한 상태를 보이고 있다.

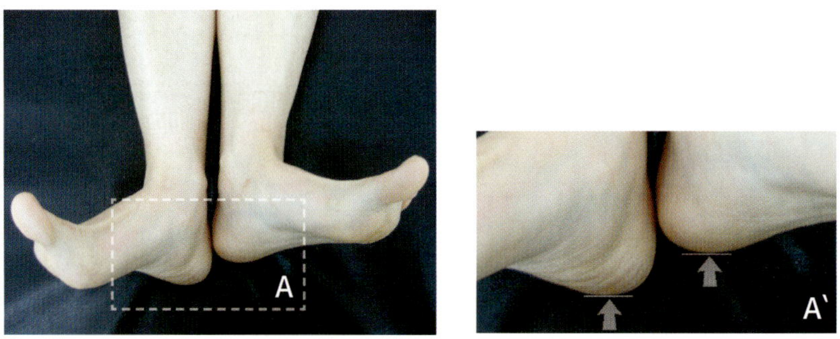

사진 2-4

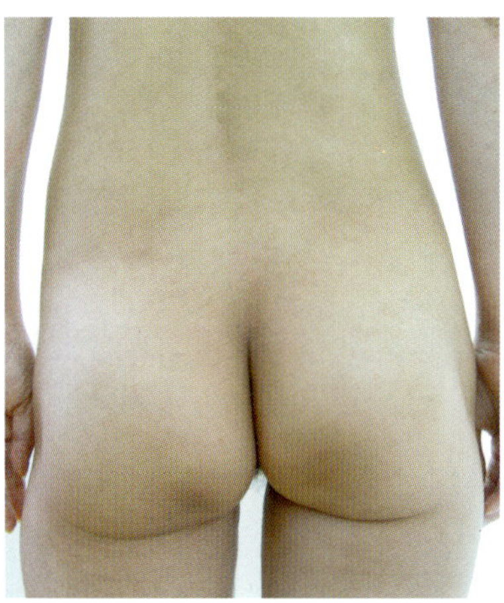

사진 2-5

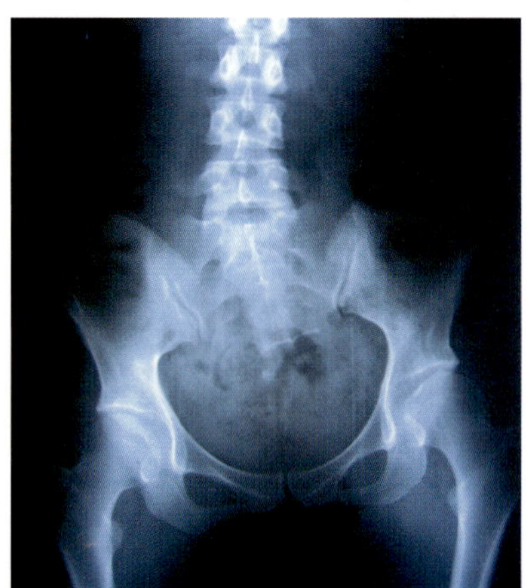

필름 2-9

현재 이들은 매우 심각한 허리통증을 호소하고 있다. 일상 생활에 장애를 받을 정도로 고통스러운 통증을 겪고 있지만 선뜻 수술을 결정하지 못하고 있는 상황이다. 뿐만 아니라 이러한 틀어짐과 연관된 어깨와 목에서도 상당한 통증을 느끼고 있다.

그렇다면 지금과 같은 결과가 나타나게 된 근본적인 원인이 무엇인지를 먼저 알아야만 된다. 그래야 요추를 변형시켜 추간판을 압박, 수핵이 탈출되도록 한 직접적인 원인을 제거할 수 있다.

여기에서 한 가지 분명한 사실은 앞에서 본 두 사람의 다리뼈 길이에는 차이가 없다는 점이다. 뼈가 서로 다른 경우는 현대의학에서도 50만분의 1 정도의 확률이라고 한다. 그럼에도 불구하고 지금과 같은 현상은 어디에서 시작된 것일까? 그 원인을 지금부터 자세히 알아보도록 하겠다.

먼저 이 책에서 소개하고 있는 바른몸운동은 다리 길이의 차이가 고관절의 변위에 의해 나타나는 것으로 판단한다. 즉, 두 다리를 구성하는 뼈의 길이가 같음에도 불구하고 사진 2-3이나 2-4와 같은 차이를 보이는 것은 뼈 길이가 달라서가 아니라 고관절의 변위에 의한 것으로 본다는 것이다.

그렇다면 어떤 원인과 과정을 통해 이와 같은 차이가 나게 되는지 정확히 이해할 필요가 있다. 그렇기 위해서는 다음 페이지에 있는 그림들을 자세히 살펴볼 필요가 있다. 혹 그림으로 설명하는 현상들이 어렵다고 생각되면 지금까지 설명했던 내용들을 다시 한번 꼼꼼하게 읽어보도록 하라.

앞에서 설명했듯 고관절에서 대퇴골두의 위치가 신체의 앞 방향으로 이동되는 현상이나 상태를 전방변위라고 했다. 이런 경우 다리 길이는 뼈 길이와는 상관없이 상대적으로 길어지게 된다. 예컨대 그림 2-16과 같은 정상적인 상태에서 그림 2-17과 같이 한쪽 다리의 대퇴골두가 위치가 바뀌면, 그 영향으로 다리 길이에 변화가 생긴다는 뜻이다. 그리고 그 상태가 그림 2-18에서처럼 그대로 유지되거나 고착되면 그 결과로 나타나는 것이 사진 2-3과 사진 2-4에서 본 다리 길이의 차이다.

지금과 같은 변화와 다리에 나타나는 길이의 차이는 누구라도 쉽게 확인할 수 있다. 일단 두 다리를 나란히 뻗고 앉아 가볍게 붙이고 그림과 같이 발끝을 어느 한쪽 방향으로 돌려보면 곧바로 확인할 수 있기 때문이다. 다리뼈가 같음에도 불구하고 고관절의 위치가 변함에 따라 길이에 차이가 나타나는 것이다.

먼저 그림 2-16은 두 다리가 바른 상태를 보여주고 있다.

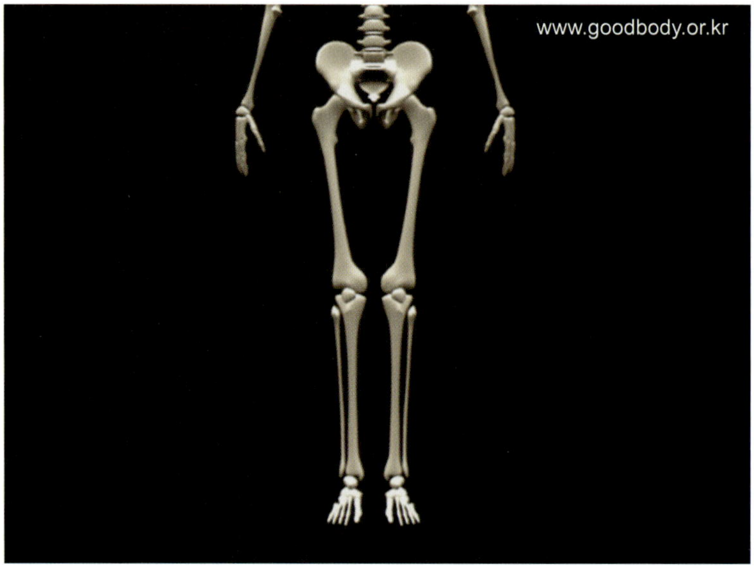

그림 2-16

왼쪽 다리에 그림 2-17의 A처럼 전방변위가 나타나기 시작한다. 동시에 골반은 B와 같이 차츰 밀려 올라간다. 고관절의 위치가 변함에 따라 밀려 올라가는 것이다.

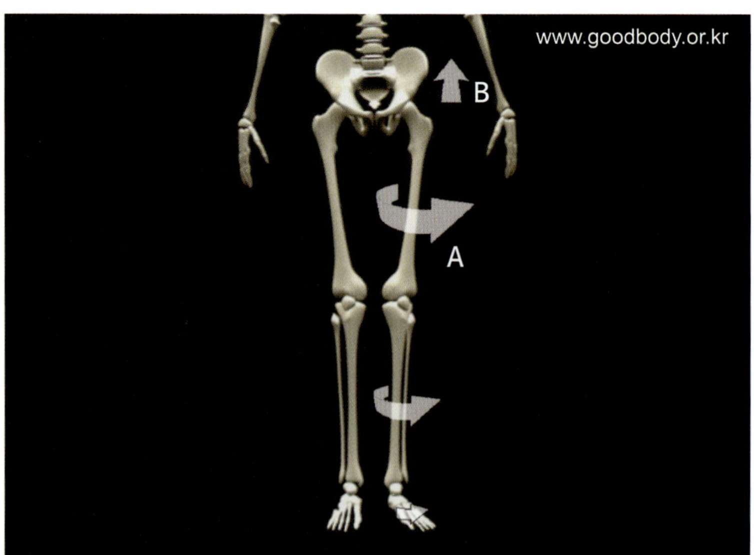

그림 2-17

이러한 전방변위의 결과로 그림 2-18과 같이 왼쪽 다리가 길어진 상태를 유지하거나 고착된다.

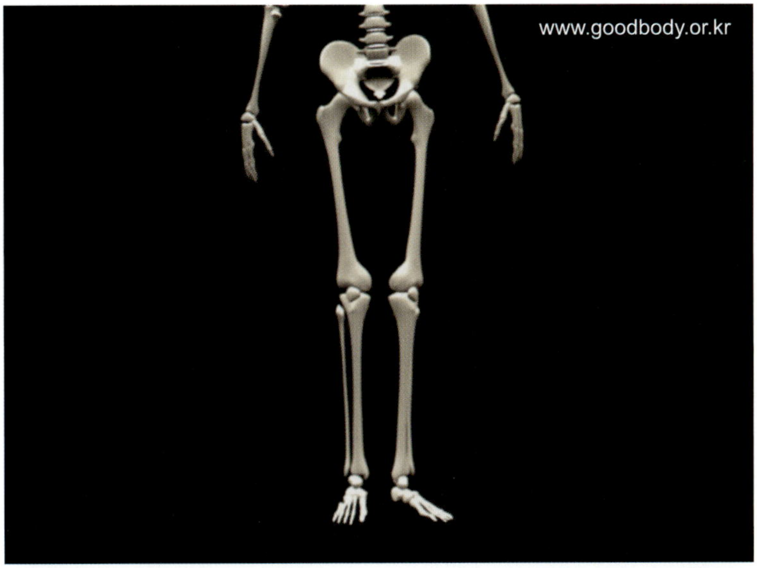

그림 2-18

반대인 후방변위 역시 마찬가지 결과를 가져온다. 후방변위가 발생하게 되면 그 다리는 상대적으로 짧아지기 때문이다. 그림을 자세히 보도록 하자.

그림 2-19는 두 다리가 바른 상태를 보여주고 있다.

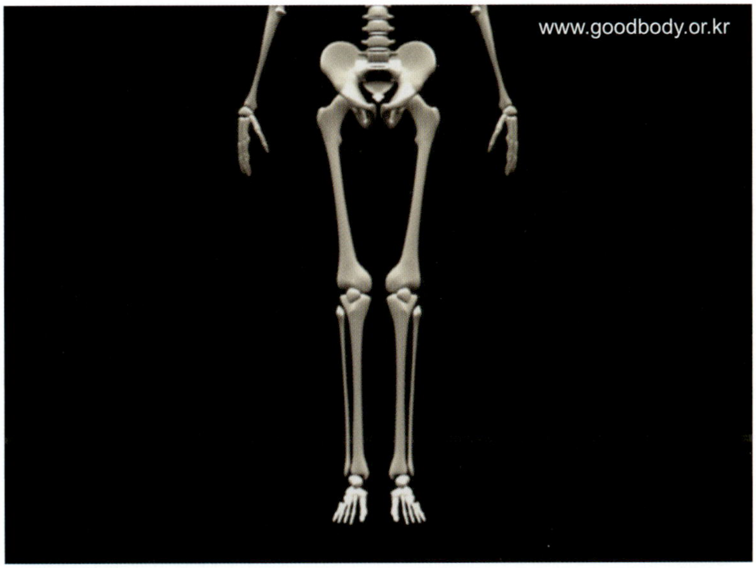

그림 2-19

오른쪽 다리에 그림 2-20에서처럼 후방변위가 나타나기 시작한다. 동시에 골반은 B와 같이 차츰 내려간다. 고관절의 위치가 변함에 따라 내려가는 것이다.

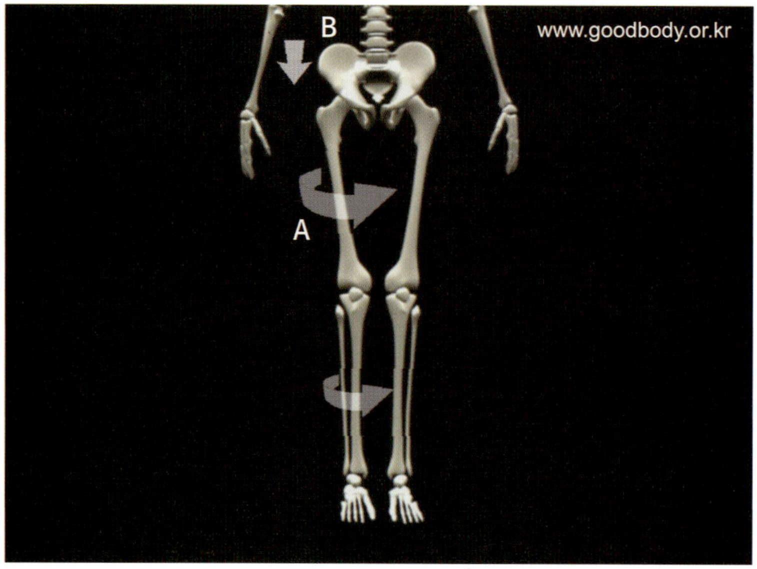

그림 2-20

후방변위의 결과로 오른쪽 다리가 짧아져 그림 2-21과 같이 왼쪽 다리가 길어진 상태를 유지하거나 고착된다.

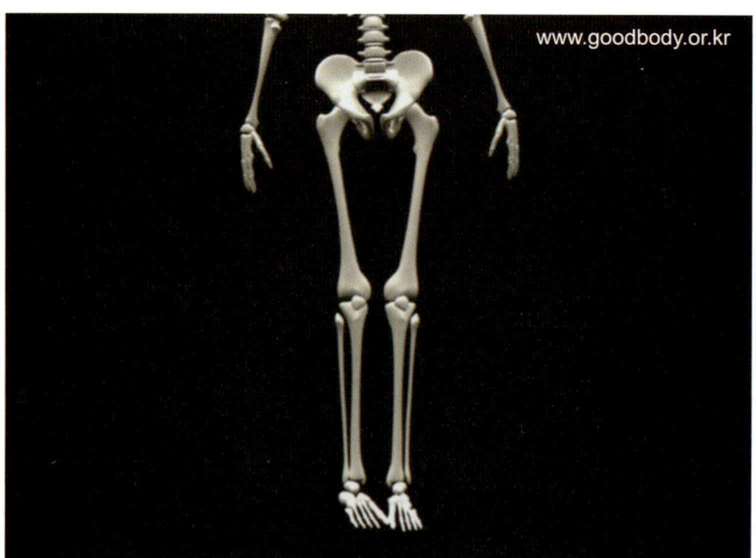

그림 2-21

이 상태가 그대로 고착화되면 길이가 서로 다른 두 다리가 받히고 있는 골반 역시 그 영향을 직접적으로 받게 된다. 그 결과 어느 한쪽 골반이 높은 상태를 유지하게 되고 결국 골반과 수직으로 연결되어 있는 척추 역시 그에 따른 연동 및 보상작용이 나타나기 시작한다. 앞에서 본 사례인 사진 2-2와 필름 2-5, 사진 2-5와 필름 2-9와 같은 결과가 나타나는 것이다.

이 과정은 다음 그림들을 보면 이해가 쉬울 것이다. 먼저 그림 2-22는 정상적인 골반 상태를 보여주고 있다. 그러나 그림 2-23과 같이 어느 한쪽 다리가 길어지면(그림은 왼쪽 다리) 골반은 당연히 밀려 올라가게 된다. 동시에 요추는 그림 2-23, 2-24

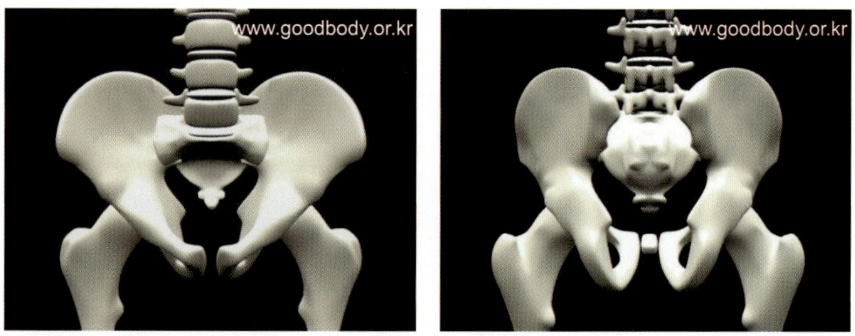

그림 2-22

◀ 골반이 바른 상태를 보여주고 있다.

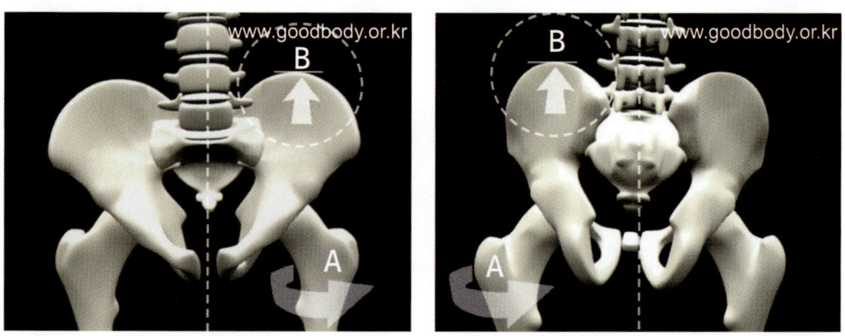

그림 2-23

◀ 왼쪽 다리에 A와 같이 전방변위가 발생하면서 차츰 길어진 결과 왼쪽 골반이 B와 같이 밀려 올라가고 있다.

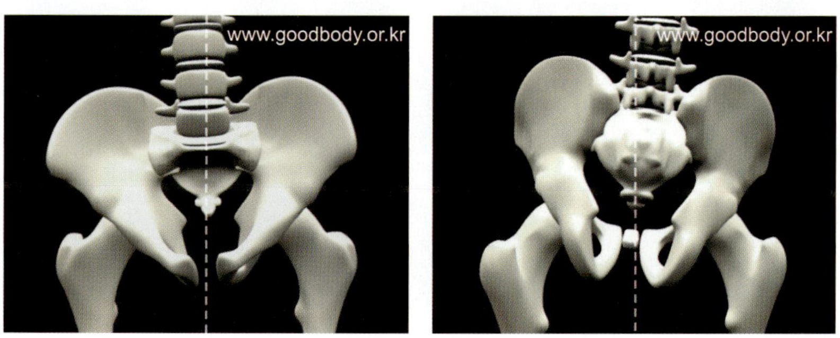

그림 2-24

◀ 왼쪽 골반이 밀려 올라간 상태가 그대로 유지된다. 동시에 요추는 그 영향으로 짧은 다리 쪽으로 기운다.

에서와 같은 연동된 변화가 나타나 기울기 시작한다. 좌우 골반의 높이 차이로 척추가 서서히 기울어지는 것이다.

이 과정을 몸 전체로 확대해 보면 다음과 같다. 먼저 그림 2-25는 정상적인 골격의 구조를 보여주고 있다. 이 상태에서 그림 2-26과 같이 한쪽 다리가 길어지게 되면 골반의 영향을 받은 상체는 다리가 짧은 쪽으로 차츰 기울게 된다. 그리고 그 정

▶ 정상적인 골격의 구조를 보여주고 있다.

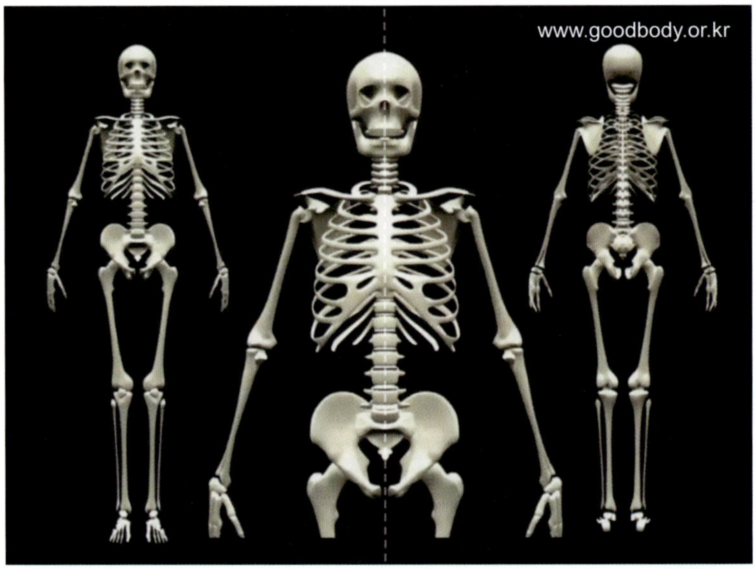

그림 2-25

▶ 길어진 왼쪽 다리의 영향으로 인해 상체가 다리가 짧은 오른쪽으로 차츰 기운다.

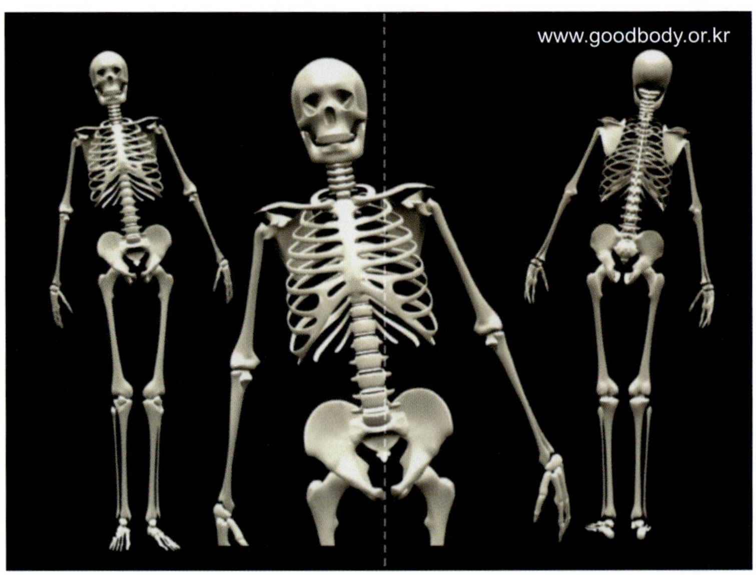

그림 2-26

도가 심해지면서 항중력작용이 일어나는 시기가 되면 넘어지지 않으려는 보상작용이 일어나 그림 2-27과 같이 긴 다리 쪽으로 상체를 틀어 몸을 유지하게 된다.

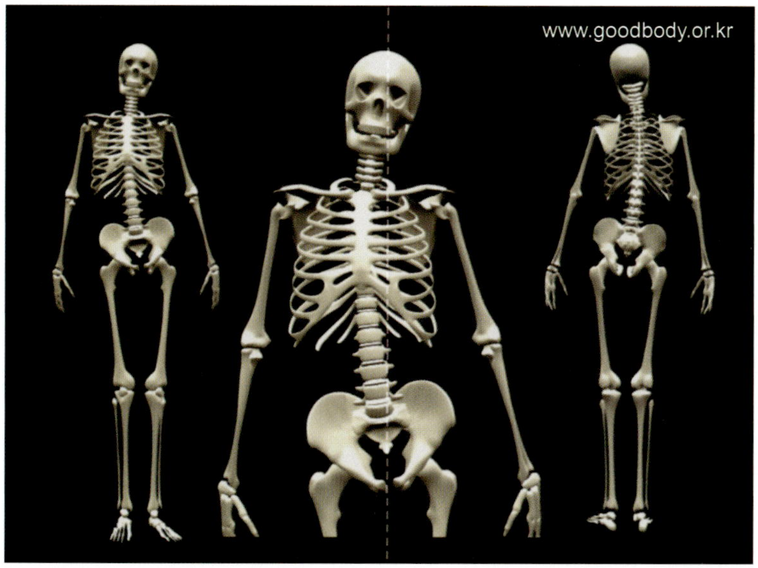

◀ 넘어지지 않으려는 보상작용에 의해 상체를 다시 틀어 기립상태를 유지한다.

그림 2-27

본능적으로 자신도 모르게 상체를 틀어 기립상태를 유지하는 것이다. 그리고 이러한 변화를 우리 인체가 가진 생체생리작용 중 하나인 평형중추라고 부른다.

이런 상태가 고착화된 몸의 실체는 사진 2-6과 같다. 사진 2-6은 앞서 설명했던 사진

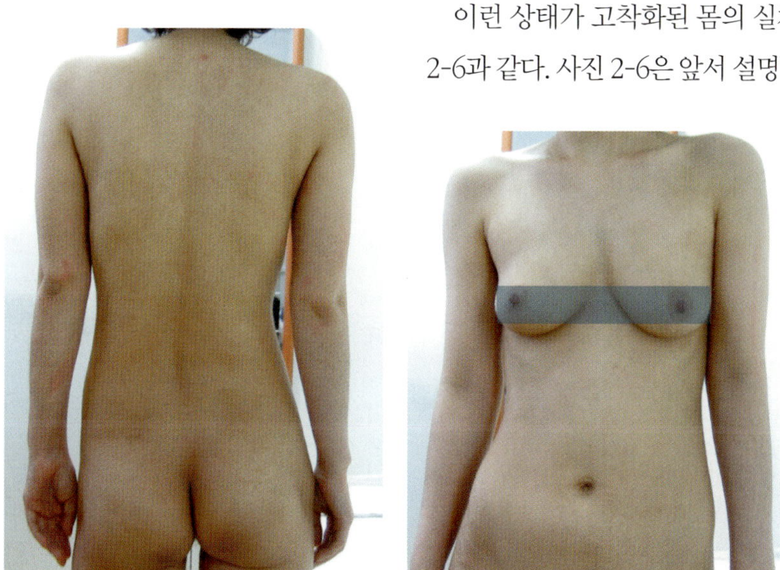

사진 2-6

2-5(36 페이지)의 상체를 보여 주고 있다. 이렇듯 다리 길이의 차이에 의한 골반의 변화는 상체 전반에 직접적인 영향을 준다. 뿐만 아니라 허리통증을 유발하는 요추에도 직접적인 압박을 가하게 된다.

비슷한 몸 상태를 보이고 있는 사진 2-7은 현재 오른쪽 다리가 긴 고등학교에 재학 중인 학생을 찍은 것이다. 당시 심각한 허리통증은 물론 어깨통증과 만성피로 등으로 고통 받고 있었다. 또 입을 벌리고 닫을 때 턱에서 소리도 났었다.

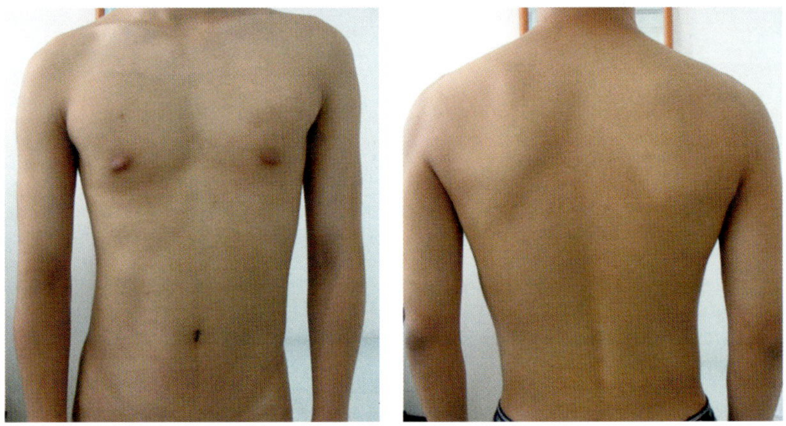

사진 2-7

그러나 바른몸운동을 통해 다리 길이를 같게 하고 골반을 회복시킨 결과, 사진 2-8과 같이 완전하지는 않지만 긍정적인 변화를 만들어 냈다. 그리고 그 동안 겪고 있었던 여러 고통들이 대부분 사라져 공부에 전념할 수 있게 되었다고 웃으며 말했다.

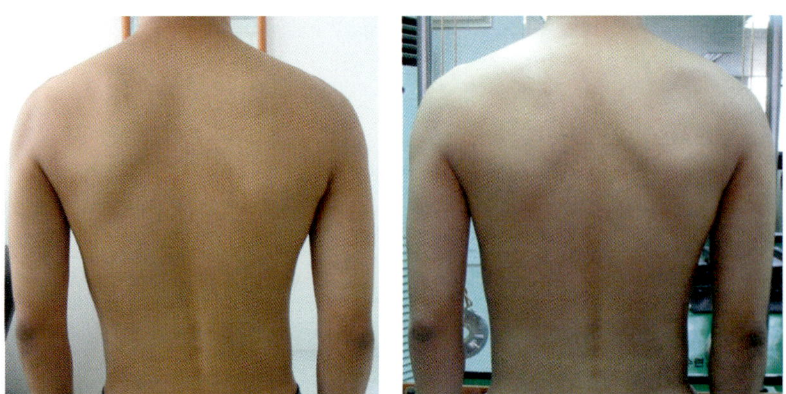

사진 2-8

지금과 같은 변화는 본인 스스로 다리 상태와 길이 차이에 근거한 바른몸운동을 통해 만들어 냈다. 그러므로 현재 허리통증으로 고통 받고 있는 사람이라면 당연히 같은 결과를 얻을 수 있을 것으로 생각한다.

이러한 상태에서 골반이 받게 되는 압박이 한계에 다다르면 어느 한쪽이 틀어지기 시작한다. 즉, 한쪽 골반이 밀려 올라가 있는 상태에서 틀어지기 시작하여 비스듬한 상태가 되는 것이다. 동시에 골반의 영향을 받은 요추에는 기울기와 함께 회전현상이 나타나기 시작한다. 그 과정은 그림 2-27부터 2-30까지 살펴보면 알 수 있을 것이다.

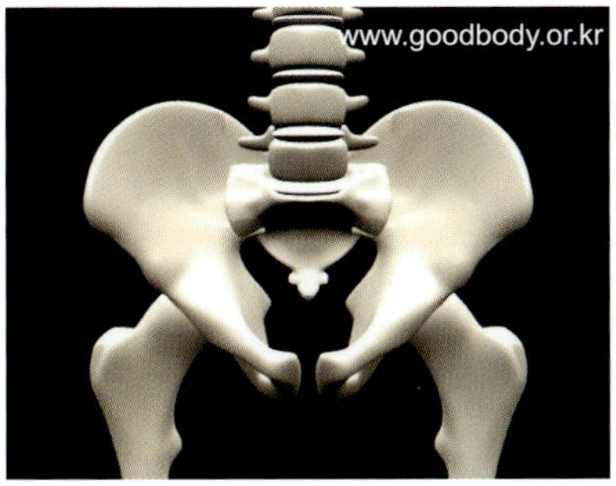

◀ 바른 상태의 골반을 보여주고 있다.

그림 2-27

▶ 길어진 다리로 인해 왼쪽 골반이 밀려 올라가면서 요추 또한 기운다.

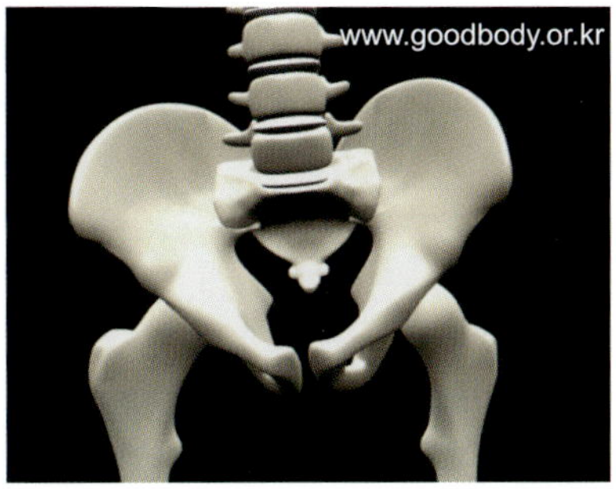

그림 2-28

◀ 어느 한계를 넘어가면 골반이 틀어지기 시작한다. 동시에 요추에도 회전현상이 발생하기 시작한다.

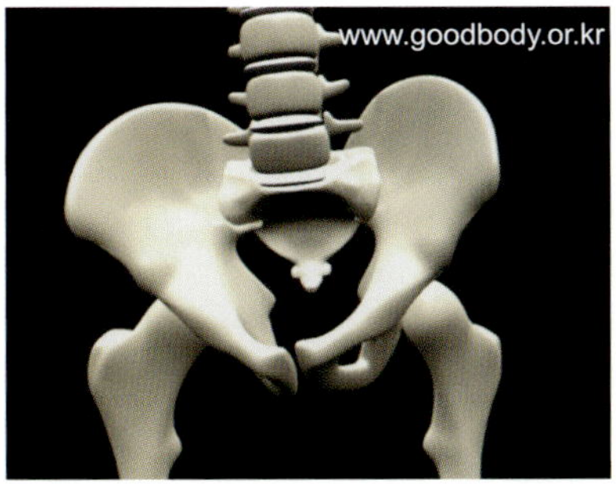

그림 2-29

▶ 틀어진 골반의 영향을 받은 요추부분의 회전현상이 그대로 유지된다.

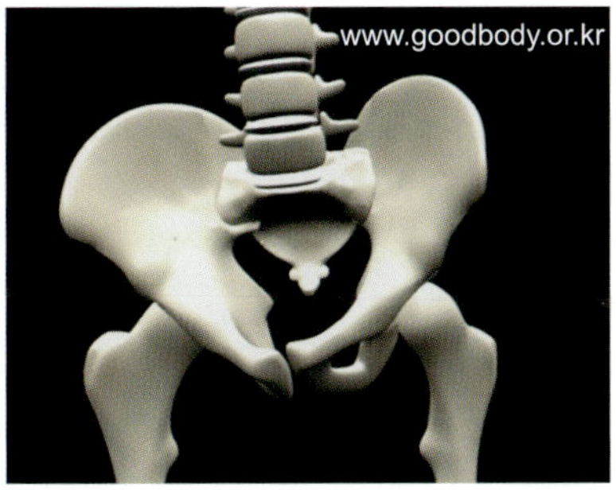

그림 2-30

이러한 현상에 대한 결과는 필름 2-10에서 볼 수 있다. 물론 앞서 사례로 제시했던 일부 X-ray 필름을 보더라도 동일한 상태가 확인될 것이다.

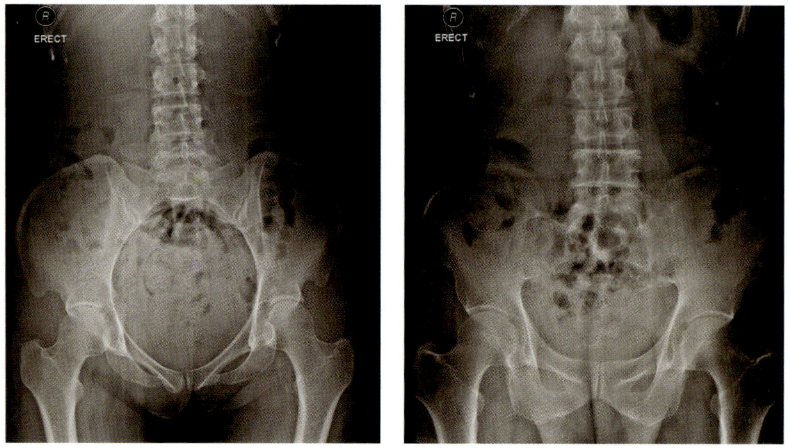

필름 2-10

▲ 골반의 좌우 높이와 폭이 다르면서 요추부분에 보이는 극돌기가 편재되어 있다.

이러한 상태가 확인된다 함은 여러 가지 상황을 알려주는 중요한 기준이 된다. 현재 변형이 진행되고 있는 정도를 판단하는 척도가 된다는 의미다. 그 이유는 지금과 같이 골반이 뒤틀려 있으면서 요추에 회전이 나타나 있는 상태와, 그렇지 않고 어느 한쪽 골반만 밀려 올라가 요추가 기울어져 있는 상태와는 회복 기간에 확실한 차이를 보이기 때문이다. 그러므로 골반과 요추 상태는 운동을 통해 긍정적인 결과를 얻을 수 있는 기간을 가늠할 수 있는 근거가 되기도 한다.

이와 같은 구조의 변화는 결국 요추 사이사이의 추간판을 지속적으로 압박하게 되고 허리통증을 유발하는 직접적인 원인이 된다. 그리고 개개인의 정도에 따라 그림 2-31에서와 같이 수핵이 돌출되거나 탈출된 결과로 나타난다.

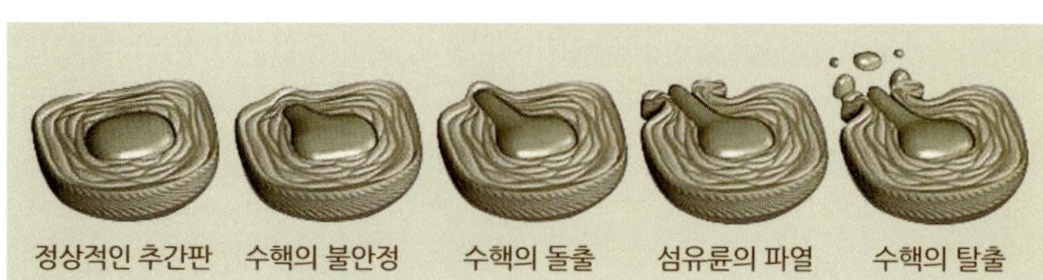

그림 2-31

그러나 문제는 개개인의 신체적인 조건에 따라 수핵이 약간 불안정한 상태에서도 극심한 통증을 느끼는 사람이 있는 반면, 돌출된 상태임에도 불구하고 통증을 전혀 느끼지 않는 사람도 있다는 점이다. 그렇더라도 골반의 틀어짐은 결국 동일한 결과를 만들어 내고 만다는 사실에는 변함이 없다.

따라서 어떤 경우라도 예컨대, 수술 등을 통해 당장은 통증이 사라졌거나 감소했다 하더라도 다리 길이의 차이를 개선시키지 않으면, 그리고 골반 상태가 바르게 회복되지 않으면 잠재적이면서 근본적인 원인은 그대로 유지되는 상황이 된다. 그러다 그 상태가 한계에 이르면 허리통증이 다시 '재발'이라는 이름으로 나타나게 된다.

협착이나 퇴행 등에 의한 허리통증 역시 여기에서 벗어날 수 없다. 협착이란 퇴행으로 인해 요추 마디마디가 서로 가까워지거나 변해 척추관이 좁아진 상태를 말한다. 이러한 상황이 됐다 하더라도 필름 2-11처럼 심각하게 옆으로 휘거나 뒤틀리지 않고 반듯하게 진행된 상태라면 어떤 결과가 나타날까?

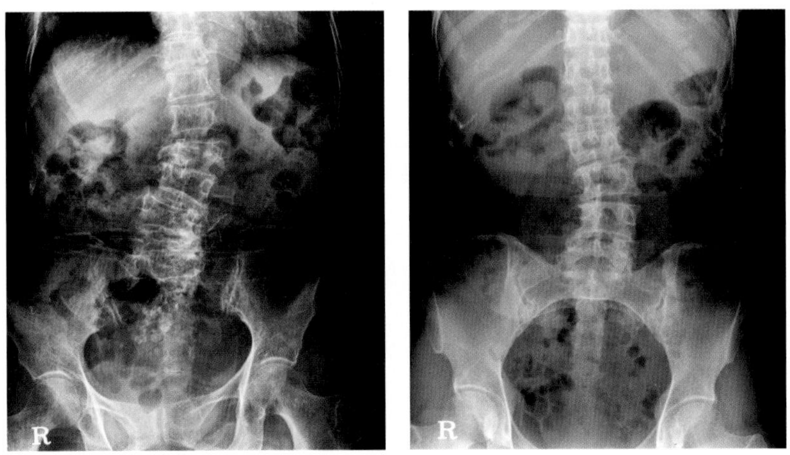

필름 2-11

더구나 추간판의 수핵은 나이가 들면 서서히 증발하여 두께가 얇아진다. 따라서 어느 누구라도 나이가 들면 키가 줄어든다. 기립생활을 하는 인간이라면 100% 피할 수 없는 현상이다. 이 과정 중 척추가 휘지 않고 반듯한 상태에서 그와 같은 현상이 진행된다면 어땠을까? 당연히 허리뼈가 필름 2-11과 같이 휘어지거나 다음 페이지의 사진 2-9와 같은 몸 상태가 되지는 않을 것이다. 그러므로 근본적인 원인을 반드시 기억하고 회복시키는 것만이 자신의 허리 건강을 지키는 최선의 방법이 된다.

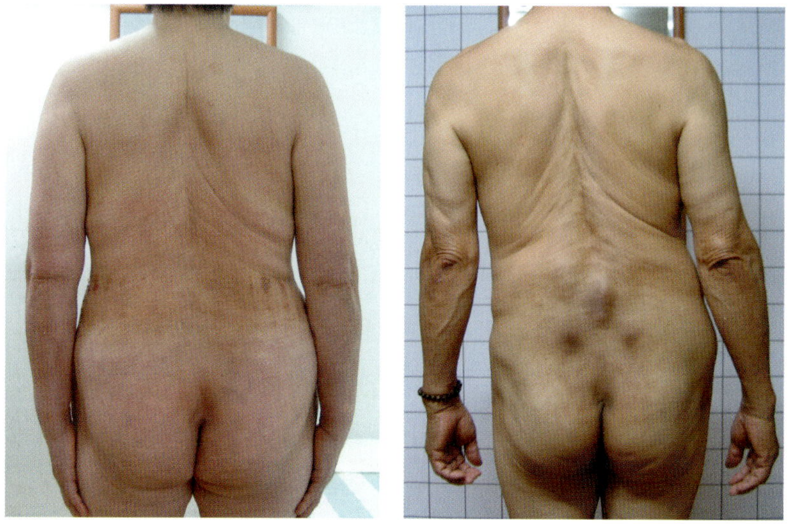

사진 2-9

▲ 퇴행과 협착이 진행된 노년의 여성과 남성의 뒷모습이다. 확실한 골반의 틀어짐이 확인된다.

또 한 가지 우리 몸은 본능적으로 스스로를 편하게 한다는 사실을 기억할 필요가 있다. 허리가 아플 경우 그 상황을 피하고자 몸을 틀어 자신도 모르게 통증을 최소화시킨다는 것이다. 이를 통증회피성 자세라고 부른다. 그리고 그 결과가 사진 2-10과 같은 변화를 만들게 되고 이런 상태를 비구조성측만증이라고 부른다.

▶ 통증회피성 자세로 인한 비구조성측만 상태를 보이고 있다.

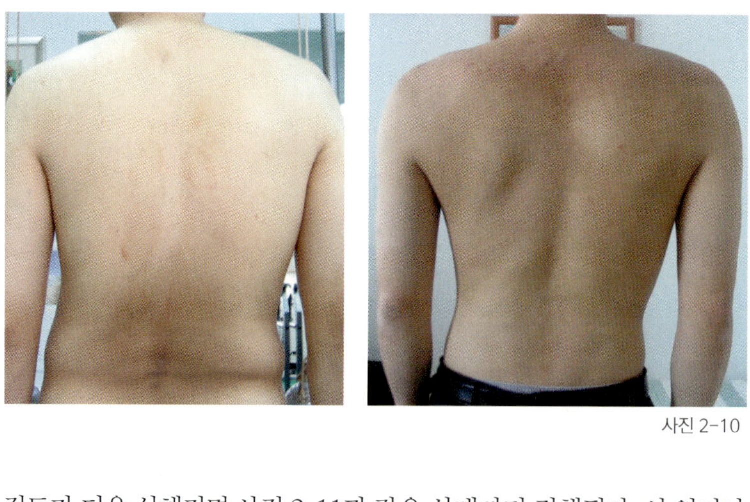

사진 2-10

여기에서 정도가 더욱 심해지면 사진 2-11과 같은 상태까지 진행된다. 서 있거나 누워 있거나 요추에 나타난 휨이 그대로 유지된다는 얘기다. 즉, 고착화된 것이다.

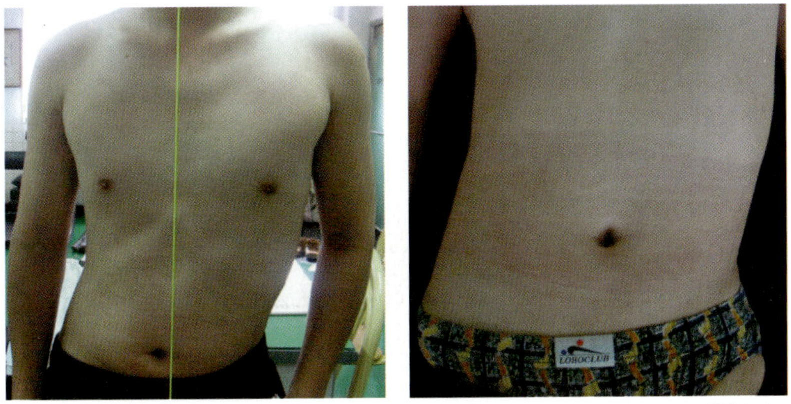

사진 2-11

▲ 비구조성측만증이 고착화되어 허리부분이 심각하게 휘어져 있다.

3. 허리통증의 기타 원인

그렇다면 허리통증을 발생시키는 원인이 고관절의 변위에 의한 골반의 뒤틀림에만 있는 것일까? 결코 그렇지 않다. 다른 원인들도 충분히 있다는 뜻이다. 그러므로 다른 원인들도 자세히 알아볼 필요가 있다.

먼저 예상치 못했던 사고나 충격 등으로 인한 요인들은 이미 알고 있을 것이다. 예컨대 허리부분을 책상 모서리에 강하게 부딪히거나 사고 등으로 충격을 받은 경우라면 당연히 통증을 느끼게 된다. 또 높은 곳에서 떨어지거나 삐끗한 경우라도 필름 2-12와 같은 압박골절 등이 발생하면 심각한 원인으로 작용한다.

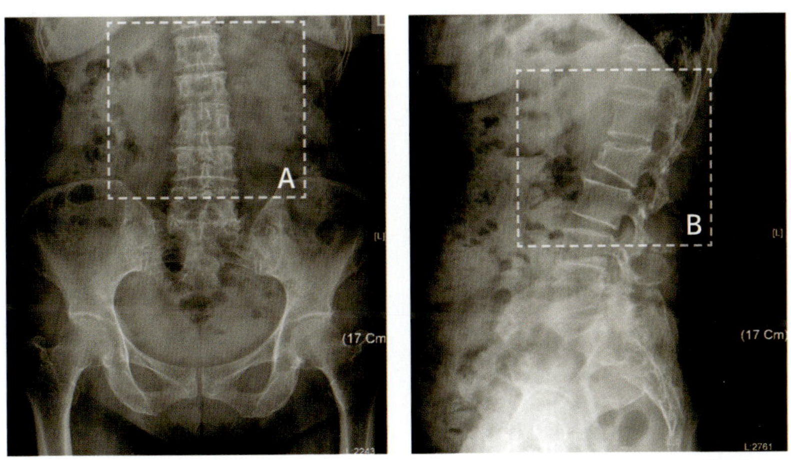

필름 2-12

참고로 필름 2-13의 A`와 B`는 필름 2-12의 압박골절이 발생된 점선부분을 확대한 것이다.

▶ 필름 A`는 필름 2-12의 A부분을, 필름 B`는 B부분을 확대한 것이다.

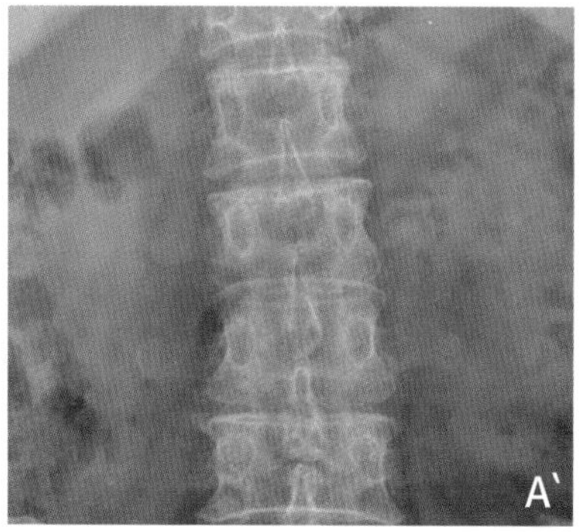

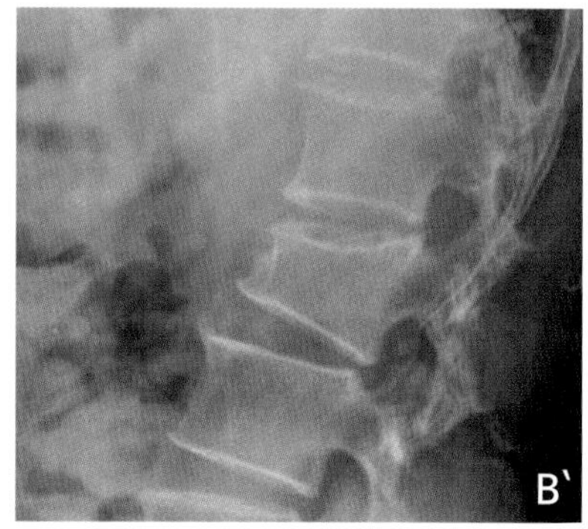

필름 2-13

또 본인이 모르고 있었던 혹은 이미 알고 있더라도 어쩔 수 없는 선천적인 원인들도 있다. 예를 들면 먼저 필름 2-14에서와 같이 다리뼈 자체의 길이가 서로 다르게

▶ 대퇴부(허벅지뼈)를 보여주고 있는 필름 A와 경골 및 비골을 보여주고 있는 필름 B의 좌우 뼈 길이가 서로 다르다.

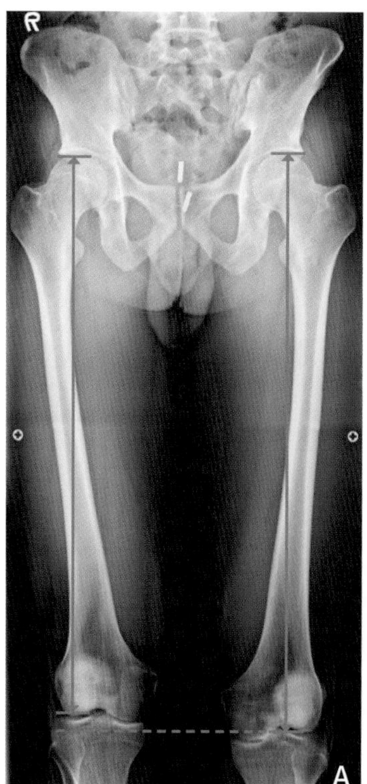

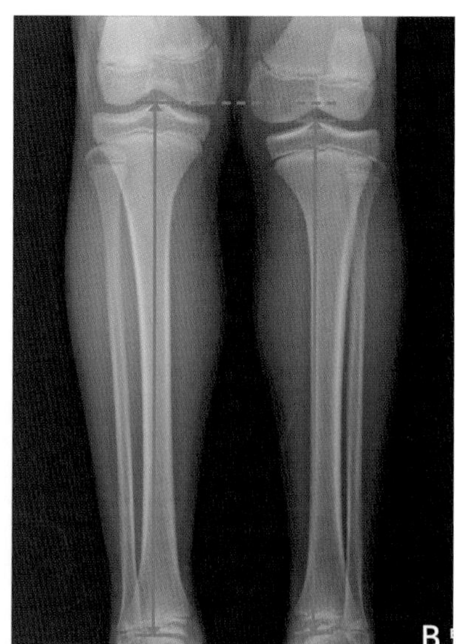

필름 2-14

성장한 경우다. 이와 같은 뼈 자체의 길이 차이는 필연적으로 골반의 틀어짐을 발생시키게 되고 결국 요추의 기울기나 뒤틀림을 동반하게 된다. 그리고 당연히 추간판에 영향을 줘 결국 허리통증을 발생시키고 만다.

다음은 상황은 다르지만 필름 2-15의 A와 같은 허벅지뼈나 B처럼 정강이뼈가 부러지는 사고를 당한 후 붙는 과정이나 성장하면서 길이가 달라진 경우도 있다.

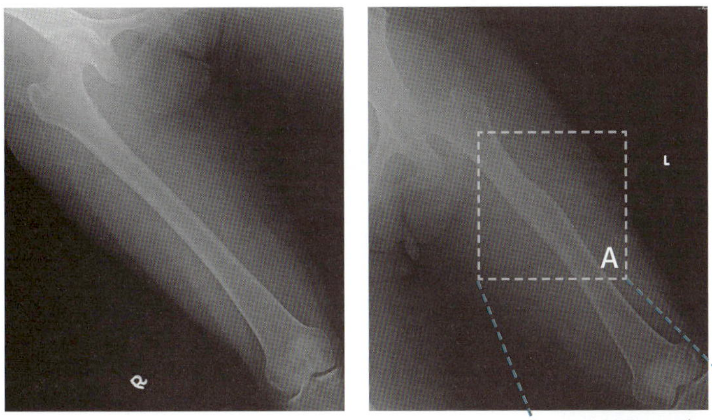

필름 2-15/A

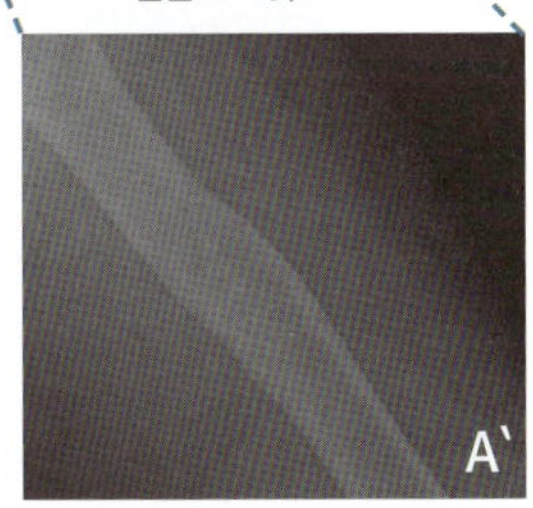

◀ 필름 A`는 A부분을 확대한 것으로 사고로 인한 대퇴의 정상적이지 못한 접합 상태를 보여주고 있다.

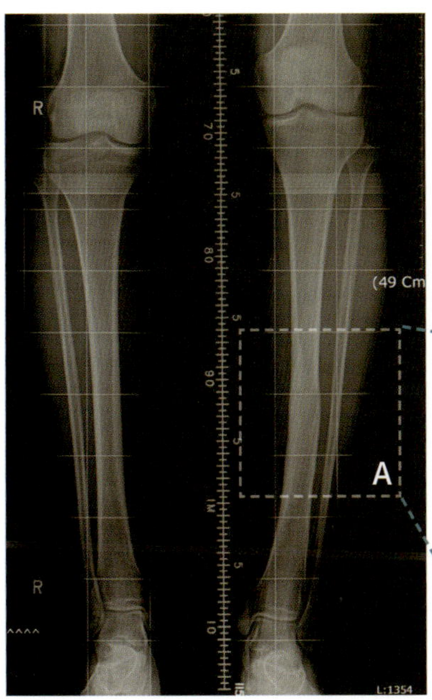

필름 2-15/B

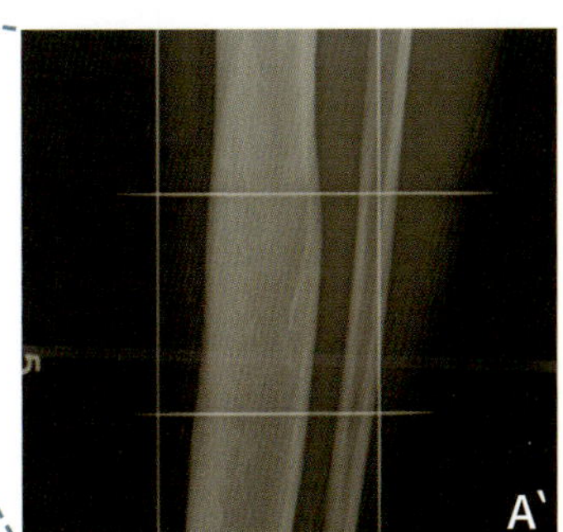

◀ 필름 A`는 A부분을 확대한 것으로 경골(정강이뼈)의 정상적이지 못한 접합 상태를 보여주고 있다.

또 필름 2-16과 같은 선천적인 원인(기형)에 의해 요추뼈 마디마디의 성장이 정상적이지 못한 사람들도 있다.

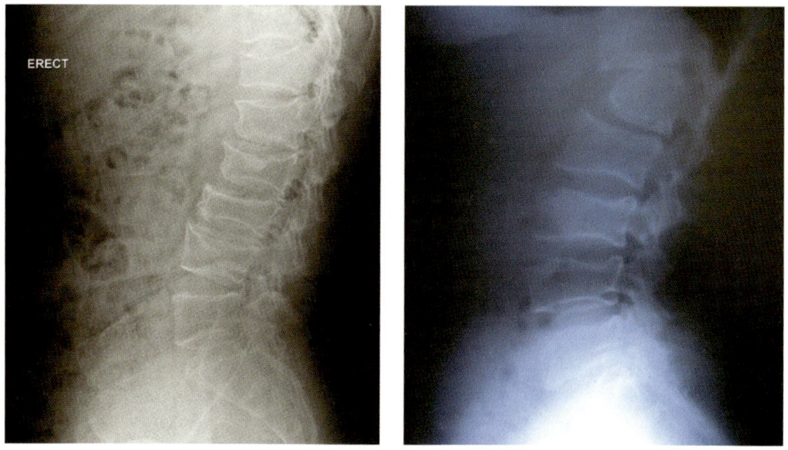

필름 2-16

▲ 요추의 기형이 확인된다.

뿐만 아니라 필름 2-17의 A같은 대퇴골두의 형성이 정상적이지 못하거나, 필름 B처럼 고관절의 괴사로 인해 요추의 수직적인 배열이 무너진 경우도 있다. 그리고 질병에 의한 허리통증 등도 한 부분을 차지한다.

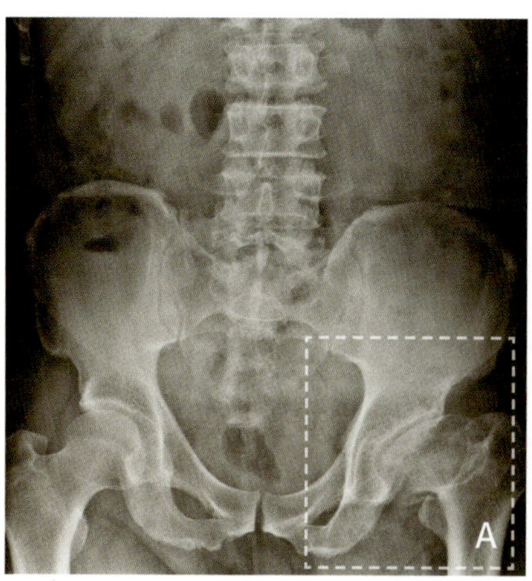

필름 2-17/A

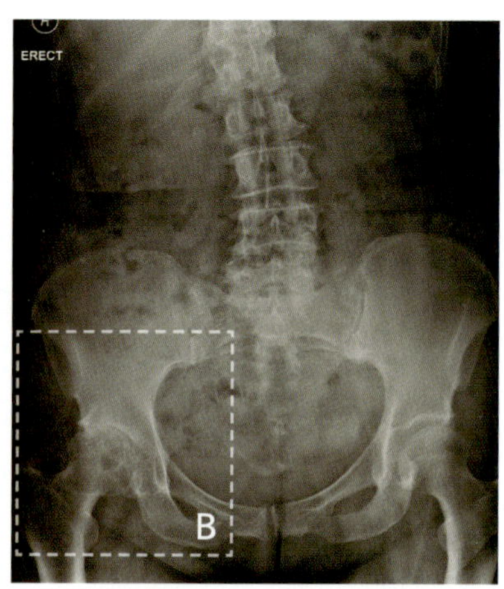

필름 2-17/B

▶ 필름 A는 대퇴골두의 형성부전을, 필름 B는 고관절의 무혈성괴사 상태를 보여주고 있다.

참고로 필름 2-18의 A`는 필름 2-17의 A부분을, 필름 B`는 필름의 B부분을 확대한 것이다.

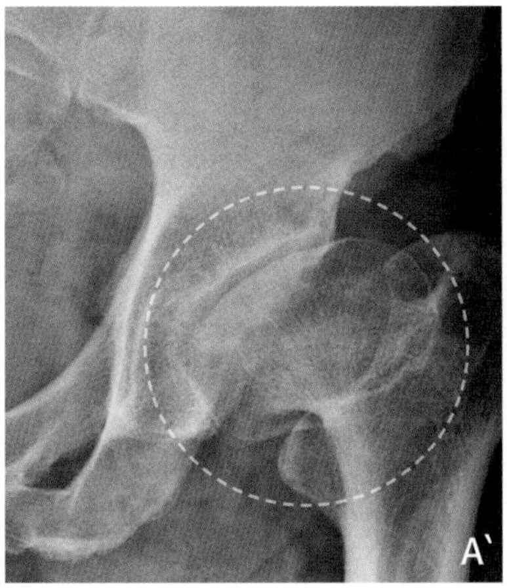

필름 2-18/A

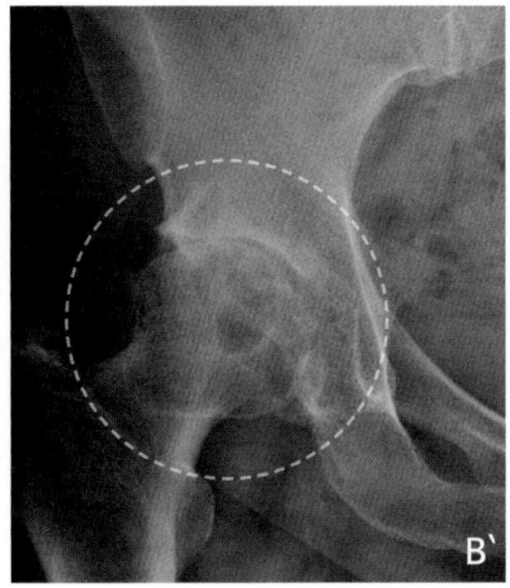

필름 2-18/B

모두가 허리통증을 심각하게 느끼는 것은 아니지만 이분증과 같은 특이한 원인도 있다. 이분증이란 요추뼈 마디가 정상적이지 않고 분리된 상태를 말한다. 즉, 발생학적 결함에 의한 뼈에 결손이 있는 것으로 필름 2-19에서와 같은 상태를 말하는 것이다. 이런 상태라면 조그마한 충격에도 요추의 수직적인 배열이 충격을 받게 된다. 그 결과 추간판이 압박 받기 쉽다. 그러므로 경우에 따라서는 구조적이자 직접적인 원인이 된다.

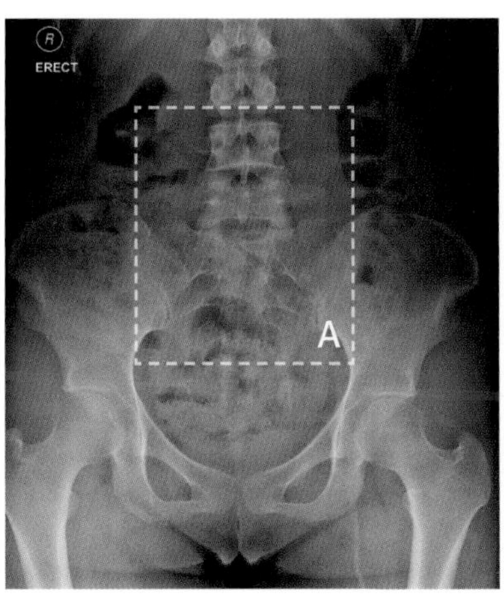

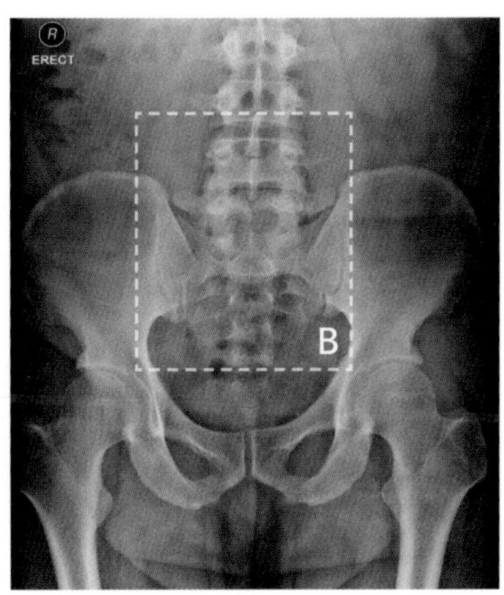

필름 2-19

참고로 필름 2-20의 A`와 B`는 이분증이 발견된 점선 부분인 A와 B를 확대한 것이다.

▶ 필름 A`는 필름 2-19의 A부분을, 필름 B`는 B부분을 확대한 것으로 점선 원은 이분증이 발생되어 있는 부분을 가리키고 있다.

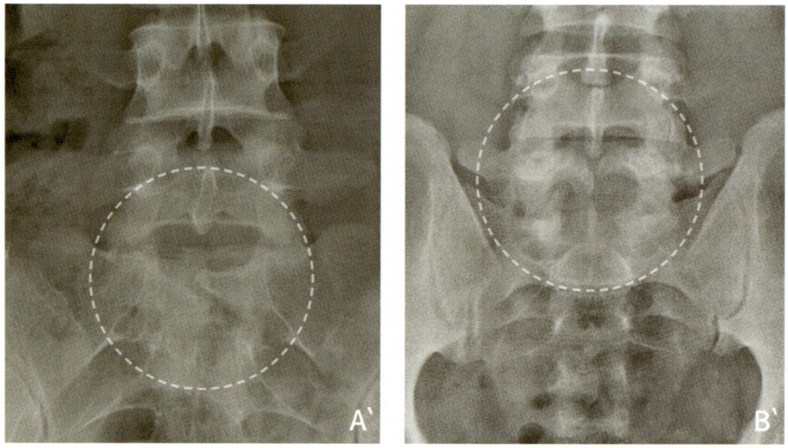

필름 2-20

끝으로 꼬리뼈에서 발견되는 이상을 들 수 있다. 필름 2-21의 A, B와 같이 꼬리뼈 상태가 정상적이지 않고 심하게 꺾여 있거나 휘어 있다면 골반이 정상적인 상태를 유지하지 못하는 경우가 많다. 필름을 보더라도 그와 같이 뒤틀린 상태가 쉽게 확인된다. 따라서 동일한 현상이 발견된다면 혹은 꼬리뼈를 다친 경험이 있다면 이 부분도 고려해야만 된다. 꼬리뼈에서 같은 이상이 발견된 사람들은 공통적으로 긍정적인 결과가 늦게 나타난 것으로 조사되었기 때문이다.

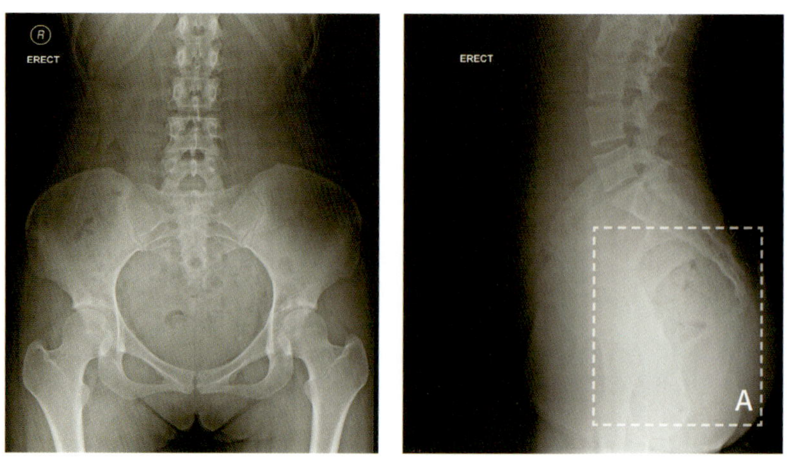

필름 2-21/A

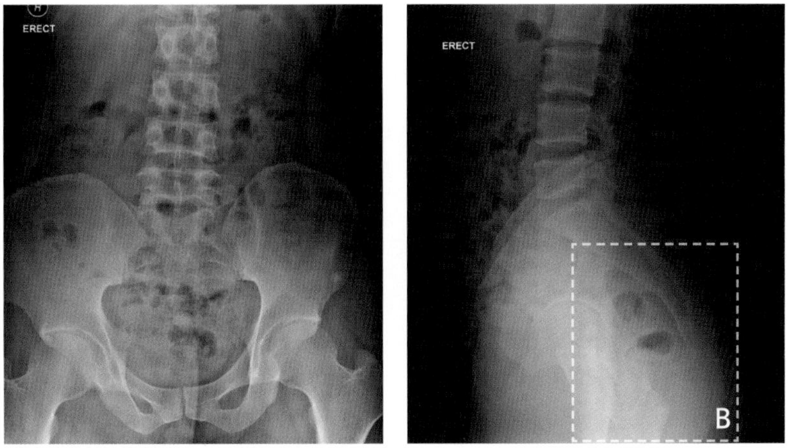

필름 2-21/B

다음 필름 2-22는 필름 2-21의 꼬리뼈의 점선부분을 확대한 것으로 A`는 A부분을 B`는 B부분을 확대한 것이다.

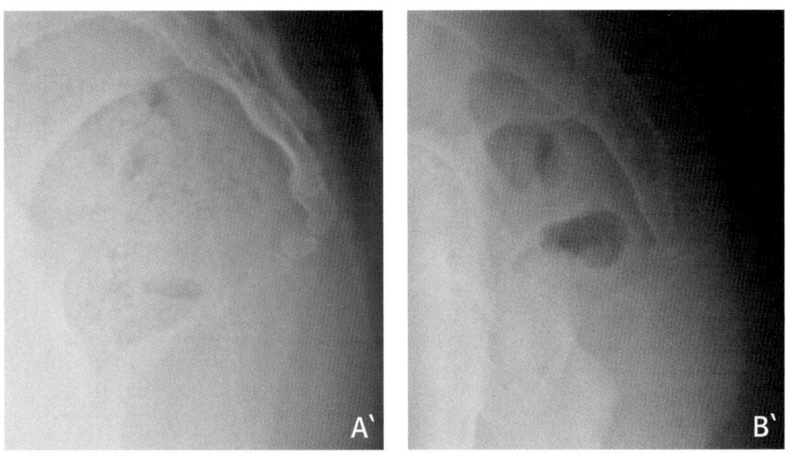

필름 2-22

참고로 꼬리뼈에 이상이 발생되어 있는 상태라면 대부분 다음 페이지에 있는 사진 2-12와 같은 뒤틀린 현상이 나타나게 된다. 그러므로 엉덩이에서 사진과 같거나 비슷한 현상이 확인된다면 꼬리뼈가 바르지 않은 것으로 판단해도 무리가 없다. 꼬리뼈 상태에 대한 확인은 가족이나 가까운 사람의 도움을 받아 핸드폰이나 디지털 카메라를 이용해 찍어보면 된다.

▶ 꼬리뼈부분에서 이상 현상이 확인된다. 참고로 사진 A, B는 서 있는 상태에서 사진 C, D는 엎드린 상태에서 각각의 꼬리뼈부분을 찍은 것이다.

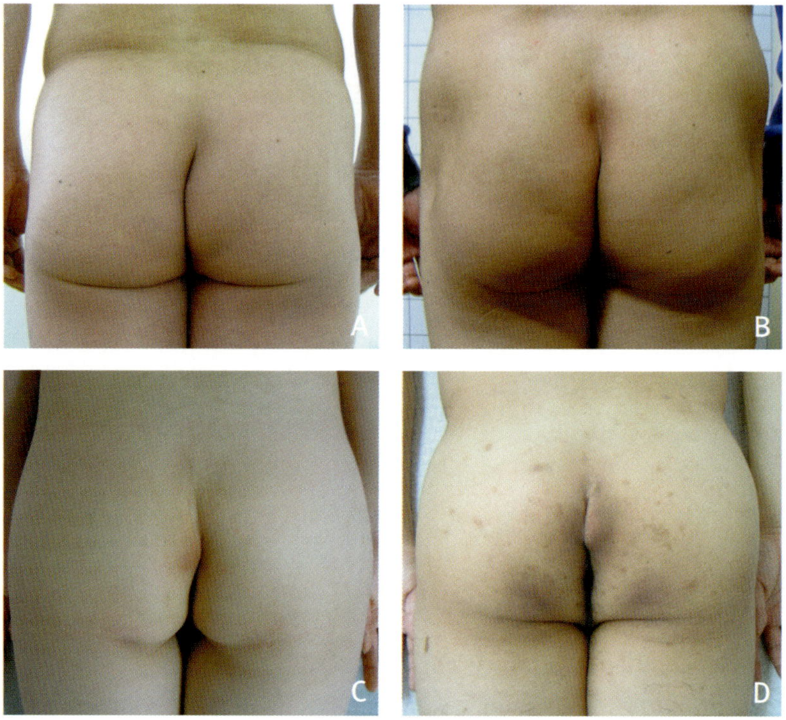

사진 2-12

이렇듯 허리통증을 발생시키는 요인은 앞서 설명한 근본적인 원인 외에도 매우 다양하다. 그러나 이러한 사실을 모르고 살아가는 사람들이 허다하다. 실제로도 자신의 다리뼈 길이가 서로 다르다는 사실조차 모르고 살아가는 사람들도 있다. 그러므로 허리통증으로 생활에 장애를 받을 정도라면 자신의 몸 상태와 원인을 정확하게 아는 것이 가장 우선적이라고 생각한다.

끝으로 허리통증으로 당장 고통 받고 있는 상태라면 신체 곳곳에는 반드시 이와 연관된 현상들이 나타나기 마련이다. 그런 까닭에 지금부터 어떤 현상들이 어떻게 나타나게 되는지 자세히 살펴보도록 하겠다. 자신의 상태를 정확히 아는 것은 허리통증으로부터 반은 벗어난 것과 마찬가지기 때문이다.

Part 3
우리 몸에서 확인되는 현상

찌그러진 그릇에

담긴 물이 얼면

찌그러진 모양일 수 밖에 없다.

마음과 정신 역시

현재 몸 상태의 영향을

직접적으로 받을 수 밖에 없다.

동전의 양면과도 같기 때문이다.

Part 3
우리 몸에서 확인되는 현상

허리에 통증을 느끼고 있는 사람들의 공통점은 신체 전반에서 여러 형태의 불균형들이 쉽게 발견된다는 것이다. 그 이유는 앞에서 설명했던 바와 같이 우리 몸의 중심이자 척추를 받히고 있는 골반이 뒤틀어져 있기 때문이다. 화분이 바르게 놓여있지 않고 기우뚱하면 화분에 심어져 있는 줄기는 물론 꽃도 바르지 않고 변하는 것과 같은 이치다. 그러므로 이와 연관된 현상들이 반드시 우리 몸에도 나타나게 된다. 그러한 현상들을 지금부터 자세히 살펴보도록 하겠다.

1. 발 크기를 비교한다.

사람들은 대부분 자신의 좌우 발 크기가 같다고 생각한다. 아니, 다르다는 생각조차 하지 않는다. 발 크기가 서로 다르다는 사실을 이미 알고 있는 사람이라도 "원래 그래" 혹은 "남들도 다 그럴 거야"라는 생각에 무시하며 지나치고 만다. 그러나 발 크기가 다르다는 것은 골반의 직접적인 영향을 받은 결과라고 할 수 있다. 골반이 뒤틀리면서 서혜부(사타구니)를 지나가는 신경을 압박하여 발 크기가 서로 달라졌기 때문이다. 따라서 허리에 통증을 겪고 있다면 먼저 좌우 발 크기를 비교해 볼 필요가 있다.

이때 발 크기의 차이가 크면 클수록 골반의 뒤틀림이 크다고 할 수 있다. 골반의 변형 정도에 비례해 차이 역시 커지기 때문이다. 물론 보상작용에 의해 차이가 크게 나지 않는 사람들도 있다. 하지만 그런 경우는 많지 않다. 그러므로 좌우 발 크기 서로 다르다는 것은 골반 상태가 정상적이지 않다는 의미가 된다. 반대로 **달랐던 발 크기가 비슷해 지거나 같아진다는 것은 곧, 골반의 뒤틀림이 회복되고 있다는 증거**도 된다.

발 크기를 확인하는 방법에는 크게 두 가지가 있다. 먼저 사진 3-1과 같은 자세로 편하게 앉아 발바닥끼리 서로 맞붙여 비교해 보는 방법이다.

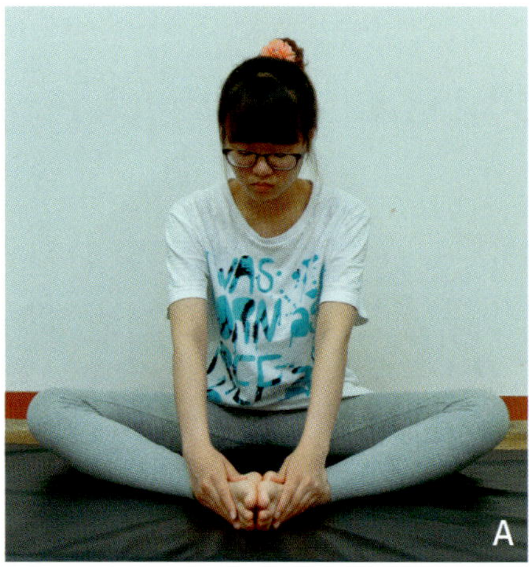

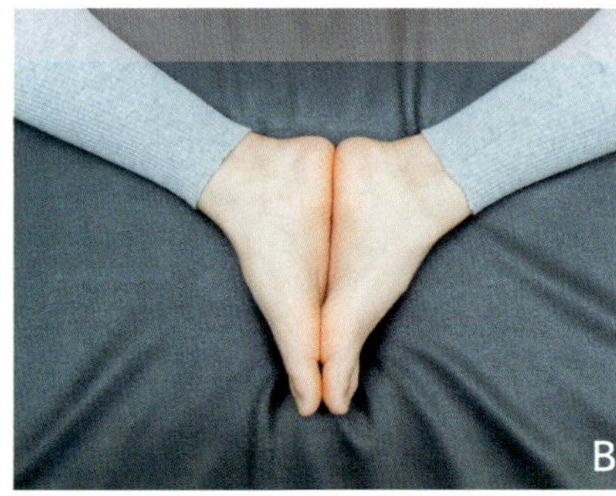

사진 3-1

▲ 사진 A와 같이 편안한 자세로 앉아 무릎을 벌린 다음 사진 B처럼 뒤꿈치를 나란히 맞추고 발 크기 차이를 비교해 본다.

두 번째는 그 상태에서 그대로 무릎을 세운 다음 사진 3-2와 같은 자세를 갖추고 무릎 사이를 살짝 벌려 뒤꿈치를 나란히 맞춘 다음 두 발을 나란히 붙이고 크기 차이를 비교해 보는 방법이다.

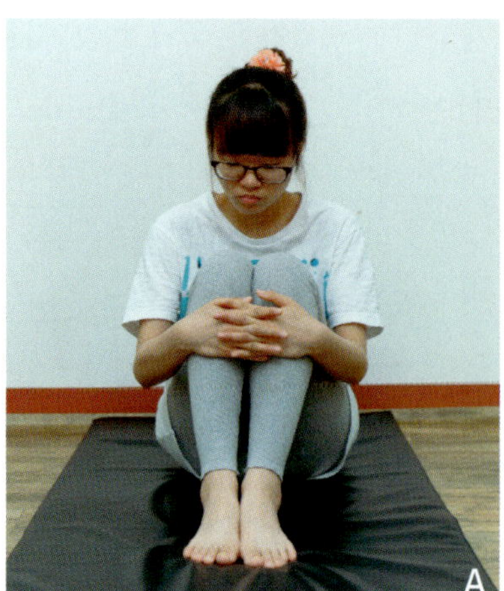

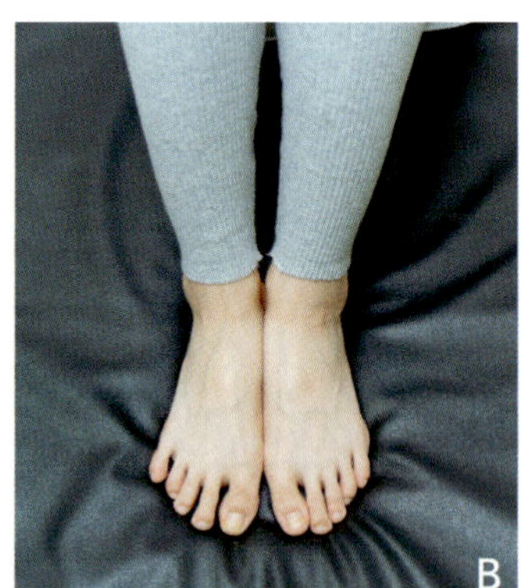

사진 3-2

▲ 사진 A와 같이 뒤꿈치를 나란히 맞춘 상태에서 무릎을 세우고 사진 B처럼 발 크기 차이를 비교해 본다.

지금과 같이 두 가지 자세에서 발 크기를 서로 비교해 봤을 때 사진 3-3에서와 같은 차이가 확인된다면 골반이 이미 틀어져 있는 상태라고 판단해도 무리가 없다.

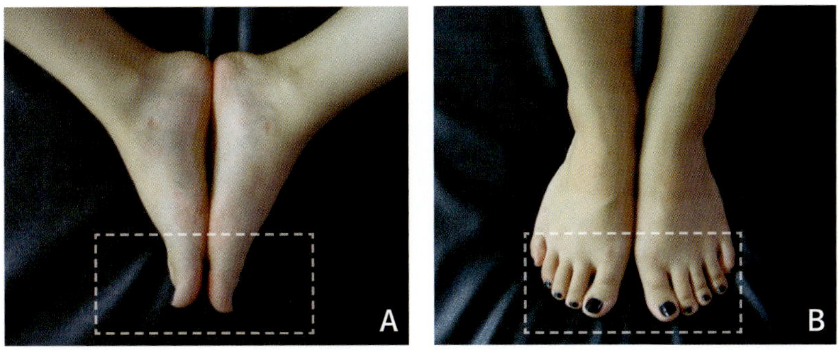

사진 3-3

▲ 두 발의 크기가 서로 다르면서 차이를 보이고 있다.

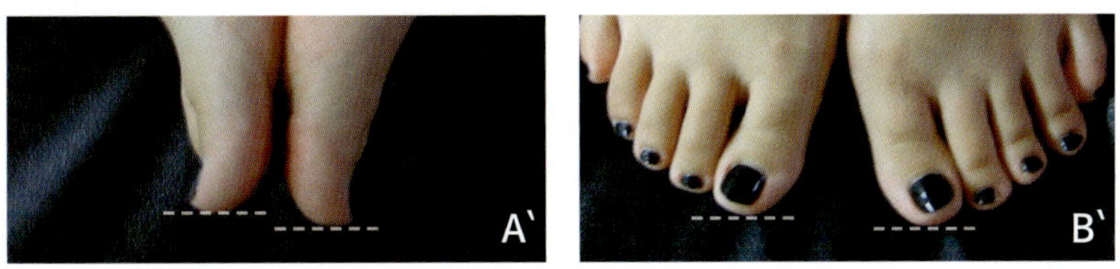

사진 3-4

▲ 사진 3-4/ 사진 A`는 왼쪽 사진 3-3 A의 점선 부분을, 사진 B`는 사진 B의 점선 부분을 확대한 것이다.

지금과 같은 발 크기 차이는 골반이 바르지 않는 사람이라면 어느 누구라도 예외 없이 확인된다. 허리통증을 겪고 있는 사람들 역시 모두가 같은 현상을 보인다. 그러므로 허리통증 유무를 떠나 좌우 발 크기가 서로 다르다면 골반이 현재 바르지 않다고 생각해도 틀림이 없다.

* 참고- 여기에서 설명하고 있는 발 크기 차이와 소아마비나 대퇴골두의 형성부전 및 기형 등으로 한쪽 다리의 성장에 장애를 받아 나타난 발 크기 차이는 당연히 다르다. 그러나 이들도 예외 없이 골반 상태가 바르지 않다는 사실에는 변함이 없다. 또 허리통증으로부터 자유스러울 수도 없다. 이미 조건이 갖춰져 있기 때문이다.
소아마비를 제외한 사람 중 다리 길이는 크게 차이가 나지 않으나 허벅지나 종아리 굵기가 다른 경우 꾸준한 바른몸운동을 통해 비슷해진 사례는 적지 않다. 소아마비를 앓았던 사람들 역시 본인 스스로가 확실한 변화를 느낀다. 그러므로 이러한 차이를 인지하고 있다면 바른몸운동을 해 볼 가치는 충분히 있다고 생각한다.

다른 각도에서 봐도 이와 같은 차이는 확연하게 확인된다. 사진 3-5를 보면 편하게 누워있는 상태에서 발을 서로 나란히 붙여 비교해 본 것이다. 크기 차이를 쉽게 확인할 수 있다.

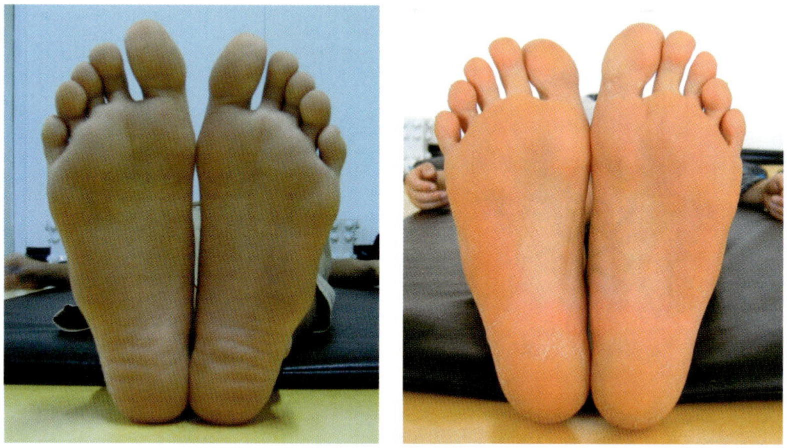

사진 3-5

▲ 반듯하게 누워있는 상태에서 두 발을 나란히 붙여 비교해 본 것이다.

허리에 통증을 느끼고 있는 다른 사람들 역시 사진 3-6과 같은 차이를 보이고 있다. 이렇듯 발 크기 차이는 허리통증을 겪고 있는 사람이라면 누구에게나 공통적으로 나타나는 현상이다.

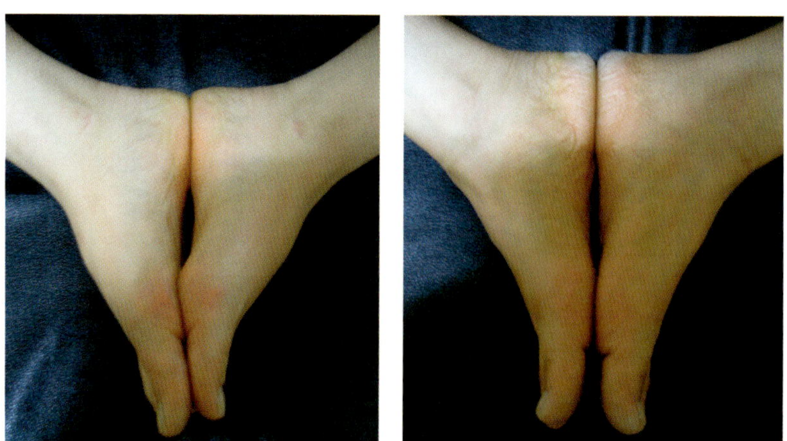

사진 3-6

또 발등이 볼록하게 솟은 아치족이나 발바닥이 편편한 평족이라고 해도 예외는 없다.

이들 역시 허리통증을 느끼고 있다면 반드시 사진 3-7에서와 같이 발 크기가 다르다.

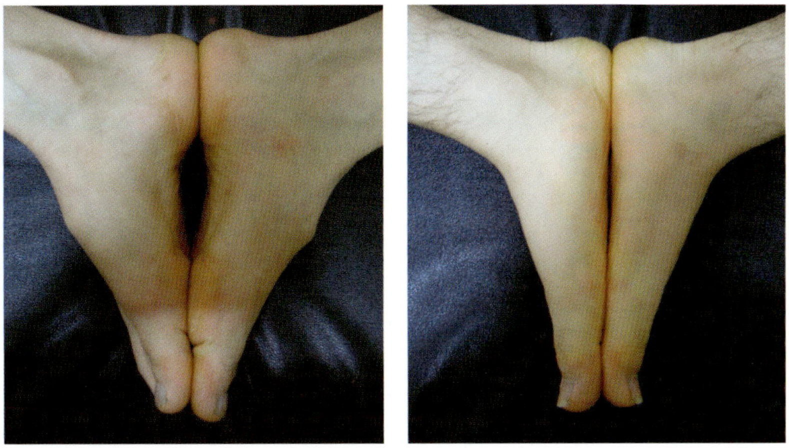

사진 3-7

문제는 자세에 따라 발 크기 차이가 달라지는 사람들이 있다는 점이다. 사진 3-1에서처럼 무릎을 벌리고 발 크기를 서로 비교해 봤을 때는 왼쪽 발이 컸지만, 사진 3-2와 같은 자세에서는 오른쪽 발이 더 큰 경우도 있다는 얘기다.

이러한 현상은 골반의 변형 정도가 심할 때 나타난다. 즉, 변형 정도가 심해 자세에 따라 서혜부의 압박 상태가 변함으로써 발 크기가 달라지는 것이다. 따라서 이런 현상이 확인된다면 긍정적인 결과를 얻기까지는 더욱 많은 시간과 노력이 필요하게 된다. 정상적인 길에서 멀리 벗어났다는 것은 곧, 되돌아 오는 시간과 노력 역시 그 만큼 필요하다는 것을 의미하기 때문이다.

2. 무릎 상태를 확인한다.

1. 무릎 상태를 확인한다.

사진 3-2와 같은 자세에서 발 크기 차이를 확인했다면 무릎을 세운 상태 그대로 뒤로 눕는다. 무릎 역시 뒤꿈치를 나란히 맞춘 상태에서 확인해야만 정확한 판단이 가능하기 때문이다. 그런 다음 무릎을 붙인 채 몸에 힘을 빼고 긴장을 풀도록 한다.

이 상태에서 머리를 가볍게 들고 무릎을 확인해 본다. 고개를 들 때는 반드시 하체에 힘이 들어가지 않도록 주의해야 한다. 긴장하거나 몸에 힘이 들어가면 고개를 들 때 하체가 움직여 정확한 상태를 확인할 수 없다. 그런 까닭에 반드시 고개만을 들고 하체에는 힘이 들어가지 않도록 주의할 필요가 있다.

이 상태에서 무릎을 내려다 봤을 때 골반이 바르지 않다면 사진 3-8과 같이 무릎이 어느 한쪽 방향으로 치우치게 된다. 골반이 틀어져 있는 결과로 무릎이 반듯하게 세워지지 않고 한쪽으로 기운 것이다.

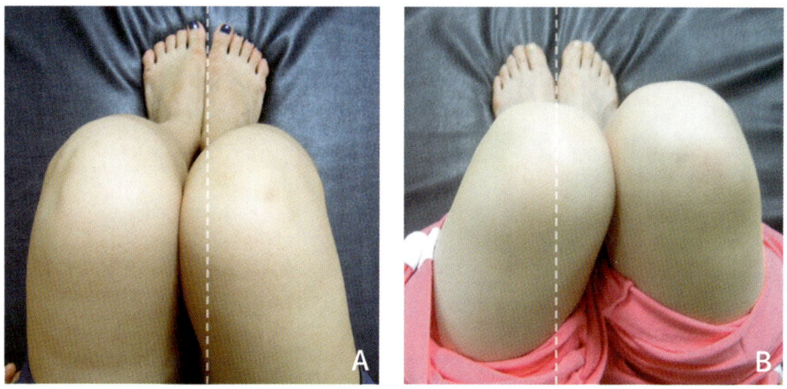

사진3-8

다리 아래쪽에서 봤을 때도 같은 현상이 확인된다. 사진 3-9를 보면 사진 A는 본인의 왼쪽으로 기울어 있고, 사진 B는 오른쪽으로 기울어져 있다.

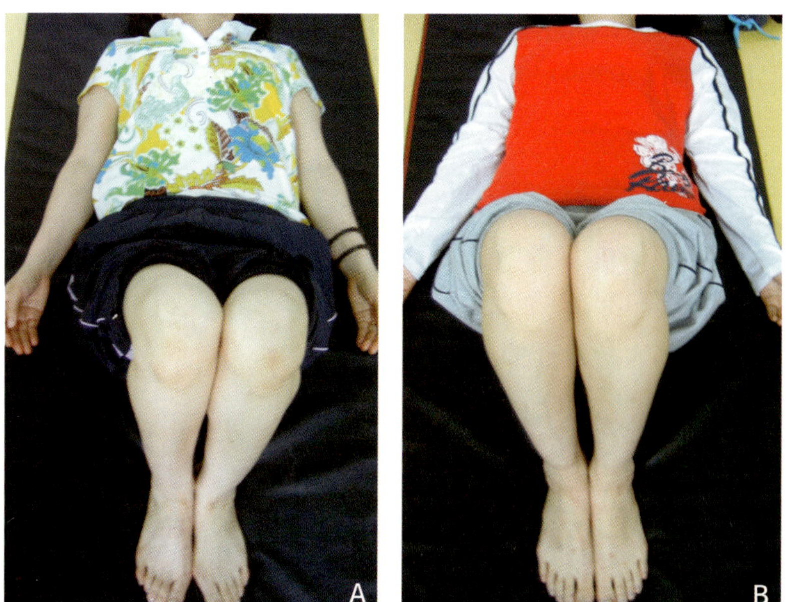

사진3-9

2. 무릎의 좌우 높이를 확인한다.

무릎의 기울기를 확인했다면 무릎의 좌우 높이를 살펴본다. 이때 사진 3-10과 같이 무릎 높이에 차이를 보인다면 골반이 정상적인 상태가 아니라는 것을 의미한다. 골반이 틀어져 높이에 차이가 나타났기 때문이다.

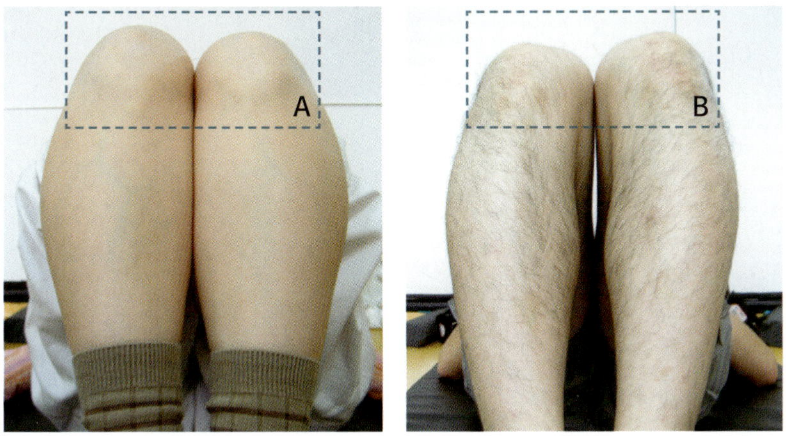

사진 3-10

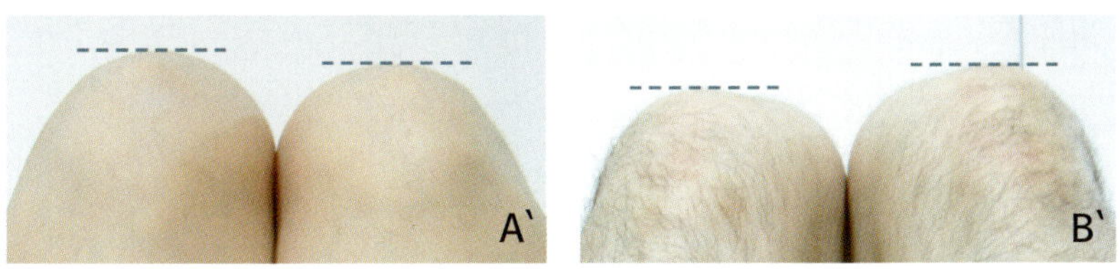

사진 3-11

▲ 사진 A`는 사진 3-10 A의 점선부분, 사진 B`는 사진 B의 점선부분을 확대한 것이다.

3. 무릎의 돌출 상태를 확인한다.

무릎의 높이 차이를 확인하는 자세에서 무릎 윗부분을 자세히 살펴보면 다음 페이지에 있는 사진 3-12와 같이 머리 쪽으로 가까운 무릎과 상대적으로 먼 무릎이 보이게 된다. 만약 이 차이가 보이지 않을 경우 다른 사람의 도움을 받아 살펴보도록 한다. 공간감각이 다소 떨어진다면 이 차이를 보지 못하는 경우가 있기 때문이다. 물론 골반 상태가 바르다면 이 차이는 보이지 않는다. 그러나 변형 정도가 크면 클수록 이 차이는 상대적으로 크게 나타난다.

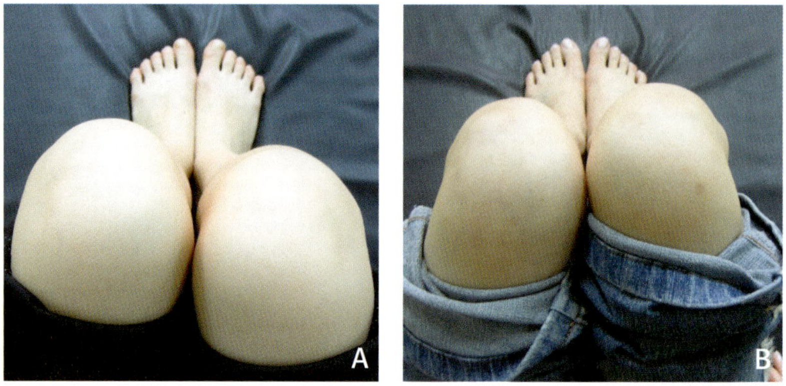

사진3-12

지금까지 살펴봤던 발 크기 차이와 무릎 상태는 우리 몸의 전반적인 상태를 직접적으로 알려주는 척도와도 같다. 따라서 **이들의 상태가 비슷해 지거나 같아졌다** 함은 곧, **틀어졌던 골반의 긍정적인 변화를 판단할 수 있는 근거**가 된다.

실제 사례를 들어보도록 하겠다. 먼저 사진 3-13의 B와 같은 무릎 높이의 변화와 3-14의 B와 같은 기울기 및 돌출 차이의 변화는 골반의 긍정적인 변화를 알려주는 증거와 같다고 했다. 그 결과가 사진 3-15의 B와 같이 나타났고 확인되기 때문이다.

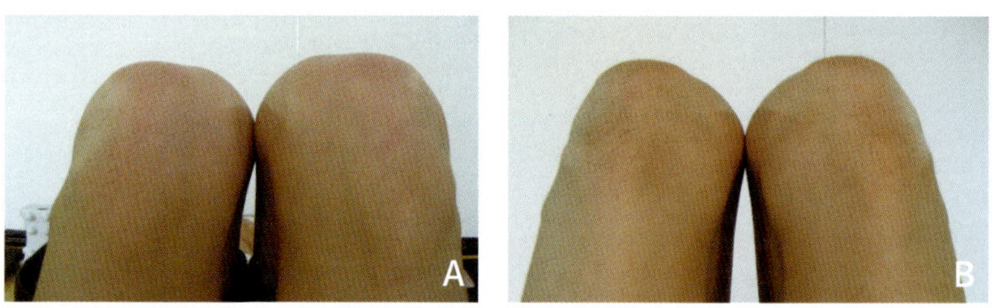

사진 3-13

▲ 사진 B는 사진 A와는 달리 무릎 높이의 변화를 분명하게 보여 주고 있다.

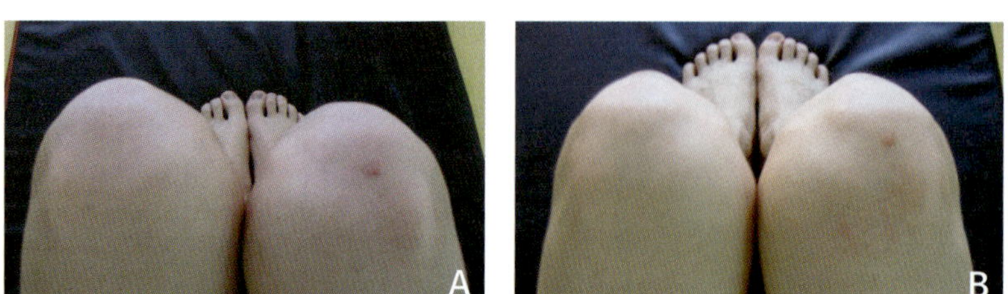

사진 3-14

▲ 사진 B는 사진 A와는 달리 무릎의 기울기와 돌출 차이의 변화를 확실하게 보여주고 있다.

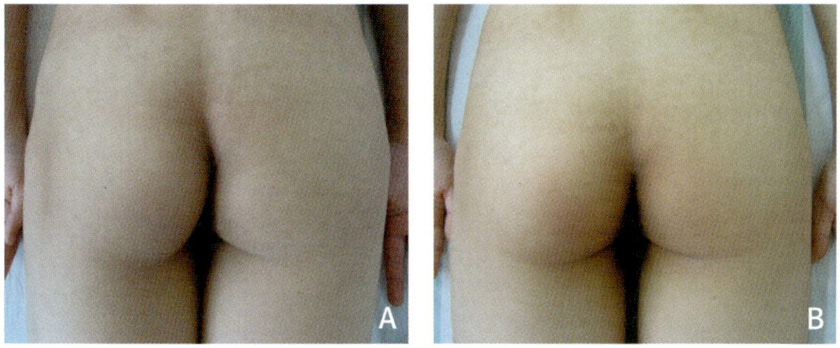

사진 3-15

▲ 사진 B는 사진 A의 뒤틀린 엉덩이와는 달리 균형적인 상태를 보여주고 있다.

지금과 같은 변화는 상체 전반의 긍정적인 변화와도 직결된다. 과연 그런지 다른 사례를 통해 확인해 보도록 하겠다.

먼저 골반 상태부터 자세히 살펴보도록 하자. 사진 3-16의 A를 보면 엉덩이가 뒤틀려 있으면서 좌우 크기도 다르다. 또 엉덩이 하단의 주름 역시 높이가 서로 다르다. 그러나 사진 B를 보면 엉덩이 크기가 균형적으로 변했으면서 주름 높이 역시 비슷한 상태를 보이고 있다.

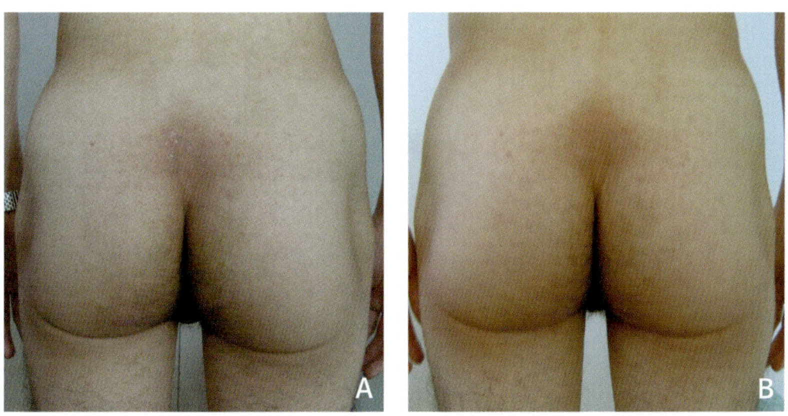

사진3-16

▲ 골반의 뒤틀림이 회복되어 균형적으로 변했고 엉덩이 주름 역시 높이가 같아졌다.

그 결과 상체에는 다음 페이지에 있는 사진 3-17에서와 같은 변화가 나타났다. 상체가 전반적으로 반듯하게 바뀌었을 뿐만 아니라 견갑골도 좌우가 비슷하게 변했다. 특히 오른쪽 견갑골 주위에 있던 근육의 긴장이 사라지면서 어깨통증이 감소되었고,

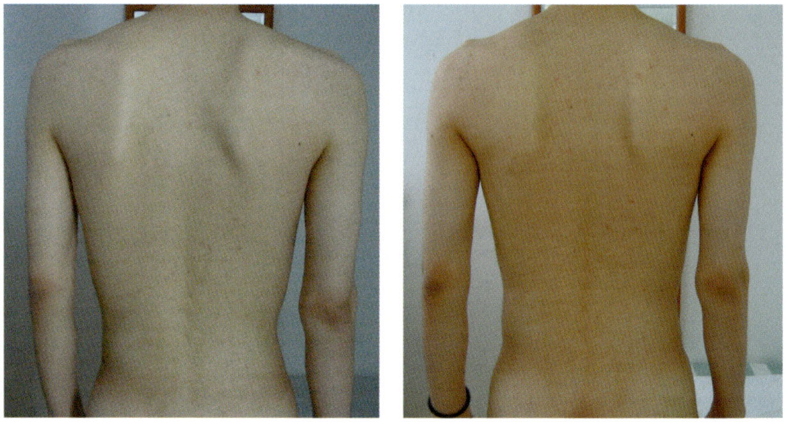

사진 3-17

만성적이었던 편두통마저도 거의 느끼지 않는다고 했다. 얼굴 또한 균형적으로 바뀌었을 뿐만 아니라 매사에 자신감을 가지게 되었다고 했다.

이는 곧 어느 누구라도, 또 어떤 경우라도 긍정적인 변화를 얻기 위해서는 반드시 골반의 회복이 우선되어야 한다는 의미가 된다. 근본적으로는 다리 길이부터 같게 유지되어야만 기본적인 조건이 갖춰진다는 뜻도 함축된다. 여기에 대한 증거는 다음 사진 3-18을 보면 더욱 명확해진다.

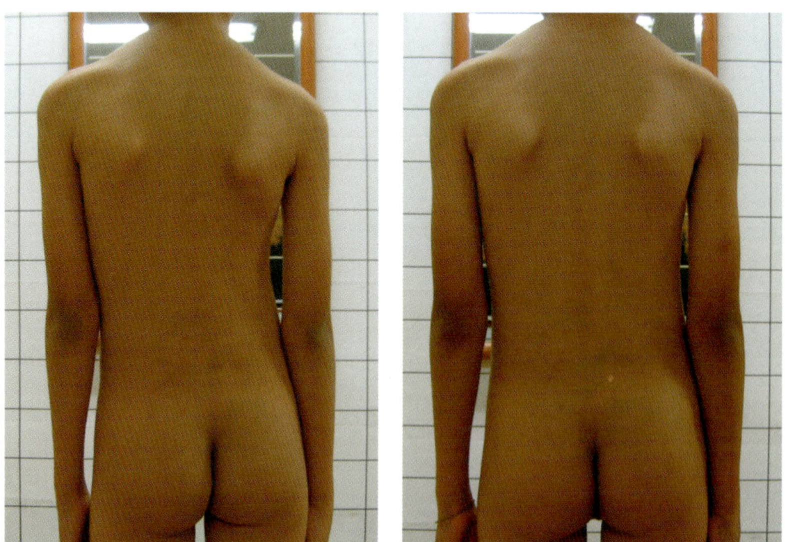

사진 3-18

▲ 척추측만증이 발생된 아이로 골반의 변화와 함께 척추에도 매우 긍정적인 변화를 보이고 있다.

사진의 이 남자 아이는 척추측만증이 발생하여 서서히 진행되고 있던 상태였다. 그러나 아빠의 도움으로 다리 길이가 같게 유지되면서 골반의 틀어짐이 회복되고 몸 전체에서는 긍정적인 확연한 변화가 나타났다. 활과 같이 휘어졌던 척추의 측만곡과 견갑골의 불균형이 확실하게 개선되면서 예전보다 훨씬 나아진 상태가 된 것이다. 또 요추부분에 나타나 있던 휨과 뒤틀림에서도 분명한 변화가 확인된다.

그러므로 추간판을 압박하여 탈출되게 하는 근본적인 원인을 제거하려면 결국 [골반이 바른 상태로 회복되어야 한다]라는 전제 조건을 가지게 된다. 나아가 허리통증으로 이미 고통 받고 있다면 골반이 바르게 되어야만 요추가 정상적인 상태로 회복되어 추간판을 압박하는 근본적인 원인이 사라진다는 해석도 가능하다. 따라서 **[골반을 바르게 개선시켜야만 긍정적인 결과를 얻을 수 있다]**라는 결론을 얻을 수 있다. 한편으로는 통증을 없애는 수술을 받았다 하더라도 골반이 바르게 회복되지 않은 이상 재발은 필연적인 수순이자 조건이 된다는 의미도 가진다.

3. 머리를 가볍게 들고 발 각도를 확인한다.

이번에는 두 다리를 뻗고 편하게 누워 있는 상태에서 머리를 살며시 들고 자신의 발 상태를 확인해 보도록 한다. 이때도 하체에 힘이 들어가지 않도록 주의한다. 긴장하거나 힘이 들어간 상태에서 머리를 들면 자신도 모르게 발이 움직여 평소와는 다른 형태를 보여주기 때문이다. 즉, 발에 나타나 있던 각도가 평소와는 다르게 변한다는 뜻이다. 특히 변형 정도가 심한 사람이라면 더욱 그런 현상이 크게 나타난다.

더구나 몸에 힘을 빼지 못하면 발 크기가 같아졌을 때 4장에서 소개하고 있는 [본인이 다리 길이의 차이를 확인하는 방법]에서 정확한 판단을 할 수 없다. 그러므로 발 상태를 확인할 때는 항상 몸에 힘을 완전히 뺀 상태에서 머리만을 살며시 들도록 주의해야 한다.

일단 발에서 확인되는 각도는 고관절의 변위는 물론 골반 상태를 알려주는 중요한 기준이 된다. 또 많은 것을 알려주는 증표와도 같다. 뿐만아니라 현재 상태를 포함하여 운동을 통한 변화를 가늠할 수 있는 척도도 된다. 그러므로 발 상태에 대해 자세히 알아 둘 필요가 있다.

우선 허리가 아프지 않으면서 무릎 사이가 벌어진 O형 다리를 가진 사람이라면 두 발의 각도가 반듯한 V자 형태를 보이면서 약 40도 정도를 유지한다. 반대로 X형 다리를 가진 사람이라면 약 50도 정도를 유지하는 것으로 조사된다. 그리고 바른몸운동에서는 이 각도를 건강한 사람의 발 각도로 정의하며 판단하는 기준은 그림 3-1과 같다.

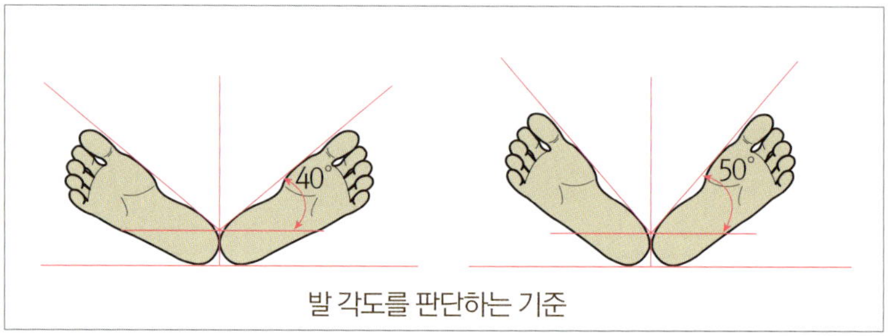

그림 3-1

그러나 고관절에 이상이 발생된 상태라면, 더불어 다리 길이가 서로 다르면서 골반이 뒤틀린 상태라면 이 각도가 다르게 나타난다. 예를 들면 사진 3-19나 3-20에서와 같이 서로 다른 각도를 보이게 된다. 이때 무릎 사이가 벌어진 O형 다리일 경우 대부분 사진 3-19와 같은 상태를, 무릎 사이가 붙은 X형 다리라면 대부분 사진 3-20과 같은 상태를 보인다.

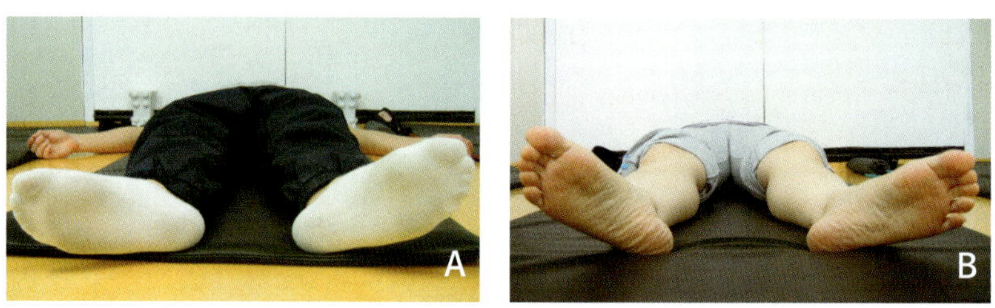

사진 3-19

▲ 무릎 사이가 벌어진 O형 다리일 경우 양 발의 각도가 상대적으로 더 벌어지면서 바닥 가까이 붙게 된다. 사진 A는 오른쪽 발이 상대적으로 더 벌어져 있고 B는 왼쪽 발이 더 벌어져 있다.

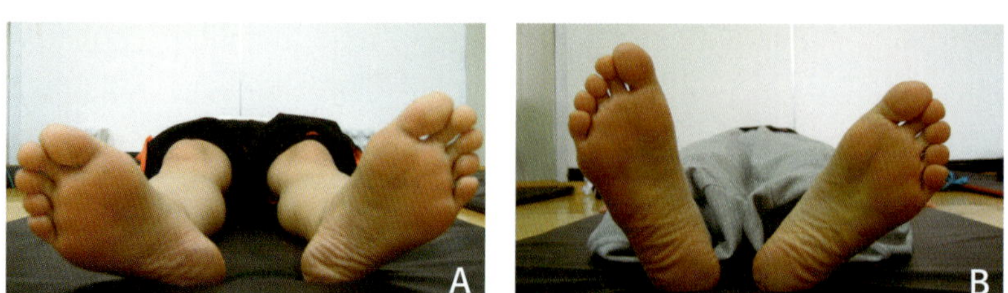

사진 3-20

▲ 무릎 사이가 붙은 X형 다리라면 양 발의 각도가 O형 다리에 비해 더 세워진다. 사진 A는 왼쪽 발이 상대적으로 더 세워져 있고 B는 오른쪽 발이 더 세워져 있다.

지금과 같이 발 각도가 나란한 V자 형태에서 벗어나 있다 함은 곧, 고관절을 포함하여 골반 상태가 정상적이지 않다는 사실을 알려주는 증거와도 같다.

이때 변형 정도가 크지 않다면 긴 다리의 발이 더 벌어진다. 무릎 상태(O형 및 X형 다리)와는 상관없이 현재 긴 다리의 발이 더 벌어져 그 발의 각도가 상대적으로 작다는 뜻이다. 그러나 골반이 전체적으로 뒤틀리게 되면, 즉 변형 정도가 크다면 짧은 다리의 발이 더 벌어져 바닥 가까이 눕게 된다.

따라서 발에서 확인되는 각도는 고관절의 변위뿐만 아니라 골반 상태를 알려주는 중요한 기준이 된다. 한편으로는 현재 상태를 포함하여 운동을 통해 자신이 만들어낸 변화를 가늠할 수 있는 척도도 된다. 고관절과 골반 상태가 개선되면 발 각도는 좌우가 비슷한 V자 형태를 보이기 때문이다.

다른 경우지만 사진 3-21과 같은 형태를 보이는 사람들도 있다. 여기 사진 A는 뇌성마비, 사진 B는 X형 다리면서 척추측만증이 이미 나타나 있는 사람의 발 각도와 상태를 보여주고 있다. 이렇듯 예상과는 다른 발 상태를 보이는 사람들은 대부분 파행(跛行-절뚝거리며 걷는)을 보인다. 반듯하고 바르게 걷지를 못한다는 얘기다. 그러므로 발에 나타나 있는 여러 모양의 형태는 그 사람의 변형 정도를 가늠할 수 있는 매우 중요한 기준이 된다.

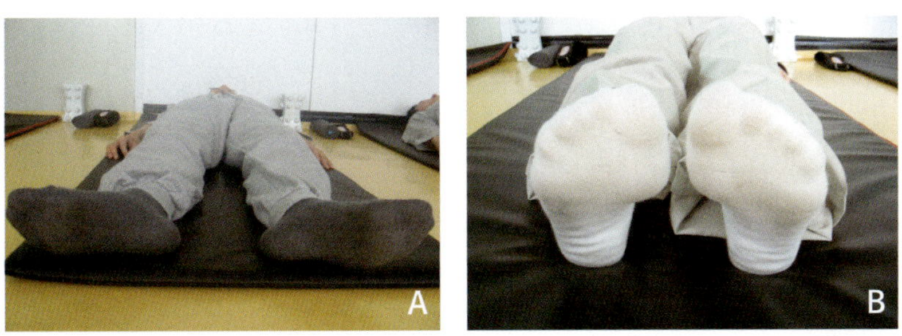

사진 3-21

또 다른 한 가지는 힘을 뺀 상태에서 두 발을 나란히 붙였을 때 다음 페이지에 있는 사진 3-22와 같이 발끝부분이 어긋나는 사람들이 있다. 본인은 나란히 붙였다고 생각하지만 골반의 뒤틀림에서 시작된 아킬레스건의 변형으로 인해 이와 같은 현상을 보이는 것이다. 따라서 이들 역시 긍정적인 결과를 얻기까지 상당한 시간과 노력이 더 필요하다는 사실을 참고하기 바란다.

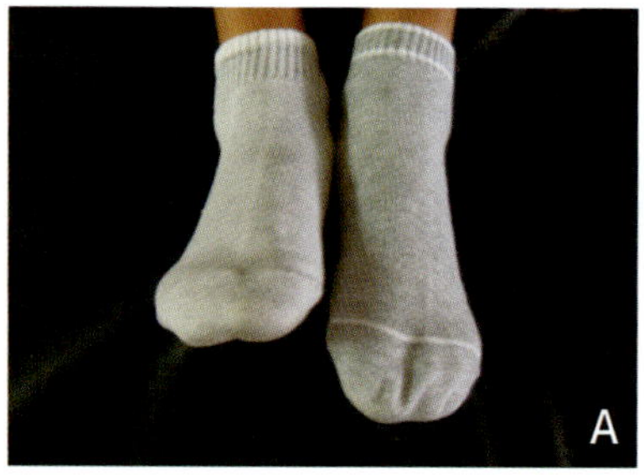

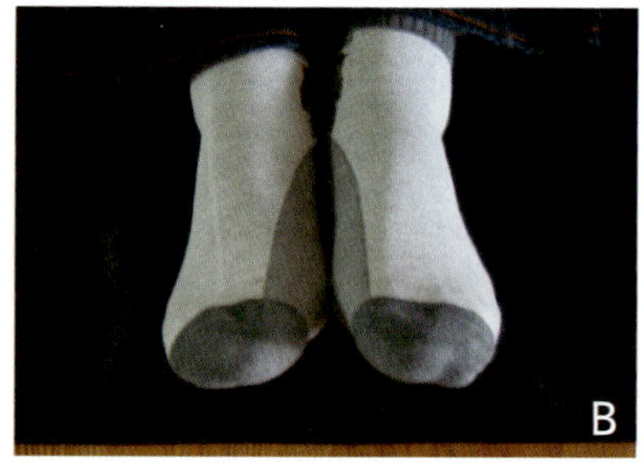

사진 3-22

4. 골반의 좌우 높이를 확인한다.

마지막으로 누워 있는 상태에서 머리를 가볍게 들고 골반의 가장 높은 부분을 확인해 보도록 한다. 이때 보이는 골반의 가장 높은 부분을 의학용어로 상전장골극이라고 부른다. 그리고 이 부분 역시 골반이 뒤틀리게 되면 연관된 변화를 보인다.

먼저 골반이 틀어진 상태라면 가장 높은 부분인 이 상전장골극의 높이가 사진 3-23에서와 같이 서로 달라진다. 전반적으로 뒤틀린 경우라면 위치 역시 달라지게 된다. 예컨대 상전장골극에 점을 찍었다고 가정했을 때 좌우 높이 차이는 물론 위치 역시 위아래로 어긋난 상태를 보인다는 얘기다. 그러므로 이 부분을 확인한다는 것은 자신의 골반 상태를 가늠할 수 있는 중요한 기준이 된다. 더불어 스스로가 골반에 나타난 변화를 가늠할 수 있는 척도도 된다.

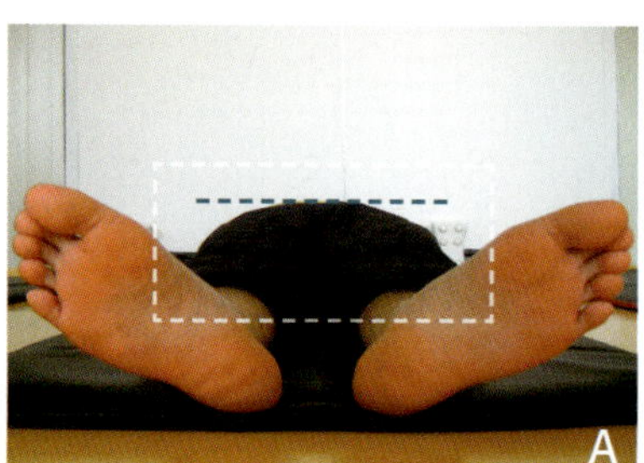

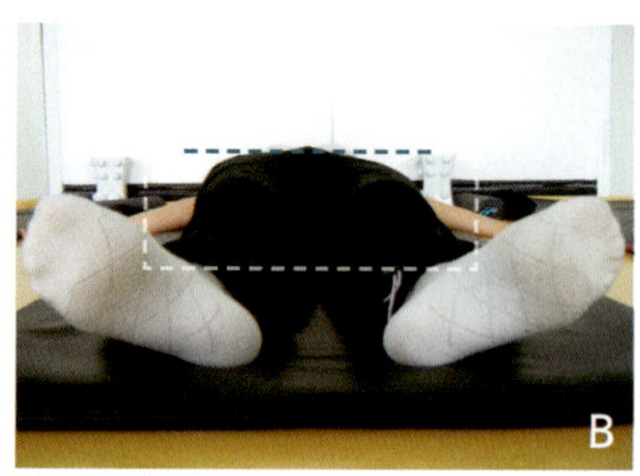

사진 3-23

▲ 좌우 골반의 높이에서 차이가 확인된다.

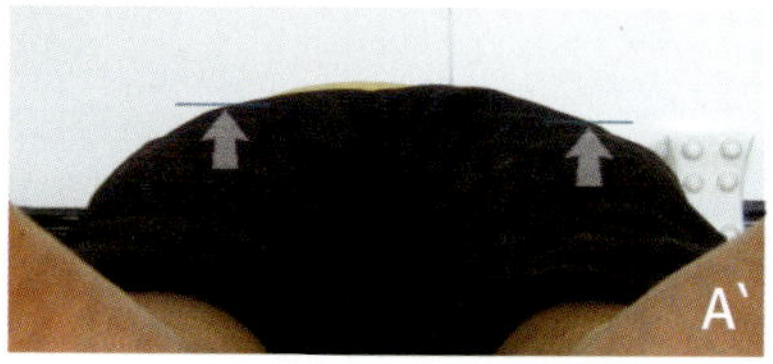

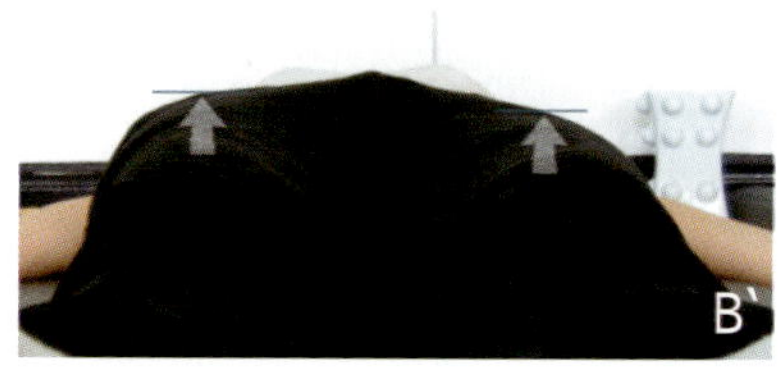

사진 3-24

▲ 사진 A`는 사진 3-23 A의 점선부분을, 사진 B`는 B의 점선부분을 확대한 것이다.

이를 자세히 살펴보면 다음과 같다. 그림 3-2의 A를 보도록 하자. 골반을 그린 것으로. 상전장골극이란 ⓐ부분을 각각 가리킨다. 그러나 골반에 변형이 발생된 상태라면 그림 B와 같은 뒤틀림이 함께 나타난다. 그 결과 ⓐ`부분의 높이나 위치가 달라진다.

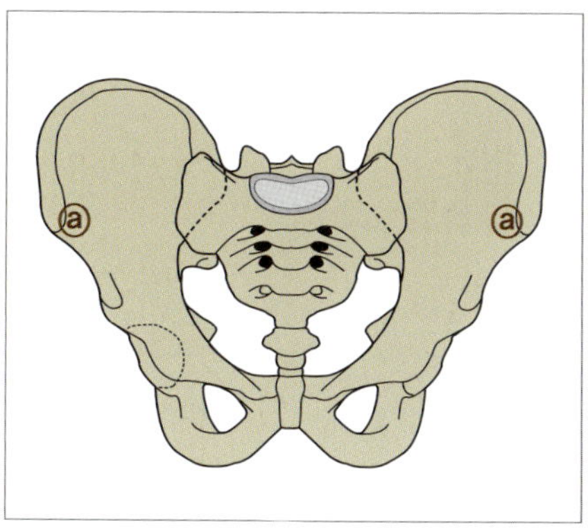

그림 3-2/A

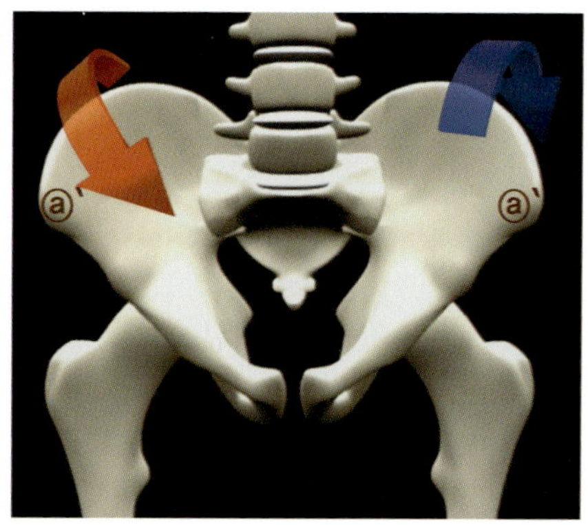

그림 3-2/B

▲ 그림 A의 ⓐ는 골반의 가장 높은 부분인 상전장골극을 가리키고 있다. 그리고 그림 B와 같이 골반의 변형이 발생하여 틀어지거나 뒤틀리게 되면 이 부분(ⓐ`)의 높이와 위치가 달라진다.

참고로 골반을 확인하는 방법은 관점에 따라 여러 가지 기준이 있다. 하지만 바른 몸운동에서 기준으로 하고 있는 다음과 같은 방법이 가장 정확하게 비교를 할 수 있는 것으로 조사된다.

1. 주먹을 사진 3-25와 같이 가볍게 쥐고 엄지손가락을 밑으로 내린다.

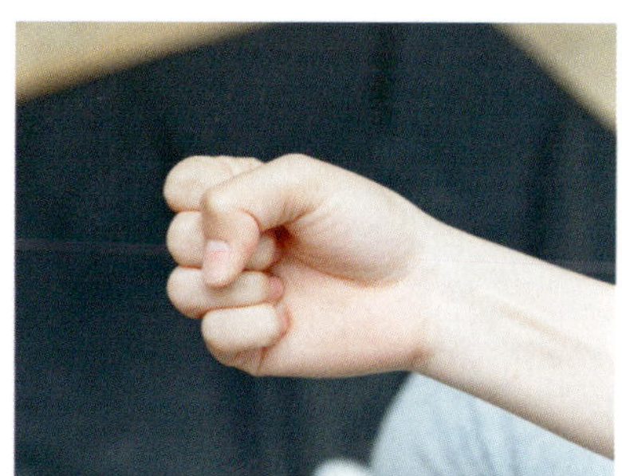

사진 3-25

2. 가볍게 쥔 주먹을 사진 3-26에서처럼 좌우 골반의 가장 높은 부분 두 곳에 살며시 댄다. 이때 힘을 줘 누르면 정확한 높이 차이를 확인할 수 없다. 손을 댈 때는 가능하다면 옷을 내리고 맨 살에 놓도록 한다. 정확도가 훨씬 높아진다.

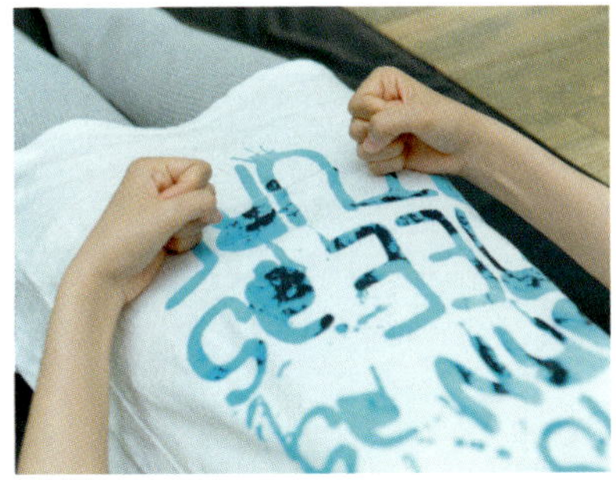

사진 3-26

3. 그 상태에서 사진 3-27처럼 머리를 살며시 들고 좌우 손 높이를 확인토록 한다. 이때도 몸에 힘이 들어가지 않도록 주의한다. 몸에 힘이 들어가면 골반이 그 영향을 받아 기존 상태와 달라지기 때문이다.

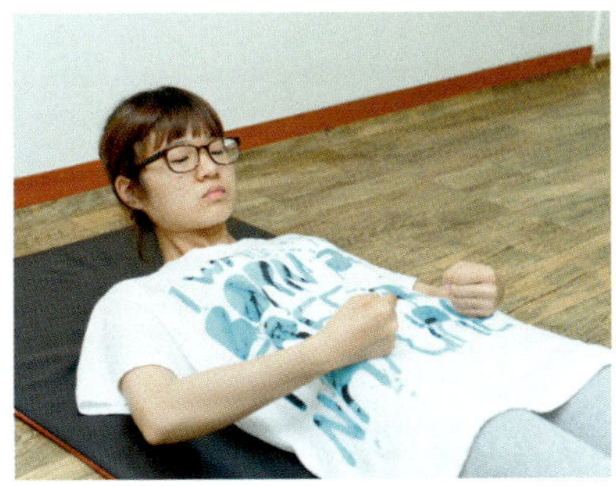

사진 3-27

자신의 몸이 바르지 않아 허리통증으로 고통 받고 있다면, 그에 따른 여러 가지 연관된 현상들을 확인하는 것은 어렵지 않다. 따라서 자신의 상태를 정확히 알고 싶다면 지금까지 설명한 부분들을 수시로 확인할 필요가 있다. 자신의 현재 상태를 어느 정도 가늠할 수 있는 기준을 분명하게 제시했기 때문이다.

또한 이러한 부분들의 긍정적인 변화는 5장에서 설명하고 있는 바른몸운동을 했을 때 나타나는 공통적인 현상 중 하나인 통증이 긍정적인지 부정적인지를 판단하는 데 있어 매우 중요한 기준이 된다. 뿐만 아니라 스스로가 만들어 낸 결과를 확인할 수 있는 척도가 되기도 한다.

끝으로 이와 같은 현상들은 수학의 공식과도 같은 공통성이 존재한다. 변형 정도에 따라 나타나는 현상들이 다르기 때문이다. 실제로도 허리통증이 시작된 시점이나 원인의 발생 시기가 그다지 오래되지 않았거나 심각하지 않다면 이 공식에서 크게 벗어나지 않는다. 그러나 만성적인 상태거나 심각하다면 그렇지 않다. 그러므로 이 공식을 기억해 둘 필요가 있다. 기본 현상에서 크게 벗어나지 않았다는 것은 곧, 빠른 결과를 얻을 수 있다는 의미도 되기 때문이다.

사례(공식)는 현재 왼쪽 다리가 긴 사람을 기본으로 들겠다.

1. 왼쪽 발이 오른쪽 발에 비해 더 크다.
2. 무릎을 세웠을 때 오른쪽으로 살짝 기운다.
3. 왼쪽 무릎이 오른쪽에 비해 더 높다.
3. 왼쪽 무릎이 오른쪽에 비해 더 돌출된다.
4. 왼쪽 발이 더 벌어져 바닥 가까이 붙는다.
5. 누워있는 상태에서 골반의 왼쪽이 더 높다.

그러나 이와 같은 공식에서 벗어난 현상이 많이 확인된다면 변형 정도나 상태가 그만큼 심각하다고 판단해도 무리가 없다. 실제로도 왼쪽 다리가 길면서 오른쪽 발이 더 벌어지거나 왼쪽 무릎이 높으면서 오른쪽 무릎이 돌출되는 등 어긋난 현상들이 많이 확인된다면 그만큼 시간과 노력이 더욱 필요하게 된다. 뿐만 아니라 긍정적인 결과를 얻기까지 예전과는 다른 통증도 겪게 되는 경우가 많다. 그러므로 이를 토대로 자신의 몸 상태를 정확히 이해하고 의욕만을 앞세우지 않길 바란다. 욕심을 앞세우면 그 결과는 통증밖에 없기 때문이다. 설날 떡국을 다섯 그릇 먹는다고 5살이 많아지지 않고 배탈만 나는 것과 같은 이치다.

POINT!

이 책의 끝에 있는 체형기록표는 바른몸운동을 통해 자신이 만들어 낸 결과를 확인하기 위한 점검 기준이다. 그러므로 각 부분의 그림을 참고하여 현재 나타나 있는 현상과 상태를 정확하게 살펴보고 기록한다. 그런 다음 매주 한 번씩 다시 같은 부분을 동일한 방법으로 기록하면 비교가 가능하다. 단, 다리 길이의 차이는 매일 기록하도록 한다. 골반을 받히고 있는 두 기둥이 같아야만 근본적인 변화를 기대할 수 있기 때문이다. 가능하다면 사진을 찍어 함께 비교하면 더욱 도움된다. 분명한 것은 균형적인 변화는 긍정적인 결과와 직결된다는 점이다. 이러한 관점에서 자세히 살펴보고 자신이 만들어 낸 노력의 결과를 확인해 보기 바란다.

허리통증은

비틀어진 골반을 바로잡는 것만으로도

충분히 긍정적인 변화를 경험할 수 있습니다.

골반이 바르지 않다는 증거는

확인이 어렵지 않습니다.

골반이 바로 잡히면

비뚤어진 뼈가 누르고 있던

신경과 혈관들이 제 자리로 돌아와

몸의 순환이 좋아질 뿐만 아니라

허리통증 역시 감소하게 됩니다.

Part 4
체형판단의 기준과 방법

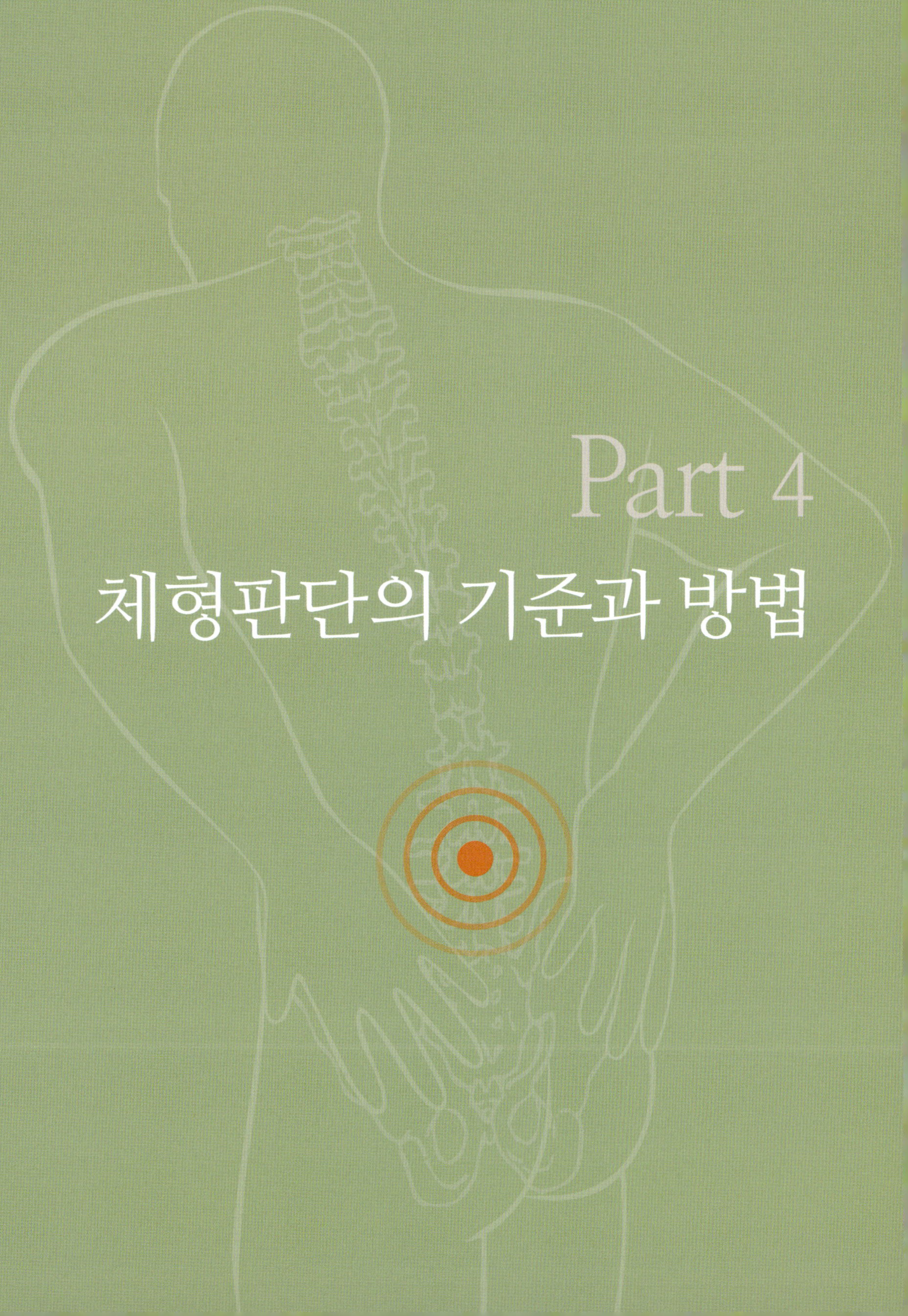

바른몸운동은

현재 자신의 몸에서 확인되는

변형 상태에 맞춰 하는

자율적인 운동으로

건강의 회복과 치유를

목적으로 하고 있다.

따라서 체형을

정확하게 판단하는 것은

매우 중요하다.

Part 4
체형판단의 기준과 방법

바른몸운동은 현재 몸 상태를 정확히 판단한 다음 그 결과(현재 체형)에 맞춰 운동을 꾸준히 해야 한다는 조건과 특징을 가지고 있다. 더구나 이 기준은 매우 중요하면서도 엄격하다. 자신의 체형과 맞지 않는 운동을 하게 되면 당장 통증이 증가하거나 다른 이상이 나타나기 때문이다.

반대로 자신의 몸 상태와 체형을 정확히 알고 한다면 간단한 동작을 통해서도 통증의 감소나 소멸 여부를 곧바로 알 수 있다. 그러므로 현재 체형을 정확히 판단하는 것은 매우 중요하다. 한편으로는 이러한 조건과 특징으로 인해 바른몸운동이 어렵다고 회자되는 이유가 되기도 한다.

그렇다고 해서 체형을 확인하는 방법이나 기준이 어렵다는 뜻은 아니다. 허리통증이 심할수록, 그리고 변형 정도가 클수록 틀어진 몸 상태는 물론 다리 길이의 차이가 쉽게 확인되기 때문이다. 따라서 크게 어려움은 없다. 다만 그 정도가 지나쳐 통증에 적응해 버린 상태라면, 즉 보상이 잘된 경우라면 다리에 나타나 있는 길이 차이가 크지 않아 체형판단이 다소 어려울 수는 있다.

우리 몸은 통증을 최소화하기 위해 본능적으로 통증이 줄거나 덜 아픈 자세를 갖추기 마련이다. 그리고 이를 통증회피성자세라고 했다. 본능에 의해 저절로 나타나는 몸의 반응이다. 그렇듯 이 변화에 의한 보상이 잘된 상태라면 간혹 '어려움이 따를 수도 있다'라는 얘기다.

그러므로 지금부터 설명하는 방법과 기준에 맞춰 정확히 따라 하길 바란다. 체형을 정확하게 판단하는 것은 곧, 허리통증에서 그만큼 빨리 벗어날 수 있는 지름길이란 사실을 반드시 기억하면서.

1. 무릎 상태를 확인하는 기본자세

체형 판단은 먼저 무릎 사이를 확인하는 것부터 시작된다. 그리고 무릎 사이를 판단하는 기준은 반드시 위를 보고 반듯하게 누워 있는 상태에서 이뤄져야 한다. 그러나 허리통증이 심한 상태라면 반듯하게 누울 수가 없다. 또 우리 몸이 가진 기본적인 감각의 하나인 균형감각이 상실된 상태 역시 본인의 생각이나 의지와는 달리 반듯하게 눕지를 못한다.

일단 사진 4-1을 보도록 하자. 사진과 같은 현상은 변형 정도가 크거나 통증이 심할 경우 혹은, 균형감각을 상실했을 때 나타나는 전형적인 모습이라고 할 수 있다. 그리고 허리통증을 오랫동안 겪어 온 만성적인 경우라면 더욱더 사진과 비슷한 몸 상태를 보이게 된다.

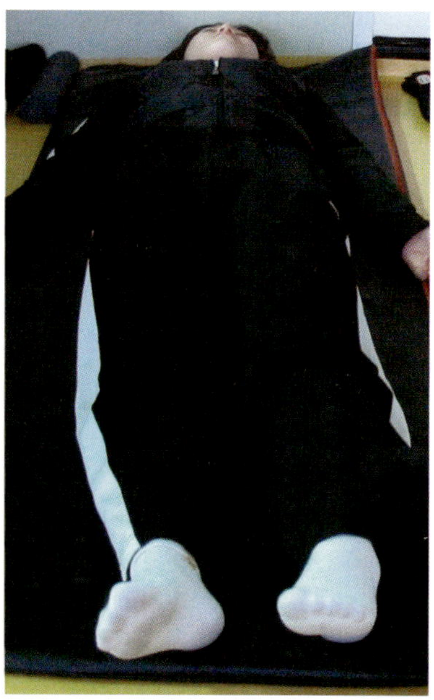

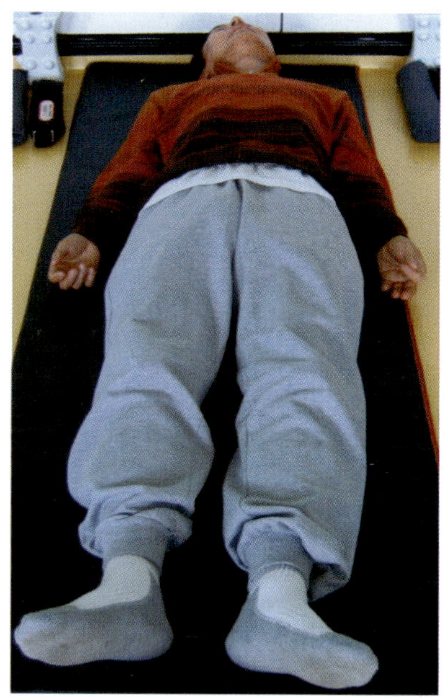

사진 4-1

이런 몸 상태를 보인다면 체형을 확인하는 사람이 먼저 몸을 반듯하게 조정하도록 한다. 몸이 휘거나 틀어져 있다면 정확한 판단이 불가능하기 때문이다. 그런 다음 나이가 어리거나 체구가 작다면 사진 4-2의 A와 같이 한 손으로 발목부분을 잡고 복사뼈를 서로 가볍게 붙인 상태에서 무릎 사이를 확인하면 된다. 만약 손으로 잡을 수 없을 정도로 체구가 큰 사람이라면 사진 B와 같이 복사뼈 바깥부분에 두 발을 나란히 두고 선 상태에서 두 발에 적당한 힘을 줘 가볍게 복사뼈를 붙인 다음 그림 4-1에서와 같이 손을 움직여 무릎 사이를 확인하면 된다.

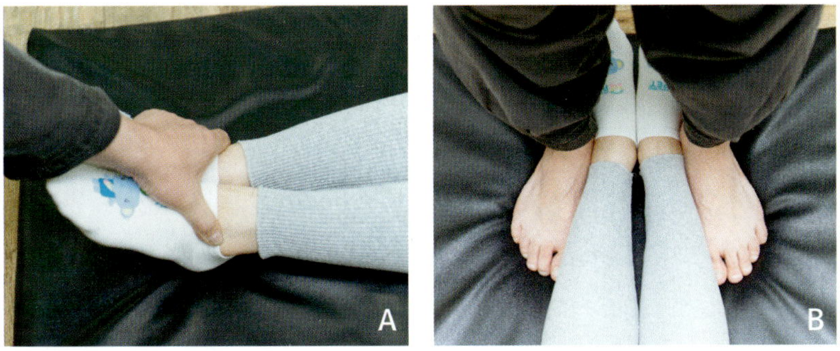

사진 4-2

▲ 체구가 작다면 A와 같은 방법으로 체구가 큰 사람이라면 B와 같은 방법으로 복사뼈를 가볍게 붙인다.

이때 손은 사진 4-3과 같이 반듯하게 세워 무릎 사이를 통과시켜 보면 된다. 먼저 무릎 사이가 벌어져 자유롭게 통과한다면 O형, 무릎 사이가 붙어 있거나 겹쳐 있어 통과하지 못하면 X형으로 판단한다. 그리고 양쪽 무릎에 손은 닿지만 쉽게 통과한다면 H형으로 판단한다.

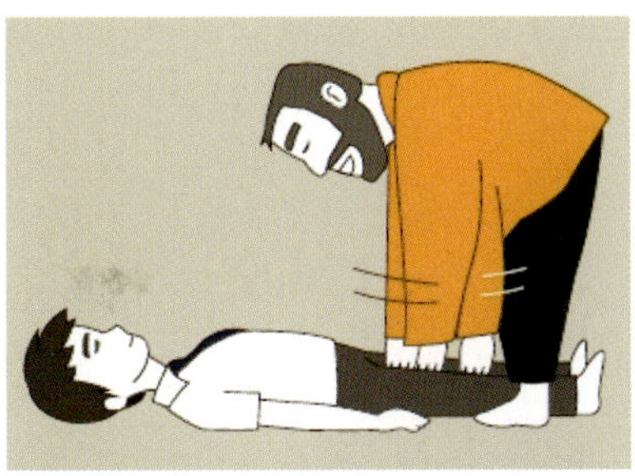

그림 4-1

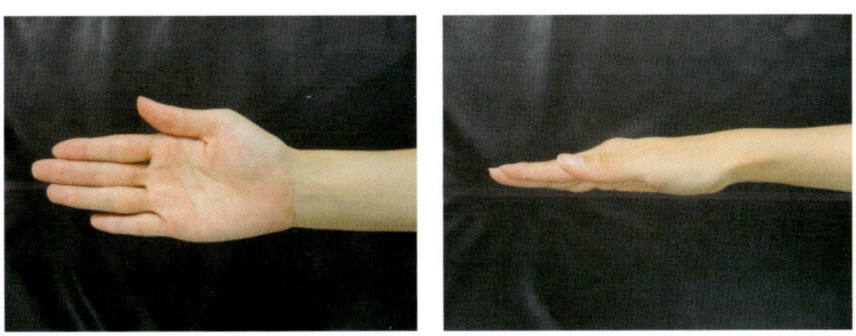

사진 4-3

물론 사진 4-4와 같이 보는 것만으로도 쉽게 판단할 수 있는 사람들도 있다. 그러나 정확한 판단을 위해서는 앞서 설명한 과정을 그대로 따르는 것이 바람직하다.

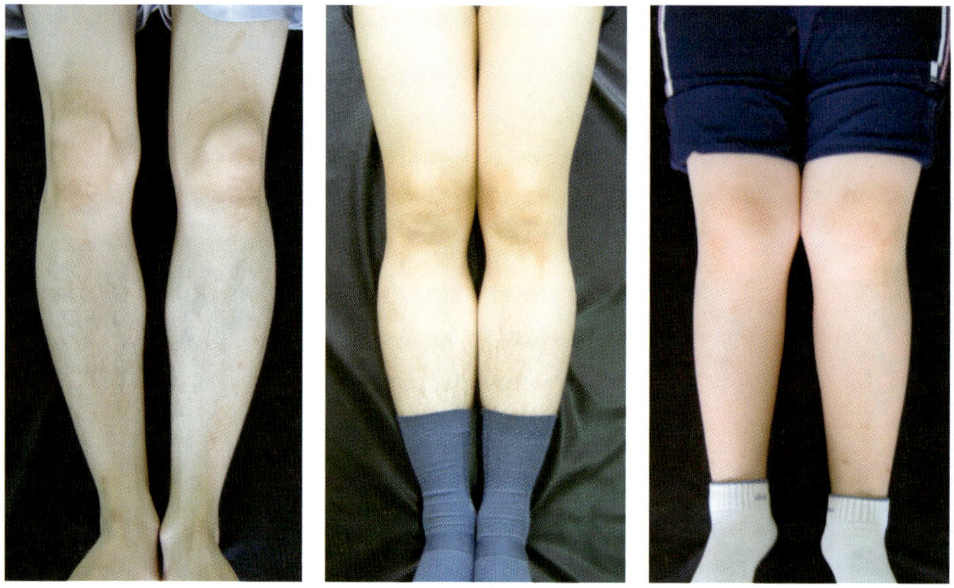

사진 4-4

▲ O형 다리와 가장 이상적인 H형 다리, X형 다리의 대표적인 상태를 보여주고 있다.

지금까지 설명한 방법과 과정을 통해 무릎 사이를 확인했다면 반드시 그 상태를 기억해 두도록 한다. 그리고 나서 다리에 나타나 있는 길이 차이를 확인하면 체형판단이 끝난다. 그럼 다리 길이의 차이를 확인하는 방법을 알아보도록 하겠다.

2. 다리 길이의 차이를 확인하는 방법과 기준

다리에 나타나 있는 길이 차이를 확인하는 방법은 크게 두 가지로 나눌 수 있다. 먼저 다른 사람의 도움을 받아 판단하는 방법과 두 번째는 본인 스스로 판단하는 방법이다. 그러나 두 번째 방법은 먼저 '발 크기가 같아야만 된다' 라는 전제 조건이 따른다. 더구나 정확한 자세를 갖추지 못하면 판단이 맞지 않을 확률마저 높다. 그러므로 처음이라면 다른 사람의 도움을 받는 것이 좋다.

다리 길이를 확인할 때에는 반드시 편하게 위를 보고 누워 있는 상태에서 다음과 같이 진행토록 한다. 이와 같은 자세는 다리 길이를 판단하는데 있어 가장 기본적인 자세라고 할 수 있다. 그리고 편하게 눕기 전에 엉덩이를 가볍게 들어 올려 엉덩방아를 3~5회 정도 쳐주는 것이 정확한 판단에 도움된다.

모든 검사가 그렇듯 기준에 맞춰 동일한 힘으로 하지 않으면 판단에 오류가 생길 뿐만 아니라 어려움이 따른다. 그러므로 다음 설명을 충분히 읽고 이해한 다음 시도하기 바란다.

1. 누워 있는 사람의 몸을 반듯하게 조정한 후 발 아래쪽에 앉아 사진 4-5와 같이 두 발을 각각 잡고 약 90° 정도가 되도록 벌린다. 이때 뒤꿈치는 서로 떨어지지 않도록 주의해야 하며 발을 잡는 방법과 위치는 사진 4-6을 참고하여 정확히 잡도록 한다.

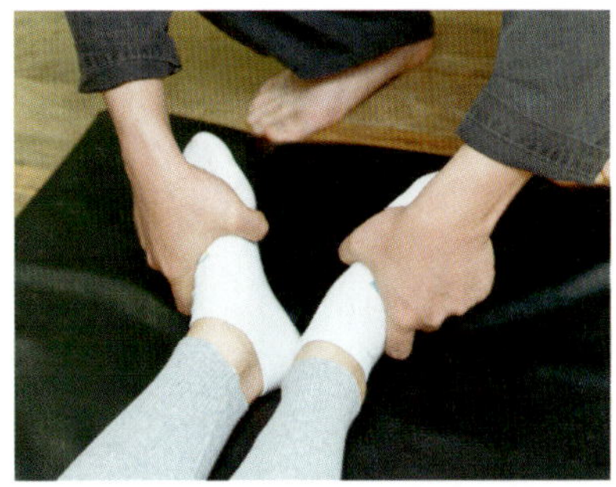

사진 4-5

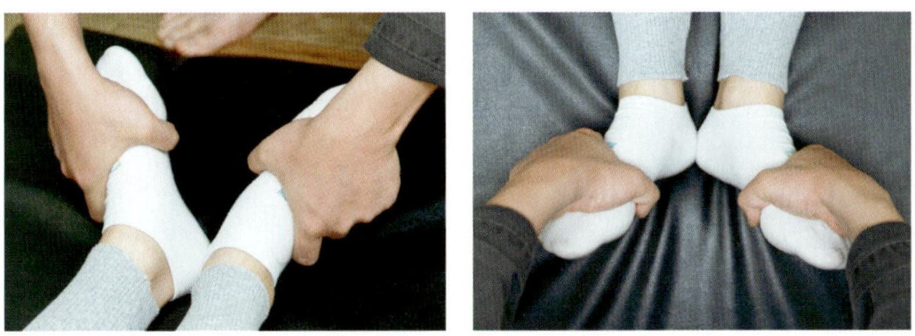

사진 4-6

2. 양손에 동일한 힘을 주고 머리 쪽으로 사진 4-7과 같이 젖힌 상태에서 다음 페이지의 사진 4-8과 같이 발뒤꿈치를 수직으로 내려다 본다.

몸이 비대하거나 심각한 X형 다리를 가진 사람이라면 뒤꿈치가 붙지 않거나 무릎이 포개진다. 그럴 경우 무릎이 포개지지 않도록 주의하며 두 다리를 나란히 두고 비교하도록 한다. 무릎이 포개지면 실제와 달라지기 때문이다.

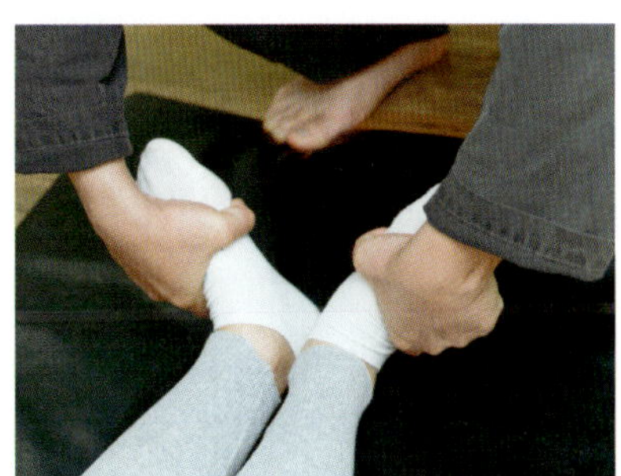

사진 4-7

3. 사진 4-8과 같이 내려다 보면 발뒤꿈치 차이가 보인다. 이렇듯 내려다 봤을 때 아래로 돌출된 쪽 다리가 긴 것이다. 이 차이는 개개인의 몸 상태에 따라 모두 다르게 나타난다. 그러나 작은 차이라도 현재 겪고 있는 허리통증의 원인이 됨으로 차이가 크지 않더라도 정확하게 살펴보도록 한다.

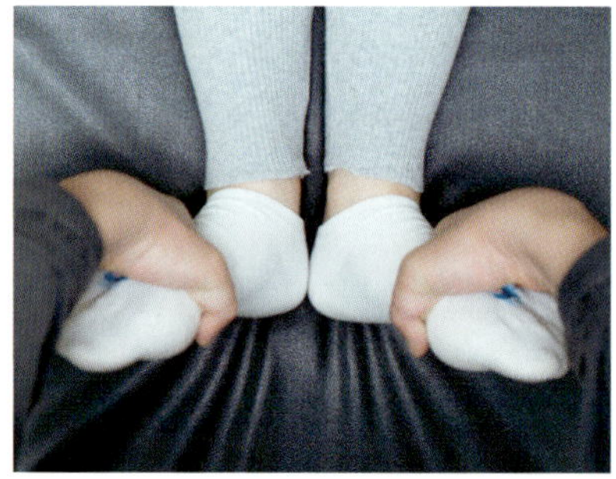

사진 4-8

이때 주의해야 할 것은 반드시 두 손에 동일한 힘을 주고 젖혀야 된다는 점이다. 그렇지 않으면 다리에 나타나 있는 길이 차이가 실제와 달라진다. 사진 4-9처럼 힘을 더 주는 쪽이 길어져 보인다는 것이다. 그러므로 반드시 양손에 동일한 힘을 줘 같은 각도로 젖히도록 한다.

더구나 길이 차이가 크지 않을 경우 두 손에 주는 힘이 조금이라도 다르면 판단이 더욱 어려워 진다. 특히 체구가 작은 사람이 몸집이 큰 사람을 확인할 경우 더욱더 그런 경향이 높아진다. 따라서 젖힐 때는 상당한 주의가 필요하다.

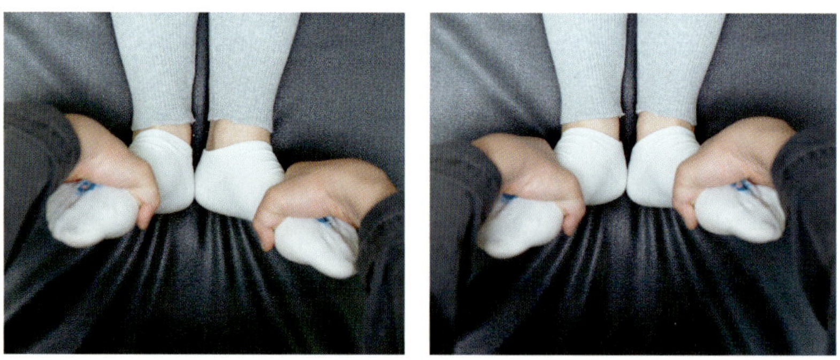

사진 4-9

▲ 손에 주는 힘이 다르면 다리 길이의 차이가 실제와 다르게 보인다.

다른 한 가지는 사진 4-10에서와 같이 몸이 반듯하지 않고 사진 4-11처럼 하체가 어느 한쪽으로 치우치면 마찬가지로 실제와 달라진다. 즉, 치우친 방향에 따라 그 실체가 변한다는 것이다. 그러므로 반드시 반듯하게 누워 있는 상태에서 확인토록 한다.

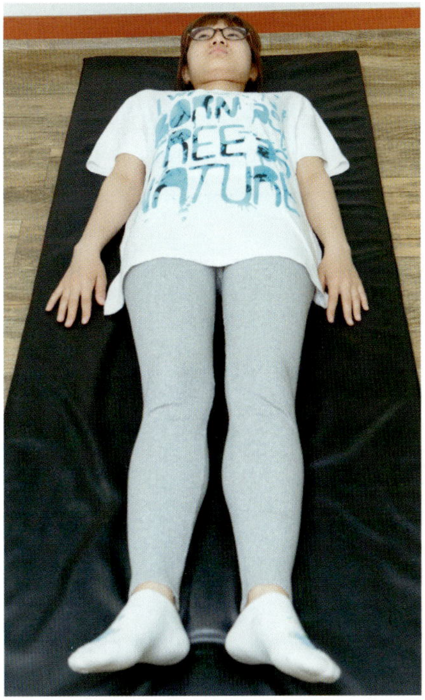

사진 4-10

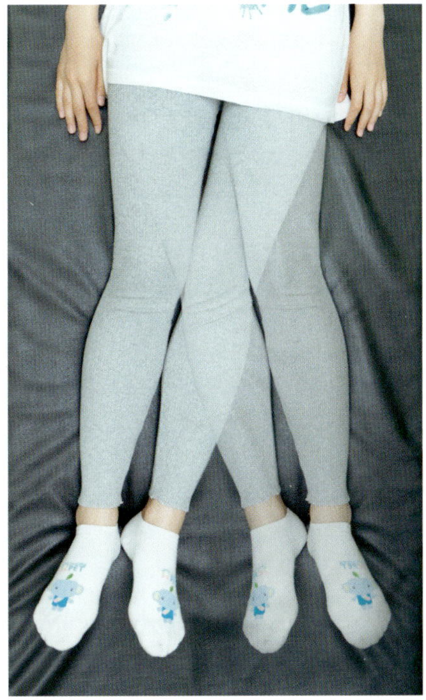

사진 4-11

그 이유는 사진 4-12에서처럼 치우친 쪽의 다리가 길어지기 때문이다. 우리 몸의 구조상 지극히 당연하게 나타나는 변화이자 현상이다. 이와 같은 변화는 누워 있는 사람의 발을 어느 한쪽 방향으로 틀어보면 쉽게 확인할 수 있다. 따라서 반드시 반듯하게 누워 있는 상태에서 확인해야만 한다.

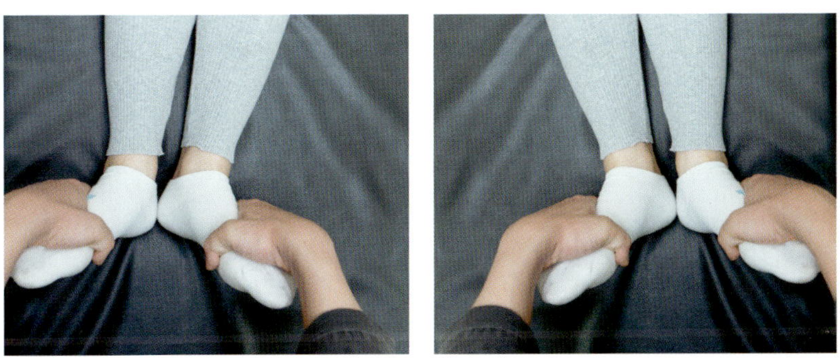

사진 4-12

▲ 두 다리가 어느 한쪽 방향으로 치우치게 되면 치우친 쪽 다리가 실제와는 달리 길어지게 되고 또 길어 보인다.

지금과 같은 과정을 통해 무릎 상태와 다리에 나타나 있는 길이 차이를 확인했다면 다음 표를 참고하여 그 사람의 체형을 판단하면 된다. 확인된 체형은 바른몸운동을 하고자 하는 사람에게는 반드시 필요한 기본 조건이 된다.

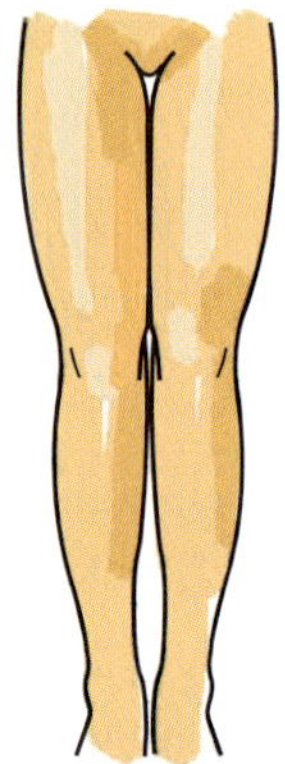	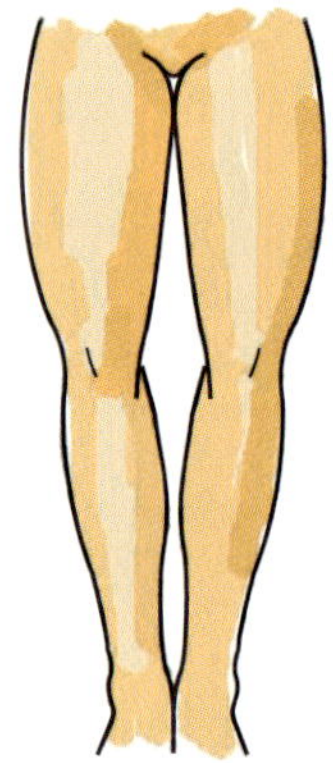	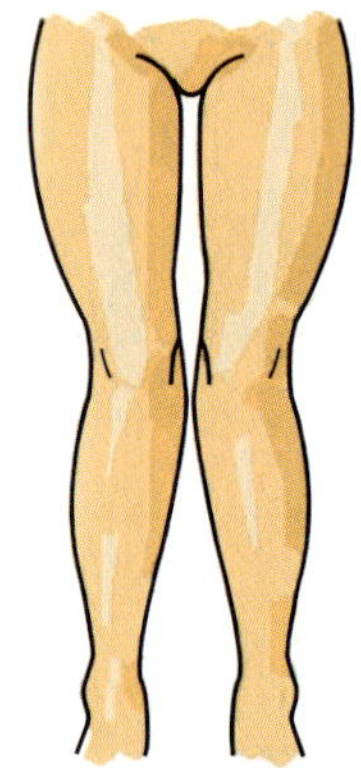
L(LH)형	**LO형**	**LX형**
양 다리를 나란히 뻗었을 때 복사뼈와 무릎 사이가 가볍게 붙고 왼쪽 다리가 긴 상태의 체형	양 다리를 나란히 뻗었을 때 복사뼈는 붙지만 무릎이 붙지 않는 왼쪽 다리가 긴 상태의 체형	양 다리를 나란히 뻗었을 때 무릎이 겹치거나 서로 붙고 복사뼈는 붙지 않는 왼쪽 다리가 긴 상태의 체형
R(RH)형	**RO형**	**RX형**
양 다리를 나란히 뻗었을 때 복사뼈와 무릎 사이가 가볍게 붙고 오른쪽 다리가 긴 상태의 체형	양 다리를 나란히 뻗었을 때 복사뼈는 붙지만 무릎이 붙지 않는 오른쪽 다리가 긴 상태의 체형	양 다리를 나란히 뻗었을 때 무릎이 겹치거나 서로 붙고 복사뼈는 붙지 않는 오른쪽 다리가 긴 상태의 체형
S(SH)형(복합체형)	**SO형(복합체 O형)**	**SX형(복합체 X형)**
양 다리를 나란히 뻗었을 때 복사뼈와 무릎 사이가 가볍게 붙고 양쪽 다리가 같은 상태의 체형	양 다리를 나란히 뻗었을 때 복사뼈는 붙고 무릎은 붙지 않는 양쪽 다리 길이가 같은 상태의 체형	양 다리를 나란히 뻗었을 때 무릎이 겹치거나 서로 붙고 복사뼈는 붙지 않는 양쪽 다리 길이가 같은 상태의 체형

표 17-1

3. 다리 길이의 차이를 스스로 확인하는 방법과 기준

본인이 직접 확인하는 방법은 반드시 **두 발의 크기가 같아야 된다**는 전제조건이 따른다고 했다. 따라서 3장에서 설명했던 두 가지 자세(사진 3-1과 3-2)를 통해 발을 서로 비교했을 때 크기가 같은 사람에게만 해당된다.

평소 좌우 발 크기가 같지 않았더라도 바른몸운동을 꾸준히 하면 누구라도 크기가 같아지는 것으로 조사된다. 그러므로 발 크기가 서로 다르다면 운동을 통해 같게 만드는 것이 우선이다. 그러나 소아마비나 선천적인 기형, 혹은 사고나 기타 원인으로 인해 성장에 장애를 받은 경우라면 이 방법은 당연히 해당되지 않는다.

방법은 어렵지 않다. 반듯하게 누워 두 발을 발뒤꿈치부터 가볍게 붙인 상태에서 고개를 살짝 들고 엄지발가락 높이를 비교해 보면 된다. 주의할 점은 고개를 들 때 하체가 움직이지 않도록 해야 한다는 것이다. 고개를 들 때 하체에 힘이 들어가면 발 상태가 달라진다고 했다. 또 한 가지는 발에 힘을 주지 않은 상태에서 가볍게 붙여야 된다는 점이다. 발목에 힘을 줘 세우거나 발끝부분에 힘을 주면 정확한 비교가 어렵다.

이렇게 살펴봤을 때 사진 4-13처럼 엄지발가락이 높아 보이는 쪽 다리가 길다. 이러한 차이는 뒤꿈치가 놓여 있는 위치에 따라 엄지발가락 높이가 함께 달라져 나타난다.

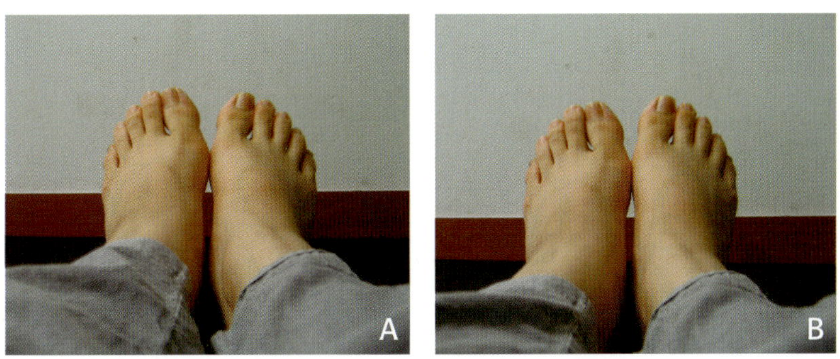

사진 4-13

▲ 사진 A는 왼쪽 발이 B는 오른쪽 발끝이 더 높다. 이렇듯 높아 보이는 다리가 길다.

지금과 같은 현상은 간단한 실험을 통해서도 확인할 수 있다. 먼저 두 손을 펴서 나란히 붙인 다음, 다음 페이지에 있는 사진 4-14와 같이 손목을 90도 가까이 꺾고 책상이나 바닥에 그대로 손목부분이 닿도록 놓는다. 이때 사진처럼 엄지손가락을 꺾어 검지끼리 서로 맞닿게 하면 비교가 쉽다.

▶ 두 손을 나란히 붙인 상태에서 손목을 가볍게 꺾는다.

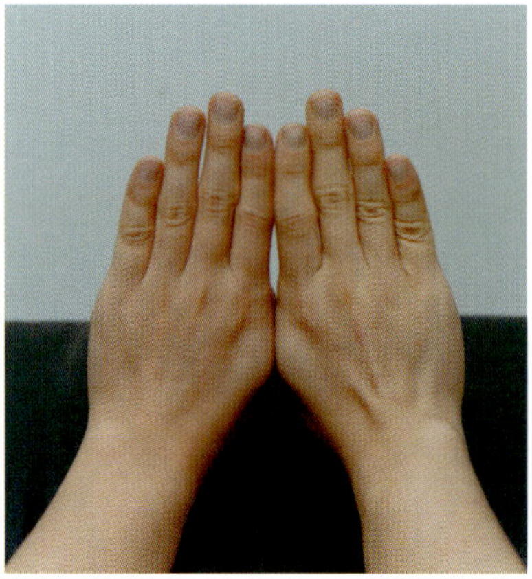

사진 4-14

이 상태에서 사진 4-15와 같이 한쪽 팔을 조금 내밀어 보도록 한다. 그러면 내민 손의 손가락이 높아진다. 아래로 밀려 내려가 있는 쪽 손(긴 다리의 뒤꿈치) 위치가 변하면서 높아진 것이다. 같은 원리로 어느 한쪽 다리가 길면 그 다리의 엄지발가락이 높아 보인다.

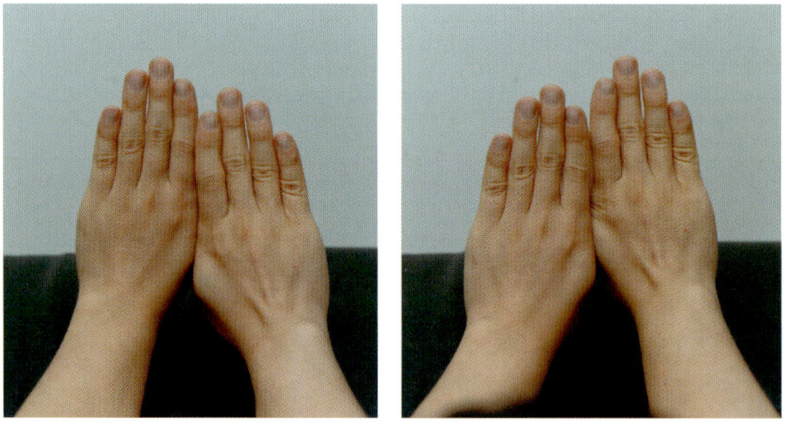

사진 4-15

지금까지 체형을 판단하는 기준과 방법에 대해 자세히 알아보았다. 그럼 개개인의 몸 상태(체형)에 맞는 운동은 어떤 것인지 자세히 배워보도록 하겠다. 아울러 바른몸 운동은 유태인들의 경전인 탈무드에서 전하고 있는 금언과 같이 고기를 잡아주는 것이 아닌 고기를 잡는 방법이라는 점을 기억하면서 배우길 기대해 본다.

Part 5

내 체형(현재 몸 상태)에 맞춘 바른몸운동

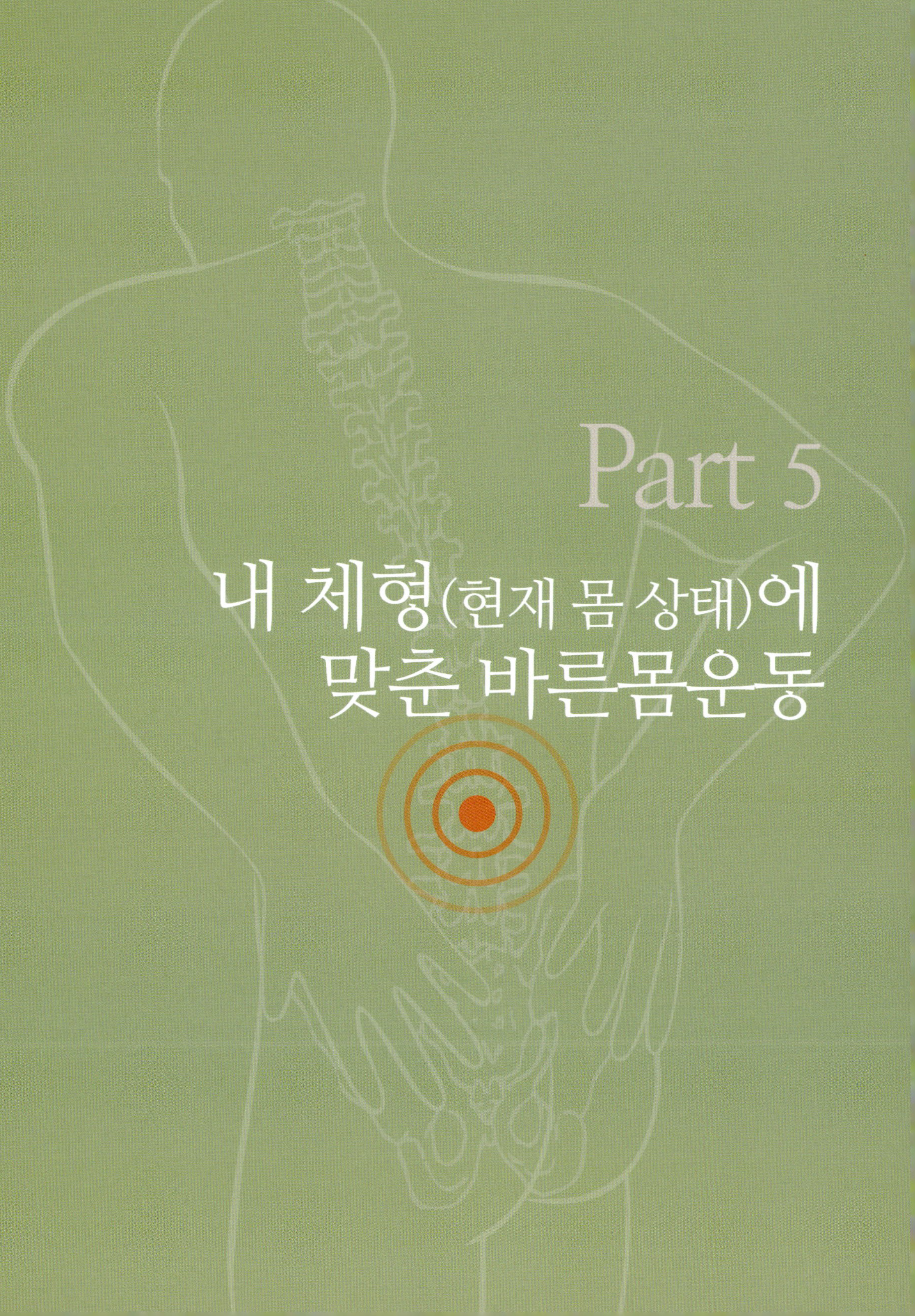

바르고

건강한 몸은

매우 중요하다.

현생(現生)을 살아가는데 있어

정신과 마음을 담고 있는 그릇이

바로 우리 몸이기 때문이다.

Part 5

내 체형(현재 몸 상태)에 맞춘 바른몸운동

1. 바른몸운동(정체운동/正體運動)이란?

지금까지 설명한 허리통증의 근본적인 원인부터 몸에 나타나는 현상들까지 이해했다면 자신이 겪고 있는 현재 상황에 대해 많은 생각이 들 것이다. 사람들은 대부분 허리가 몹시 아프면 병원부터 먼저 찾는다. 필자 역시 오래 전 교통사고로 5개월이 넘도록 입원했던 경험이 있다. 문제는 통증에 시달리면서도 투약과 함께 하루 두 차례 물리치료만 받으라며 지켜보자는 말만 반복적으로 듣고 있었다는 점이다. 검사 결과가 확실하지 않았기 때문이다. 그때 생각난 것이 스무 살 때 잠깐 배웠던 이 바른몸운동(정체운동)이었다. 입원 중에 틈틈이 운동을 시작한 후 한 달도 안돼 가벼운 몸으로 병원문을 나섰다. 이런 동기가 있었기에 지금의 바른몸운동으로 발전하게 되었지만 당시에는 매우 고통스러운 시간이었다.

이런 경험이 있었기에 같은 상황으로 고통 받고 있다면 지금부터 소개하는 바른몸운동을 권하고 싶다. 그러나 긍정적인 결과를 얻기 위해서는 무엇보다도 자신의 몸이 어떤 상태인지 먼저 정확히 알고 이해한 다음 시작해야 된다. 이를 확인하는 관점과 방법은 앞에서 충분히 설명했다.

현재 체형이 확인되면 그 체형에 맞춰 바른몸운동을 꾸준히 실천하면 된다. 그 끝은 지금까지 바른몸운동을 통해 기쁨을 함께 했던 수 많은 사람들과 같이 매우 흡족한 결과를 경험하게 될 것으로 생각된다.

2. 바른몸운동에서 주의할 점

바른몸운동의 가장 큰 특징은 자신의 현재 체형에 맞춰 하는 맞춤운동이라는 점이다. 한편 언제 어디서나 쉽게 할 수 있는 운동이기도 하다. 남녀노소의 구분도 없다. 그러므로 대부분의 동작이 주위에서 쉽게 볼 수 있는 운동들과 비슷할 수 있다. 진리는 결코 먼 곳에 있는 것이 아니기 때문이다.

하지만 바른몸운동은 주의해야 할 점들이 있다. 첫 번째로 몸 상태에 따라 자세가 다르다. 그러면서도 누구나 쉽게 할 수 있도록 구성되어 있다. 두 번째는 운동을 시작하게 되면 대부분 몇 가지 공통적인 현상들을 경험하게 된다. 신체 조건에 따라 시기는 다를지라도 대부분의 사람들이 겪게 된다는 뜻이다. 그러나 분명한 것은 본인의 노력을 통해 얻어지는 소중한 결과이자 땀의 결실이기에 의지와 인내가 없이는 결코 경험할 수 없는 현상이라는 점이다.

먼저 바른몸운동을 시작하게 되면 대부분이 경험하게 되는 공통적인 현상들부터 알아보도록 하겠다.

첫째, 통증의 발생이다.

이 통증은 긍정적인 통증과 부정적인 통증으로 나뉜다.

둘째, 소리의 발생이다.

몸 여기저기에서 우두둑거리는 소리가 난다. 이미 나고 있던 경우라도 일시적으로 증가할 수 있다. 그러나 어느 시기가 되면 대부분 사라진다.

셋째, 졸림 현상이다.

졸릴 때는 잠깐씩 자면 된다. 그러나 일부는 그 정도가 심해 하루 종일 졸리는 경우도 있다. 이러한 현상은 몸에 변화가 진행되는 동안에만 나타나는 특징을 보인다. 지속적으로 졸리는 것이 아니라 몸에 긍정적인 변화가 나타나는 시기에만 졸리기 때문이다.

넷째, 생리주기의 변화와 생리통의 감소 및 소멸이다.

대부분 생리주기가 바뀐다. 비정상적이던 생리주기 역시 정상적인 주기를 되찾게 된다. 극심한 생리통이나 변비도 마찬가지로 긍정적인 변화를 경험하게 된다. 단 개개인의 상태에 따라 그 시기는 다를 수 밖에 없다. 하지만 모두가 같은 변화를 경험하게 되는 것은 변함이 없다.

이와 같은 현상들은 100명 중 90명 이상이 경험하는 것으로 조사된다. 그러므로 운동을 시작하려는 사람이라면 누구나 이와 같은 현상들이 나타난다는 사실을 미리 알고 있어야만 된다. 특히 여기저기가 아프면 누구라도 걱정부터 앞서게 된다. 미리 알고 있는 상황이 아니라면 "혹시 잘못하거나 틀리게 하고 있는 것은 아닐까?"라는 의문은 물론이요 "그만 둘까?"라는 생각까지 하게 된다.

불균형적인 현상이 쉽게 확인되는 것은 곧, 골반이 틀어지는 등의 이상이 이미 나타나 있는 상태라는 것을 의미한다. 결국 근골격계가 정상적이지 않다는 사실을 알려주는 것이다. 이런 상태에서 체형에 맞춘 바른몸운동을 통해 어긋나 있던 골격계가 전반적으로 바뀌게 되면 근육 역시 바뀌게 된다. 그리고 그 결과가 통증으로 나타난다. 근육 속에 통증을 느끼는 감각신경이 분포되어 있기 때문이다. 더구나 적절한 운동량 역시 직접 해보기 전에는 판단이 어렵다. 따라서 바른몸운동이 힘든 동작으로 구성된 것이 아님에도 불구하고 한두 번쯤 통증을 경험하게 된다. 이런 현상을 달리 해석하면 몸이 변하고 있는 것을 알려주는 신호이자 과정이라고도 할 수 있다.

그러므로 본인이 겪게 되는 통증을 반드시 구분할 수 있어야만 된다. 즉, 긍정적인 통증인지 부정적인 통증인지 구분할 수 있어야 된다는 뜻이다. 이때 몸에 나타나 있던 **여러 가지 불균형들(발 크기와 다리 길이의 차이, 무릎 상태, 발 각도 등)이 균형적으로 변하면서** 통증을 느낀다면 일시적인 것이라고 할 수 있다. 변형 정도가 심했던 부분부분들이 바르게 개선되면서 나타나는 필연적인 통증이라는 얘기다. 이런 경우가 긍정적인 통증이라고 할 수 있다.

그러나 몸에 나타나 있던 여러 가지 불균형들이 눈에 보이게 더 심해지면서 나타나는 통증이라면 당연히 부정적인 통증일 수밖에 없다. 그러므로 자신의 상태를 수시로 확인하는 것은 반드시 필요한 과정이 된다. 참고로 체형에 맞춰 바른 동작을 했을 때 부정적인 통증이 발생되는 경우는 전무(全無)하다.

몸에서 갑자기 소리가 나거나 증가할 경우에도 마찬가지다. 움직일 때 마다 몸 여기저기에서 우두둑거린다면 걱정이 앞설 것이다. 젊은 여성이라면 더욱 그렇다. 필수운동 중 하나인 풍차돌리기는 신체 전반의 불균형을 회복시키는 운동이다. 그 결과 틀어졌던 근육은 물론 골격(뼈)의 구조에도 변화가 나타날 수 밖에 없다. 따라서 우리 몸은 당연히 신호를 보내게 된다. 그 신호가 바로 소리라면 이해가 쉬울 것이다. 소리는 몸이 안정적으로 변함과 함께 점차 줄어든다. 그러다 사라짐으로 크게 걱정할 일은 아니다. 또 통증을 동반하지 않기 때문에 걱정할 필요도 없다.

졸림 현상도 그렇다. 느닷없이 아무 때나 졸린다면 무척 곤란할 것이다. 간단한 예지만 장시간 등산을 하거나 평소보다 과도한 운동을 한 다음 몸 여기저기가 쑤시면서 졸렸던 경험이 있을 것이다. 같은 경우라고는 할 수 없지만 바른몸운동을 통해 틀어졌던 몸이 조금이라도 개선되면 우리 몸은 전반적으로 영향을 받게 된다. 그 결과 과한 운동을 한 것과 같은 상태가 되면서 졸린다. 운동량은 많지 않지만 신체 전반의 변화가 크기 때문에 졸린 것이다. 조사 결과에 따르면 변형 정도가 크면 클수록 졸림의 강도가 높았고 기간 역시 길었다.

생리 역시 본인들이 생각하는 주기가 있을 것이다. 그런데 예상치도 못한 상황이나 장소에서 갑자기 시작된다면 당황하게 된다. 일부는 생리혈조차 매우 탁하다. 이런 현상이 어느 날 갑자기 시작되거나 나타난다면 누구라도 곤혹스러울 것이다. 그런 까닭에 미리 알고 있어야 할 필요가 있다. 골반이 틀어진 경우 자녀의 건강(태아의 위치로 인해 - 골반이 틀어진 상태에서 아이가 성장했기 때문에)에도 직접적인 영향을 준다는 주장도 있다. 그러므로 몸이 바르게 개선되면 고통스럽고 극심한 생리통이라도 시기에는 차이가 있지만 대부분 긍정적인 변화를 경험하게 된다.

또 불규칙적인 생리주기나 무월경증일지라도 정상적인 주기를 되찾거나 차츰 횟수가 늘면서 규칙적인 생리를 하게 된다. 많은 사람들이 같은 경험을 했기 때문에 공통적인 현상이라는 사실을 증명해 준다. 변비 역시 마찬가지다. 일주일에 1~2번 화장실에 갔던 경우라도 차츰 횟수가 늘어 정상적인 배변이 가능하다. 남성이라면 발기부전 등에서도 변화를 경험하게 된다. 이치는 앞서 설명한 바와 같다.

지금까지 바른몸운동을 정확하고 꾸준히 하게 되면 대부분이 겪게 되는 공통적인 현상들에 대해 알아 보았다. 더불어 다음과 같이 정확하게 알아야 할 것과 반드시 지켜야 될 3가지도 함께 필요하다.

정확하게 알아야 할 세 가지

1) 현재 체형(변형 상태)을 정확하게 알아야 한다.

2) 허리가 아픈 원인을 정확하게 이해해야 한다.

3) 몸에 맞는 자세와 동작들이 무엇인지를 정확히 알고 있어야 한다.

반드시 지켜야 될 세 가지

1) 반드시 자신의 현재 체형에 맞춰 생활이 이뤄져야 된다.

2) 반드시 짧은 시간이라도 자주, 꾸준히 해야 된다.

3) 반드시 인내를 가지고 긍정적인 변화를 기다려야 된다.

이러한 사항들이 필요한 이유는 우리 몸에는 항상성 및 보존성이라고 표현되는 현상이 끊임없이 작용하고 있기 때문이다. 우리가 인식은 못하지만 이미 익숙해져 있던 상태로 되돌아 가려는 되돌림현상이 늘 작용한다는 것이다. 이러한 현상을 우리는 요요현상이라고도 부른다. 그러므로 허리가 아팠던 예전의 상태로 되돌아 가려는 힘보다 운동을 통해 만들어 낸 편안한 상태가 그대로 유지되기 위해서는 반드시 이들을 기억해 둘 필요가 있다. 또한 아팠던 예전 상태로 되돌아갈 수 있는 자세나 동작들을 하지 않으면 더욱 나은 상황이 된다는 점도 마찬가지다.

바른몸운동은 기상 직후와 취침 직전에 반드시 해야 하는 필수운동과 틈틈이 해야 하는 일상운동, 반드시 지켜야 하는 현재 체형에 맞는 자세와 필요한 동작들로 구성되어 있다. 그리고 이를 바탕으로 꾸준히 노력하여 자신의 몸에 나타나 있는 여러 가지 이상을 스스로 개선시켜 나간다는 목적을 가지고 있다.

따라서 이와 같은 과정을 통해 긍정적인 변화를 만들어 냈다면 당연히 적절한 조치가 뒤따라야만 된다. 즉, 개선된 상태가 유지되도록 동작을 바꾸거나 운동량을 조절해야 된다는 뜻이다. 이를 무시하고 무작정 같은 자세와 동작을 계속한다면 당연히 반대 현상이 나타난다. 과유불급이란 얘기다. 실제로도 자신이 만들어 낸 변화에 대처하지 않으면 짧았던 다리가 길어지거나 새로운 통증은 물론이고 예전과는 다른 여러 가지 이상들이 나타나게 된다.

예를 들어 보자. 우리가 운전을 하다 커브 길을 만나면 당연히 핸들을 틀게 된다. 그러다 직선도로가 나오면 핸들을 제자리로 되돌려야만 사고가 나지 않는다. 우리 몸도 마찬가지다. 몸이 변하는 상태에 따라 자세나 동작을 바꿀 필요가 있다. 따라서 운동을 통해 나타나는 변화(신체의 균형적인 회복)에 대해 정확한 판단이 필요하게 된다. 그 기준과 방법은 3장에서 자세히 설명했다.

다음 동작은 허리통증을 줄일 수 있는 응급조치이자 기본동작이라고 할 수 있다. 그러므로 갑자기 삐끗해 허리통증이 발생된 사람이든, 만성적으로 통증을 겪고 있는 사람이든 반드시 필요한 동작이리고 할 수 있다. 한편으로는 이 책에서 소개하고 있는 바른몸운동을 통해 스스로 통증을 사라지게 할 수 있는지를 판단하는 기준도 된다. 따라서 허리통증으로 고통 받고 있다면 당장 시도해 볼 필요가 있다. 이때 통증의 감소 여부는 개개인에 따라 다르다. 예컨대 통증의 감소를 곧바로 느끼는 사람들이 있는 반면 그렇지 않은 사람도 있다는 뜻이다.

통증의 감소나 소멸이 곧바로 느껴지는 사람은 바른몸운동만으로도 충분히 개선될 수 있다고 판단할 수 있는 근거가 된다. 반대로 변화를 전혀 느끼지 못할 경우 다른 방법을 택하거나 수술을 고려해야만 된다. 긍정적인 결과를 얻기까지 상당한 시간과 노력이 필요하기 때문이다. 물론 본인이 겪게 되는 통증을 감수하면서 긴 시간을 두고 노력해 긍정적인 결과를 얻었던 사람들도 많다. 그러나 그 시간 동안의 고통은 누구도 대신해 주지 않고 또 피할 수도 없다. 그러므로 선택은 신중하기 바란다.

변형 정도가 크면 개선되는 시기가 늦거나 긍정적인 변화를 얻었다 하더라도 꾸준히 노력하지 않으면 예전 상태로 빠르게 되돌아가고 만다. 그만큼 항상성 및 보존성에 의한 되돌림현상이 빨리 나타난다는 것이다. 그러므로 체력에 맞춰 무리되지 않도록 주의하며 꾸준히 할 필요가 있다. 방심의 결과는 통증 밖에 없기 때문이다.

3. 기본동작

이 동작은 골반의 틀어짐과 요추의 변형을 본인 스스로 다리를 이용해 개선시키는 방법이다. 그러므로 대부분 통증이 곧바로 감소되거나 소멸됨을 느낄 수 있다. 그렇더라도 문제는 자신이 만들어 낸 변화를 유지하는 근육의 생성은 기대할 수 없다는 점이다. 따라서 통증이 없는 상태를 유지하고자 한다면 반드시 필수운동을 통해 골격과 근육을 바른 상태로 재생성시켜야만 된다. 아팠던 예전 상태로 되돌아 가려는 힘보다 아프지 않은 현재 상태를 유지하기 위한 근육의 힘을 키워야만 자신이 만들어 낸 변화가 유지될 수 있기 때문이다.

참고로 변형이 심각한 사람은 바른몸운동을 매일 하더라도 쉽게 통증이 사라지지 않는다. 골반의 변형이 이미 고착화된 경우라면 더욱 어렵다. 그럴 때는 이 동작을 하루 5회 이상 반복하면 직접적인 도움이 된다. 동작은 체형에 따라 약간 차이가 있다. X형이라면 긴 다리의 무릎을 같은 쪽 가슴 가까이 당기고, O형이라면 반대쪽 가슴 가까이 당기도록 한다. 먼저 X형 체형부터 살펴보도록 하겠다.

1. 왼쪽 다리가 길면서 X형인 경우

1. 위를 보고 누워 엉덩방아를 5회 정도 찧은 다음 두 다리를 펴고 사진 5-1처럼 반듯하게 눕는다. 엉덩방아를 찧는 요령은 다음 장에서 설명하고 있는 필수운동을 참고하면 된다. 다른 체형도 반드시 방아찧기를 먼저 한 다음 무릎을 당기도록 한다.

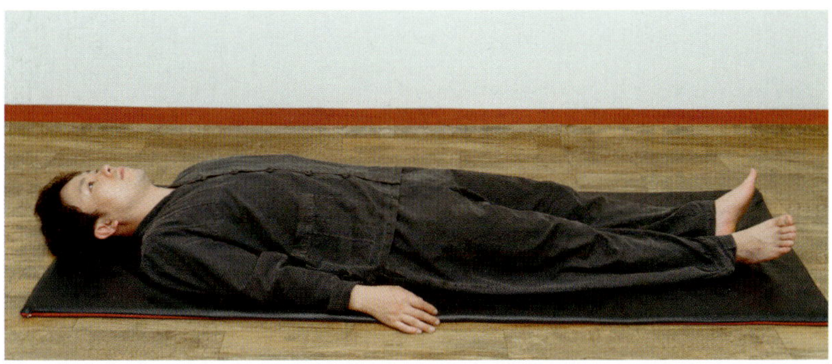

사진 5-1

2. 긴 다리의 무릎을 세워 두 손으로 사진 5-2와 같이 잡는다.

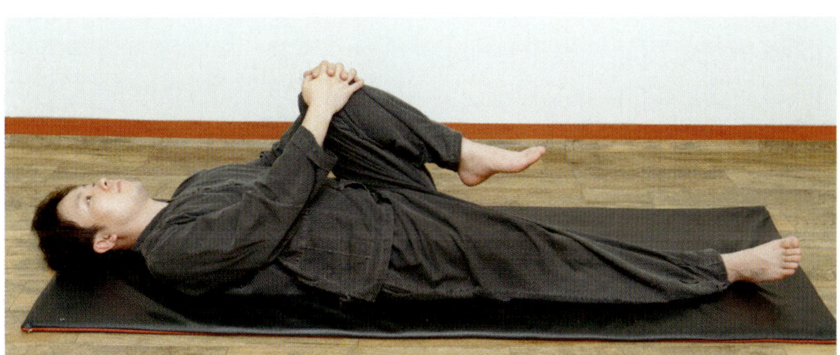

사진 5-2

참고로 사진 5-3은 무릎을 잡고 있는 상태를 다른 각도에서 본 것이다.

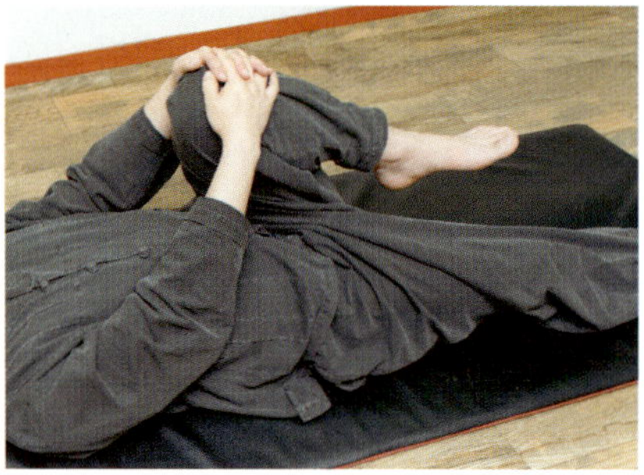

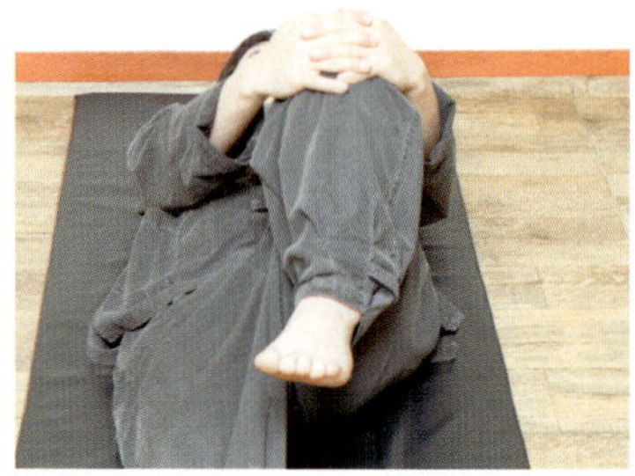

사진 5-3

3. 무릎을 잡은 상태에서 사진 5-4와 같이 긴 다리인 왼쪽 가슴 가까이까지 천천히 최대한 당긴다. 그리고 당긴 상태에서 그대로 5초간 멈춘다. 당길 때는 어깨가 바닥에서 뜨지 않도록 주의하며 두 팔의 힘만으로 당기도록 한다. 어깨를 들거나 상체를 틀면서 당기지 말라는 것이다.

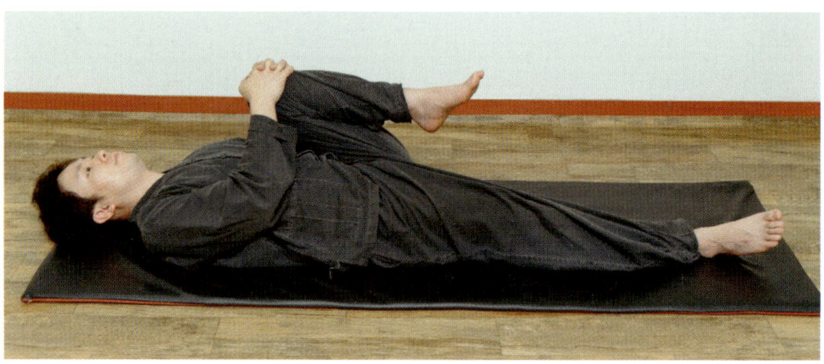

사진 5-4

4. 그대로 무릎을 잡고 있는 상태에서 팔에 힘을 빼고 5초간 쉰다. 이때 무릎은 당연히 사진 5-5에서처럼 처음 자세와 같이 세워진다.

TIP!

골반은 우리 몸의 중심에 위치하며 상반신과 하반신을 연결하는 매우 중요한 역할을 합니다. 그러므로 골반을 바르게 회복시키는 것은 매우 중요합니다. 허리통증으로부터 빠르게 벗어날 수 있는 가장 확실한 방법이기 때문입니다.

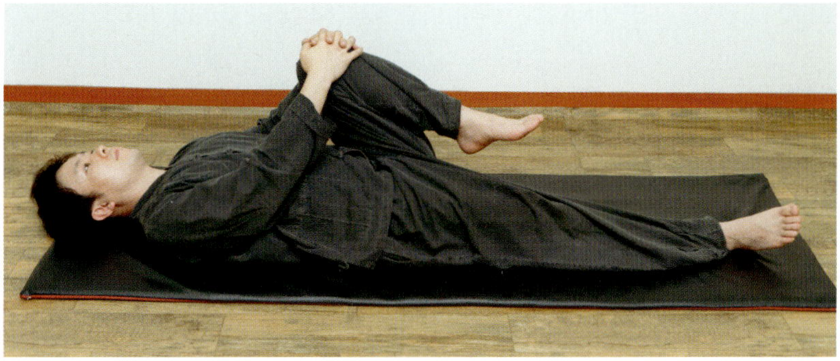

사진 5-5

5. 다시 가슴 쪽으로 천천히 최대한 당긴 다음 5초간 멈춘다. 이와 같은 동작을 5회 반복한다. 다시 한번 더 강조하지만 어깨가 뒤틀리거나 바닥에서 떨어지면 바른 동작이 아니다. 어깨는 바닥에 그대로 붙어 있는 상태에서 오로지 두 팔의 힘만으로 가슴 가까이 당겨야 된다는 얘기다.

2. 왼쪽 다리가 길면서 O형이라면 – 당기는 방향이 다르다

1. 무릎을 잡은 상태에서 사진 5-6과 같이 오른쪽 가슴(짧은 다리 쪽 젖꼭지를 향하여) 가까이 천천히 최대한 당긴 다음 그대로 5초간 멈춘다.

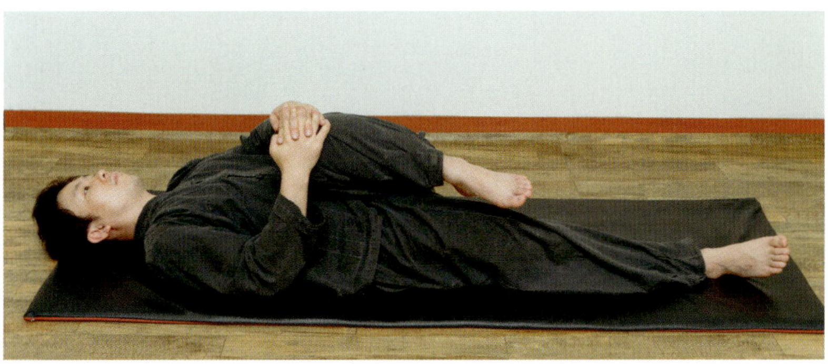

사진 5-6

TIP!

우리 몸의 토대가 되는 골반이 바른 상태를 유지하지 못하면 골반과 수직으로 연결되어 있는 척추는 당연히 그 영향을 받을 수밖에 없습니다. 그 결과의 하나가 허리통증입니다. 그러므로 골반이 틀어지지 않도록 주의할 필요가 있습니다.

사진 5-7은 무릎을 잡고 당긴 상태를 다른 각도에서 본 것이다.

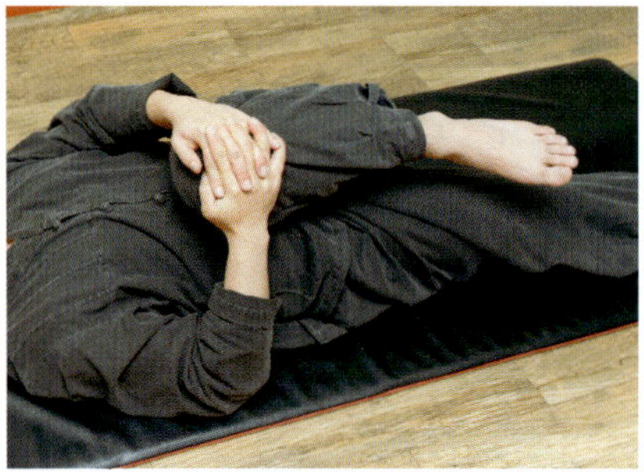
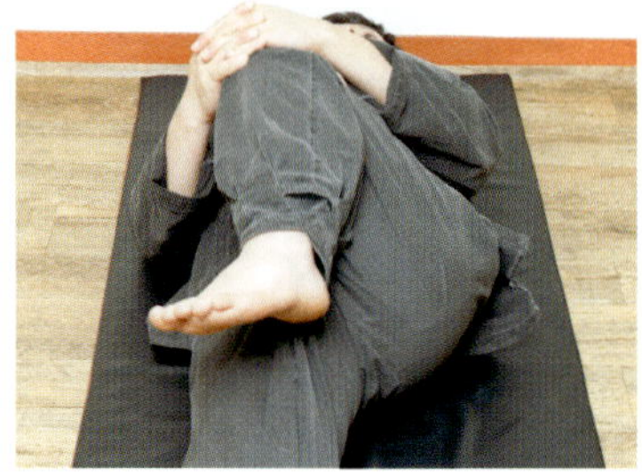

사진 5-7

2. 팔에 힘을 뺀 상태에서 그대로 잡고 5초간 쉰다. 이때도 무릎은 X형과 마찬가지로 사진 5-8에서처럼 처음 상태와 같이 세워진다.

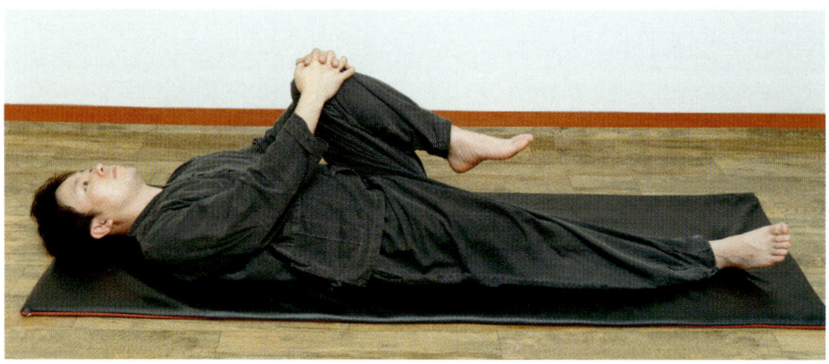

사진 5-8

5. 다시 오른 가슴 쪽으로 천천히 최대한 당긴 다음 5초간 멈춘다. 이와 같은 동작을 5회 반복한다. 이때도 X형과 마찬가지로 어깨가 틀어지거나 바닥에서 떨어지지 않도록 주의한다. 어깨가 들리거나 틀어서 당기면 통증이 줄지 않을뿐더러 어깨에 다른 통증이 발생할 수 있기 때문이다.

이 동작에서 주의할 것은 무릎을 당길 때 가급적 반대쪽(짧은 다리) 다리가 움직이지 않도록 해야 한다는 점이다. 무릎을 잡고 가슴 가까이 당기다 보면 대부분 반대쪽 다리의 무릎이 굽혀지거나 들리게 된다. 특히 골반의 변형 정도가 크면 자신도 모르게 몸 전체가 뒤틀리듯 움직이거나 짧은 다리의 무릎이 세워지게 된다. 그러므로 의식을 가지고 반대쪽 다리가 굽혀지지 않도록 주의할 필요가 있다. 무릎이 세워지거나 몸이 움직이면 골반의 안정적인 회복에 도움이 되지 않기 때문이다.

◎ 반대로 오른쪽 다리가 길다면

사진 5-9와 같이 두 손으로 오른쪽 무릎을 잡은 다음 당기면 된다. 횟수와 요령은 왼쪽 다리가 긴 경우와 같다.

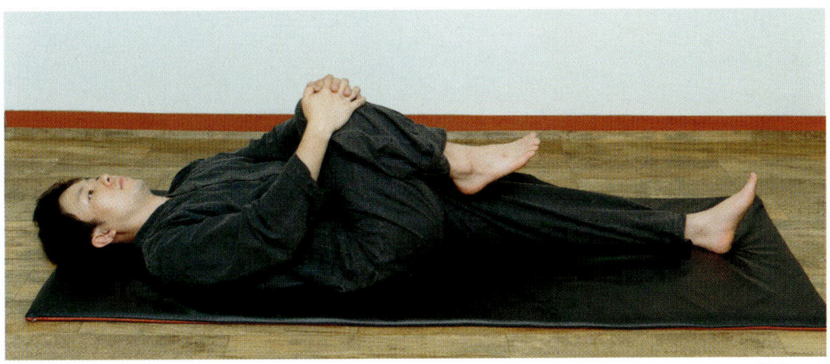

사진 5-9

3. 오른쪽 다리가 길면서 X형일 경우

사진 5-10에서처럼 긴 다리인 오른쪽 가슴 가까이 최대한 당긴다. 반복 횟수와 요령은 왼쪽 다리가 긴 체형과 같다.

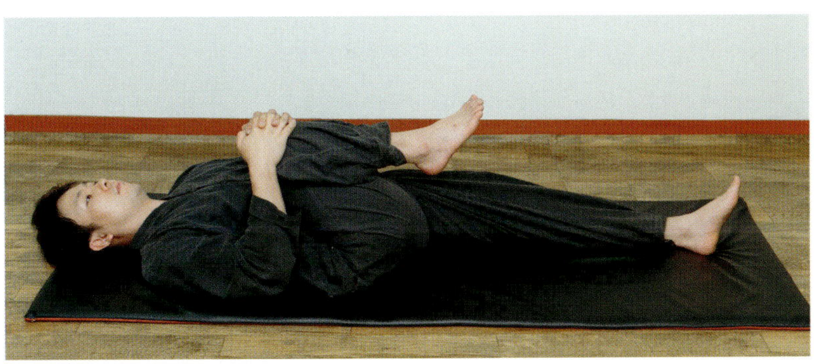

사진 5-10

4. 오른쪽 다리가 길면서 O형이라면

사진 5-11과 같이 짧은 다리 방향인 왼쪽 가슴 가까이 최대한 당긴다. 반복 횟수와 요령은 왼쪽 다리가 긴 체형과 같다.

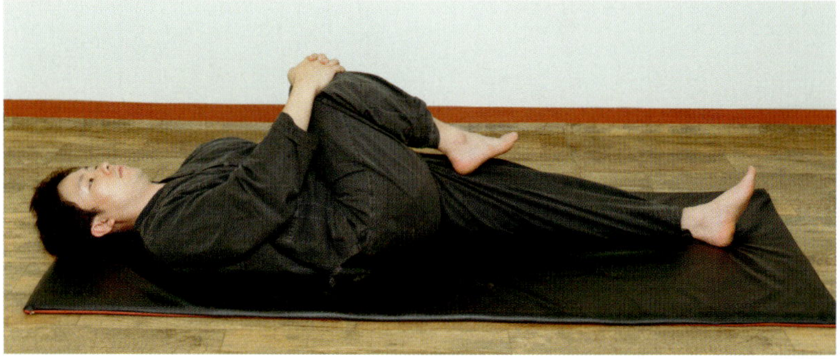

사진 5-11

자신의 체형에 맞춰 동작을 끝냈으면 필수운동에 중 있는 **방아찧기를 30회 정도** 하고 일어나는 순서에 따라 일어서도록 한다. 평소와 다름없이 의식없이 일어나면 허리에 충격을 주어 예전 상태로 되돌아가는 경우가 많기 때문이다.

한편 이 동작은 골반과 요추의 뒤틀림이나 변형이 크면 클수록 당기는 중에 상당한 통증을 느끼거나 가슴 가까이 당기지 못한다. 그렇더라도 몸에 힘을 빼고 당기는 힘을 조절하면 차츰 가까이 당겨지게 된다. 만약 혼자서 이 동작이 어렵다면 다른 사람의 도움을 받아도 된다. 이때는 한계 범위를 넘기거나 갑자기 눌러 통증이 발생되지 않도록 주의하며 천천히 누르도록 한다.

동작을 거듭할수록 골반의 변형과 다리 길이의 차이는 눈에 보이게 개선된다. 요추 역시 그 영향을 받아 압박이 감소된다. 그리고 그 결과는 통증의 감소나 소멸로 이어진다. 동시에 무릎 높이나 돌출 역시 긍정적인 변화를 보인다. 당긴 다리가 지렛대 역할을 해 뒤틀렸던 골반과 고관절의 변위를 개선시켜 주기 때문이다. 그러므로 골반과 무릎 상태 등을 자주 확인해 보도록 한다.

끝으로 이 동작은 자신이 만들어낸 변화를 유지할 수 있는 근육의 생성을 기대할 수 없다고 했다. 그러므로 지금부터 설명하는 필수운동을 반드시 하도록 한다. 아팠던 상태로 되돌아 가려는 힘보다 아프지 않은 상태를 유지하기 위한 힘을 키워야만, 자신이 만들어 낸 변화가 온전히 자신의 것이 되기 때문이다.

Part 6
필수적인 바른몸운동

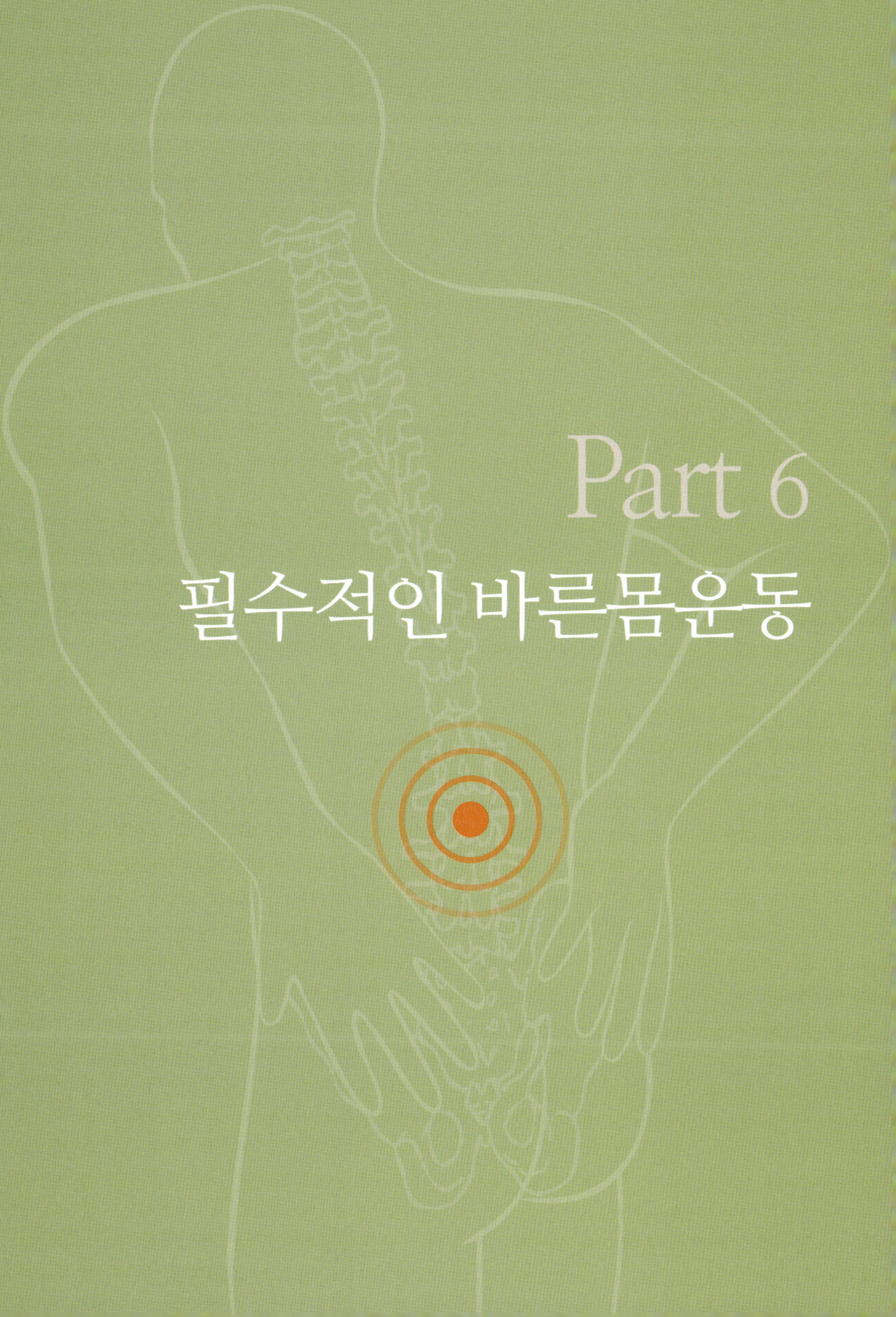

현재의 삶은

지금의 육체가 있어야만 존재(存在)한다.

따라서 바른몸운동은

현생(現生)을 살아가면서

가장 필요한 운동이다.

자신의 몸을 건강하게 유지하고

이상이나 질병으로부터

스스로를 보호하는 것은 물론

그로부터 벗어나기 위한 자율운동이기 때문이다.

Part 6
필수적인 바른몸운동

필수적인 바른몸운동이란 반드시 해야 하는 동작들을 선별한 운동을 말한다. 그리고 기상 직후와 취침 직전에 반드시 해야 하는 운동이기도 하다. 물론 아침에 일어나 화장실에 다녀와서 해도 된다. 취침 전에는 운동을 마친 다음 씻고 자도 된다. 다만 아침과 저녁에 하는 것이 가장 이상적이기에 그렇게 하도록 권하는 것이다. 허리통증이 심할 경우 체력에 무리가 없다면 낮에 한 번쯤 더 하는 것도 좋다. 하지만 통증이나 몸살 등이 발생하여 힘들면 횟수를 조절하거나 아침과 잠자기 전에만 하도록 한다.

평소 했던 다른 운동을 중단할 필요는 없다. 사람이 물만 먹고 살 수 없듯 다른 운동들도 당연히 하고 싶으면 해도 된다. 다만 허리에 무리가 될 수 있는 운동이나 동작은 피하는 것이 좋다. 그리고 운동을 마칠 때는 일상운동을 참고하여 본인의 체형에 맞춘 [서서 상체 돌리고 숙였다 펴기]를 한 다음 마치면 도움이 된다.

각 동작은 20회부터 시작하는 것이 가장 바람직하다. 그런 다음 매주 10회씩 늘려 50회를 채워 꾸준히 하도록 한다. 쉽게 할 수 있는 입장에서는 이해하기 어렵겠지만 일부 사람들은 20회를 채우지 못하기도 한다. 변형 정도가 심할 경우 이 횟수도 매우 힘들어 한다는 얘기다. 특히 경추에 이상이 있다면 3번 동작인 [머리 들고 새우운동] 같은 경우 5회 정도도 힘들어 한다. 따라서 체력이 약하거나 변형 정도가 커 다른 통증이 발생한다면 5회~10회로 줄이거나 나눠서 하도록 한다. 그러다 통증이 줄고 체력이 향상되면 무리되지 않은 범위 내에서 차츰 횟수를 늘리면 된다.

* 참고- 사례의 사진과 설명은 왼쪽 다리가 긴 체형(L형, LX형, LO형)을 기준으로 했다. 상대적으로 왼쪽 다리가 긴 사람이 많기 때문이다. 그러므로 오른쪽 다리가 긴 체형(R형, RX형, RO형)은 모든 동작을 오른쪽 다리를 기준으로 하도록 한다. 각 동작은 본 연구회의 홈페이지(www.goodbody.or.kr)에 있는 동영상을 보면 도움이 된다.

1. 척추고르기 (기본자세)

1. 위를 보고 편하게 누워 사진 6-1의 A에서처럼 무릎을 세우고 사진 B의 ⓐ와 같이 엉덩이를 천천히 들었다가 힘을 완전히 빼고 사진 C처럼 털썩 떨어뜨리는 동작을 5회 반복한다. 엉덩이를 들어 올릴 때는 빠르고 급히 들어 올리면 안 된다. 떨어뜨릴 때 역시 힘을 줘 내려 치거나 배에 힘을 주고 천천히 내리지 않도록 주의한다. 옳은 동작이 아니기 때문이다. 천천히 들어 올린 엉덩이에 힘을 완전히 뺀 상태에서 엉덩이를 툭~ 떨어뜨리는 것과 같이 그대로 털썩 놓아야 된다. 이때 긴 다리의 발은 반드시 사진 6-2와 같이 뒤로 당긴 상태(약 5cm 정도)에서 한다.

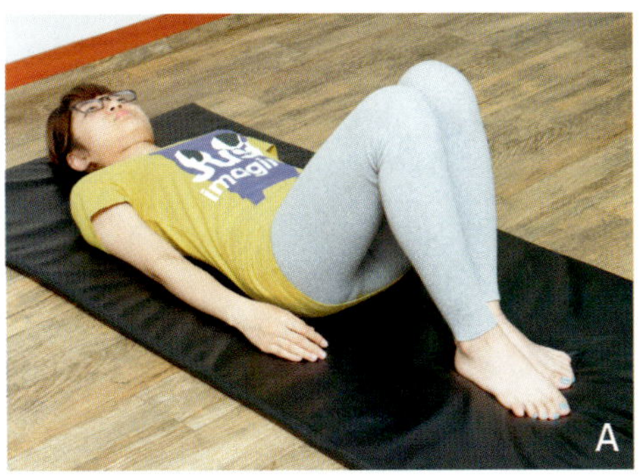

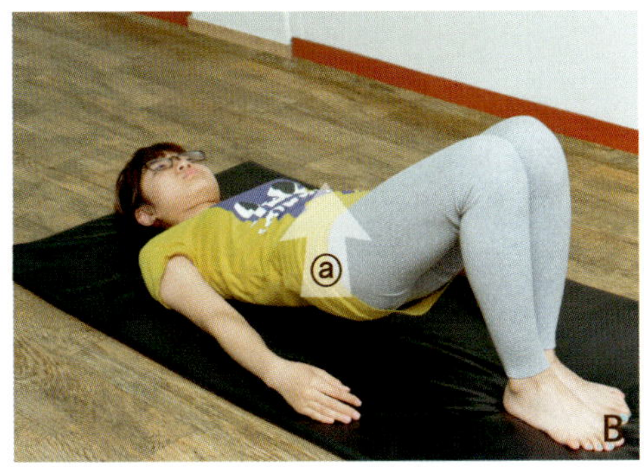

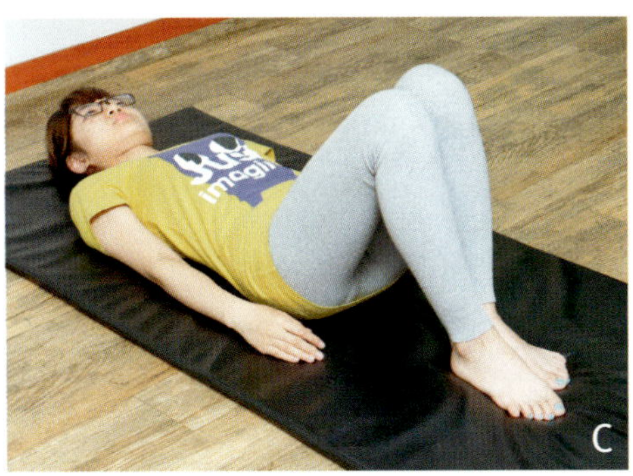

사진 6-1

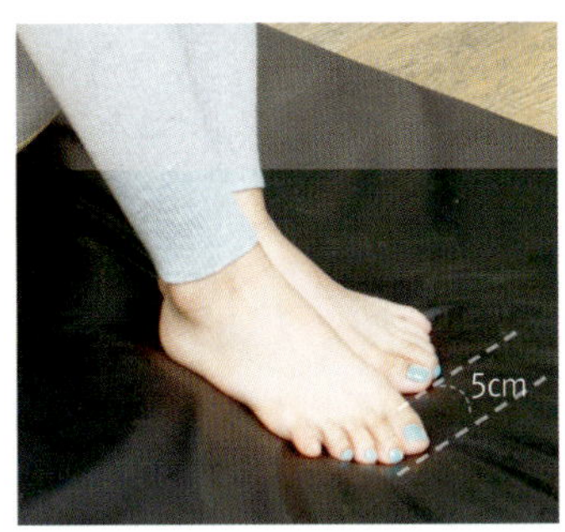

사진 6-2

2. 엉덩방아 찧기를 마치면 다리를 펴고 사진 6-3의 A와 같이 두 발은 가볍게 붙인 상태에서 바르게 눕는다. 그런 다음 가슴 사이(젖꼭지 사이)를 중심으로 사진 B의 ⓐ처럼 얼굴 쪽으로 끌어 당기듯 들어 올리면서 양 어깨를 최대한 뒤로 젖힌다(날개뼈인 견갑골이 서로 닿을 듯). 이때 하체와 목에는 힘이 전혀 들어가지 않아야 된다. 목에 힘을 주고 어깨를 든 상태에서 어깨를 젖혀 자세를 갖추면 안된다는 것이다. 또 배

를 내미는 자세 역시 바르지 않은 동작이다. 반드시 가슴 중앙부분을 얼굴 쪽으로 당겨 올려야만 된다.

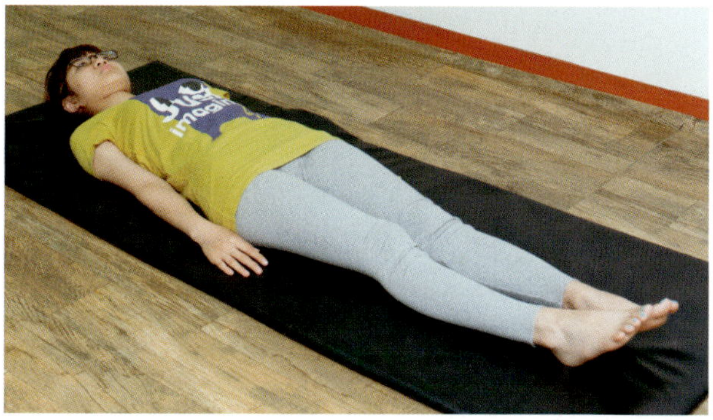

사진 6-3/A

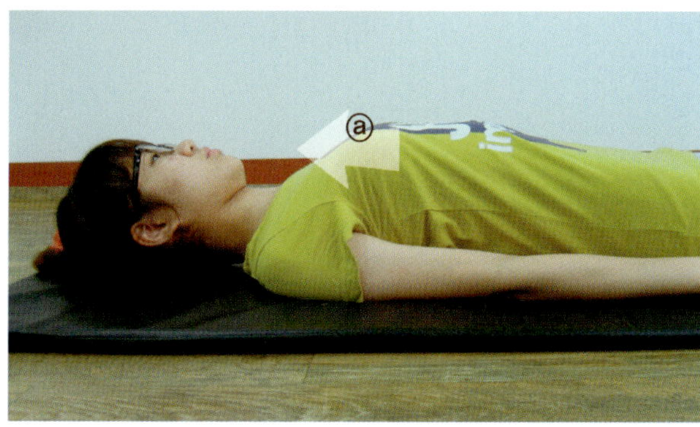

사진 6-3/B

3. 자세를 갖추게 되면 사진 6-4에서와 같이 허리부분이 자연스럽게 바닥에서 뜨게 된다. 즉, 어깨와 엉덩이부분만으로 상체가 유지되면서 허리는 ⓐ와 같이 바닥에

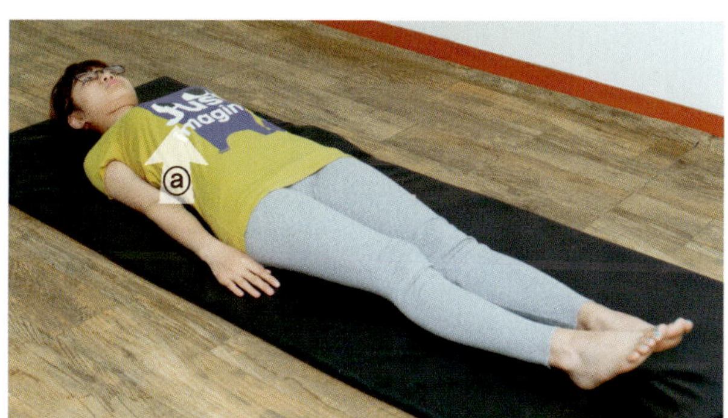

사진 6-4

서 들리면서 뜬 상태가 된다는 것이다. 동시에 허리에 통증이 발생하지 않을 정도만 당겨 올린다는 점은 항상 주의해야 된다. 허리에 통증이 생길 정도로 과도하게 당기는 것은 옳은 자세가 아니기 때문이다.

4. 이 상태에서 그대로 1분 정도를 유지한다. 이때 드물지만 통증이 발생되는 사람들이 있다. 그럴 경우 1분 이내로 조절해서 해도 된다. 하지만 익숙해지면 차츰 시간을 늘려 1분 이상, 통증이 없거나 체력이 된다면 2분까지 늘리도록 한다. 이때 몸이 휘거나 틀어지지 않는 반듯한 상태(머리끝부터 두 발 사이까지가 일직선이 되도록)가 유지되어야 한다.

5. 1분이 지나면 온몸에 힘을 완전히 빼고 편한 상태로 누워 약 1분 정도 쉬도록 한다. 동작이 익숙해지면서 등이나 허리에 통증이 없다면 본인의 몸 상태에 맞춰 쉬는 시간을 30초 정도로 줄여도 무방하다. 그리고 이 동작은 다른 운동들과 같이 20회부터 하는 것이 아니라 항상 1회만 한다.

6. 변형 정도가 클 경우 대부분 경추(목뼈)가 바른 상태를 유지하지 못한다. 예컨대 머리끝이 어느 한쪽으로 기울거나, 얼굴이 위를 똑바로 보지 못하고 비스듬하게 틀어진다. 또 골반의 변형 정도가 크거나 요추에 이상이 있을 경우 두 다리가 어느 한쪽으로 치우치기도 한다. 이러한 경우 본인 스스로 바른 상태가 인식될 때까지 다른 사람(가족 등)의 도움을 받도록 한다.

* 참고- 예로부터 허리가 바닥에 닿아 손이 들어갈 틈이 없으면 죽을 날이 멀지 않았다고 했다. 살아있더라도 대부분 욕창(압력 궤양) 등으로 고통 받게 된다. 이 말은 곧 척추의 만곡도가 사라지면 건강에 심각한 장애를 준다는 뜻으로 해석할 수 있다. 실제로도 죽은 사람은 이 만곡도가 없다. 그러므로 척추고르기는 평소 건강하다고 생각하는 사람일지라도 가끔은 해 줄 필요가 있는 동작이라고 할 수 있다.

2. 새우운동(새우등운동)- 무릎 잡고 당겼다 놓기

1. 무릎을 나란히 붙인 다음 그대로 들어 올려 사진 6-5의 A와 같이 잡는다. 이때 두 손은 사진 B처럼 약간 틀어 비스듬하게 잡도록 한다. 이렇게 잡는 이유는 두 손을 앞으로 나란히 하고 잡을 경우 당길 때 손이 미끄러지거나 힘이 약하기 때문이다. 무

릎 아래는 힘을 완전히 빼고 두 발은 나란히 맞춰 둔다.

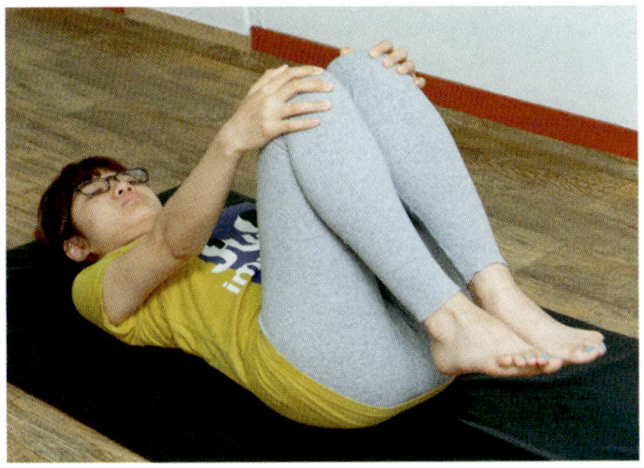
사진 6-5/A

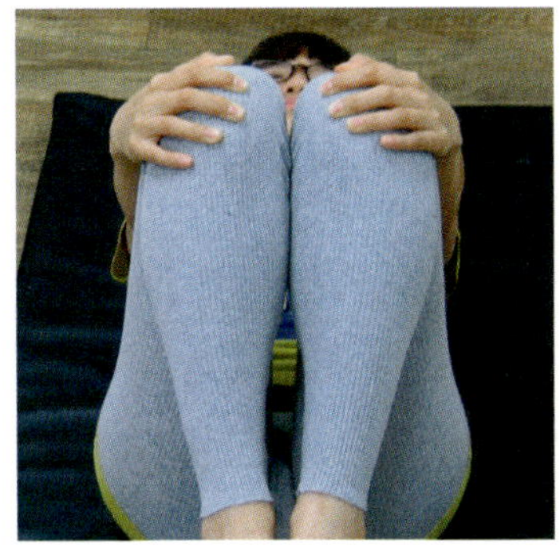
사진 6-5/B

2. 이 자세에서 사진 6-6과 같이 무릎을 머리 쪽으로 가볍게 당겼다 놓는 동작을 20회 반복한다. 이때 무릎은 사진 6-6의 A에서처럼 세워 잡은 상태가 90도라면, 당길 때는 사진 B와 같이 70도 정도까지만 당겼다 놓도록 한다. 당겼다 놓는 범위를 20도 정도가 유지되도록 움직여야 된다는 뜻이다. 그 이유는 이 운동의 목적이 골반과 요추를 연결하는 근육인 장요근을 중심으로 주위 근육들을 이완시키는데 있기 때문이다.

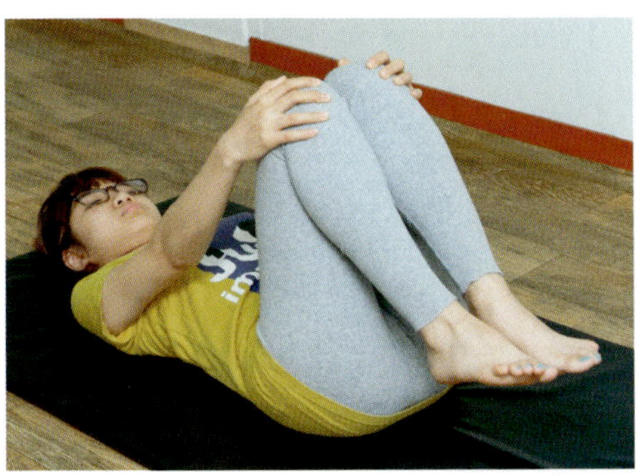
사진 6-6/A

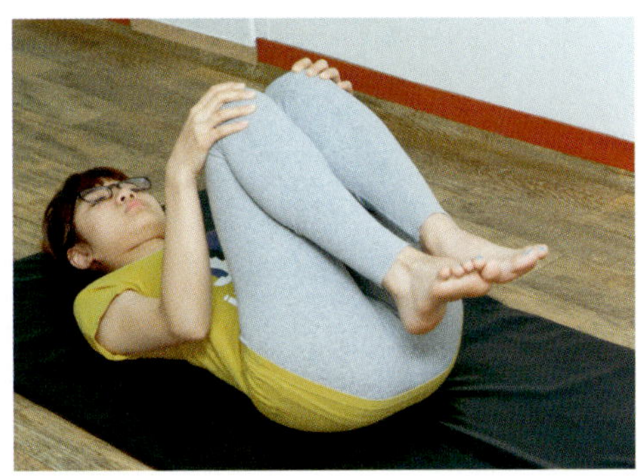
사진 6-6/B

3. 무릎을 당겼다 놓을 때는 무릎이 신체의 중앙에서 벗어나지 않도록 무릎 사이를 눈으로 보면서 한다. 이때 허리통증이 심하거나 변형 정도가 크면 무릎이 자신도 모르게 벌어지거나 나란하게 유지되지 못하고 어긋나게 된다. 그러므로 무릎 사이가

벌어지지 않도록 주의할 필요가 있다. 두 발 역시 나란히 유지되도록 주의한다. 허리 통증이 심하다면 무릎을 볼 수 없을 정도로 경추의 이상(일자목이나 역 C자 목, 사경 등)이 함께 발생되어 있는 경우가 많다. 그럴 때는 베개 등을 머리에 받히고 보면서 해도 된다.

4. 무릎을 당겼다 놓을 때 팔을 완전히 펴지 않고 중간까지만 폈다가 다시 당기는 경우를 많이 본다. 그럴 경우 무릎이 90도로 세워지지 않는다. 그러므로 팔을 완전히 폈다 다시 당긴다는 의식을 가지고 부드럽게 당겼다 놓도록 한다.

* 참고- 이 새우운동을 가슴 가까이까지 당기게 하는 곳도 있다. 그러나 가슴 가까이 당겼다 놓으면 등을 굴리는 동작이 되고 만다. 더구나 작용하는 힘의 중심축이 흉추쪽으로 이동하게 된다. 그렇게 되면 정작 필요한 장요근과 골반 주위에는 영향이 미치지 않는다. 그러므로 당겼다 놓는 범위를 정확히 지키도록 한다. 또 자신의 체력 범위를 넘기지 않도록 주의할 필요도 있다.
간혹 고관절에 이상(무혈성괴사, 골두변형 등)이 있거나 척추의 변형 정도가 크면 무릎을 당기지 못하는 경우도 생긴다. 이때는 무릎 위를 띠로 묶고 그 띠를 잡고 당겼다 놓기를 반복해도 된다. 그런 다음 다시 풀고 다음 동작을 연결해서 하도록 한다.

3. 머리 들고 새우운동 – 머리를 들고 무릎 당겼다 놓기

1. 새우운동과 같은 자세에서 사진 6-7의 A/B와 같이 머리를 들고 20회를 반복한다. 이때 무릎을 당기는 상태와 범위는 앞의 새우운동 그대로 유지되어야 한다. 간혹 머리를 들고 당기게 되면 동작이 달라지는 사람들이 있다. 그러므로 앞의 새우운동에서 머리만 들 뿐 동작에는 변화가 생기지 않도록 주의한다.

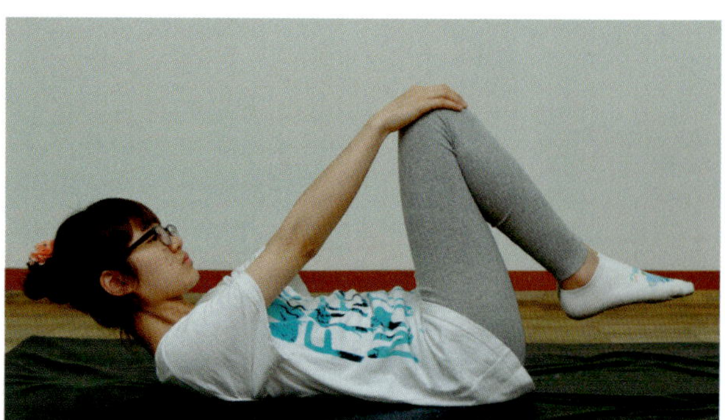

사진 6-7/A

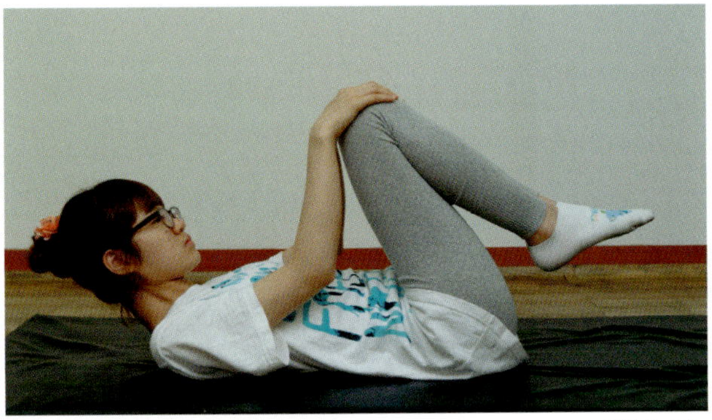

사진 6-7/B

* 참고- 머리를 들고 하는 새우운동은 기존 새우운동을 통해 얻어지는 변화뿐만 아니라 경추에 생긴 이상까지 개선시킬 수 있는 동작이다. 그러므로 고개의 틀어짐(경추의 변형)이나 몸의 움직임(척추의 변형)이 달라지는 것을 경험하게 된다.
이 운동을 하다 보면 자신도 모르게 등을 동그랗게 구부린 상태에서 몸 전체를 굴리는 듯 하는 사람들이 있다. 또 어느 한쪽 방향으로 돌아가는 사람들도 있다. 척추의 한 곳이 팽이의 구슬과 같은 역할을 해 뱅글뱅글 도는 경우도 있다는 얘기다. 이런 현상은 동작이 바르지 않을 때 나타난다. 그러므로 동작을 정확히 하도록 한다.

2. 머리를 들고 하면 목이나 어깨의 통증으로 힘들어 하는 사람들이 반드시 있다. 심할 경우 머리를 들지 못하는 경우도 있다. 이런 상태라면 대부분 목(경추)에 이상이 이미 발생된 상태거나 연관된 변형(일자목이나 역 C자 목, 사경 등)이 반드시 확인된다. 이때는 본인이 할 수 있는 횟수만큼 나눠서 해도 된다. 본인의 체력에 맞춰 여러 번 나눠서 해도 된다는 뜻이다.

4. 방아찧기 – 엉덩이 들었다 놓기

1. 새우운동을 마쳤으면 그대로 무릎을 붙여 세운 상태에서 사진 6-8의 A와 같이 긴 다리의 발끝을 짧은 다리보다 약 5cm 정도 몸 가까이 당겨 놓는다. 방아찧기 자세는 처음 엉덩방아를 찧는 자세와 같다. 이때 O형 다리라면 두 발 사이를 사진 B에서처럼 자신의 엉덩이 폭만큼 벌린다.

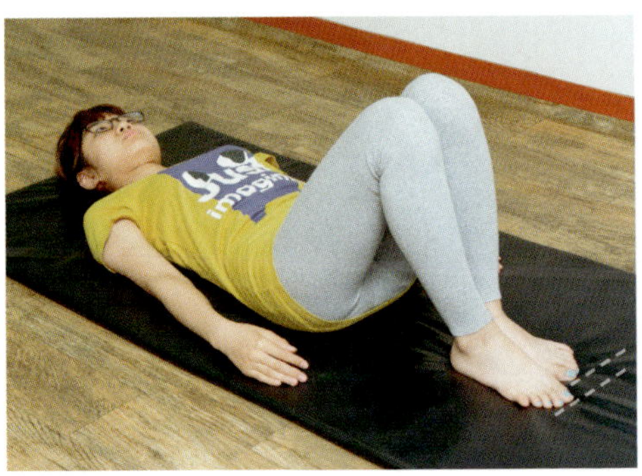

사진 6-8/A

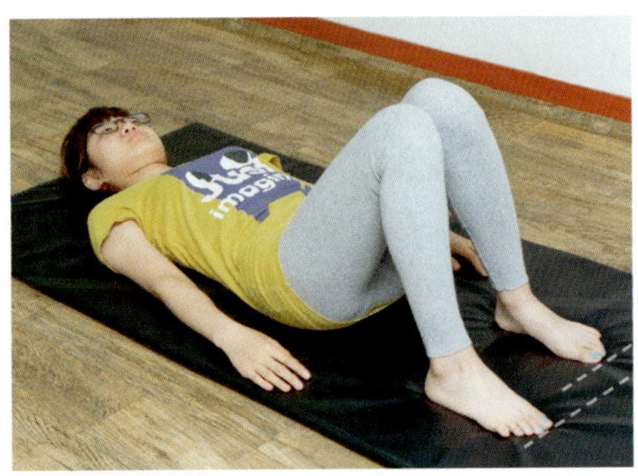

사진 6-8/B

2. O형 다리는 대퇴골두가 전방으로 이동된 상태(전방변위)라고 했다. 그런 까닭에 두 발을 엉덩이 폭만큼 벌리는 것이다. 두 발을 벌려보면 대퇴골두가 뒤쪽(후방)으로 이동되는 것을 느낄 수 있다. 그리고 이 상태가 고착화되면 휜 다리에도 긍정적인 변화가 나타난다.

3. 이 상태에서 그대로 엉덩이를 사진 6-9/A의 ⓐ와 같이 약 20~30cm 정도 천천히 들어 올렸다가 사진의 B처럼 힘을 빼고 툭~ 소리가 나도록 내려 놓기를 반복한다. 이때 들어 올리는 높이는 자신의 몸 상태에 따라 통증이 발생되지 않을 정도로 조절한다. 그리고 횟수는 다른 동작들과 마찬가지로 20회부터 시작한다.

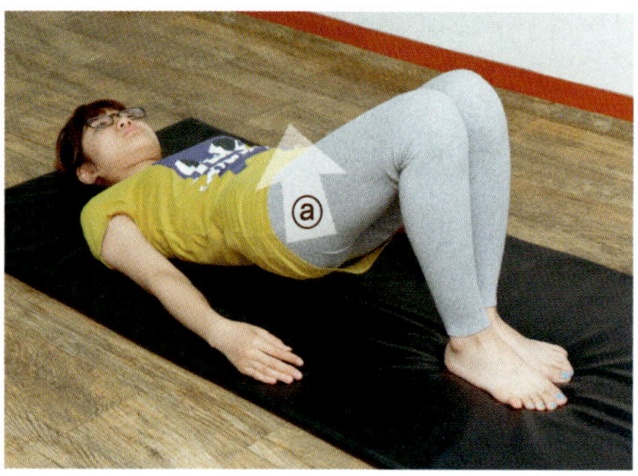

사진 6-9/A

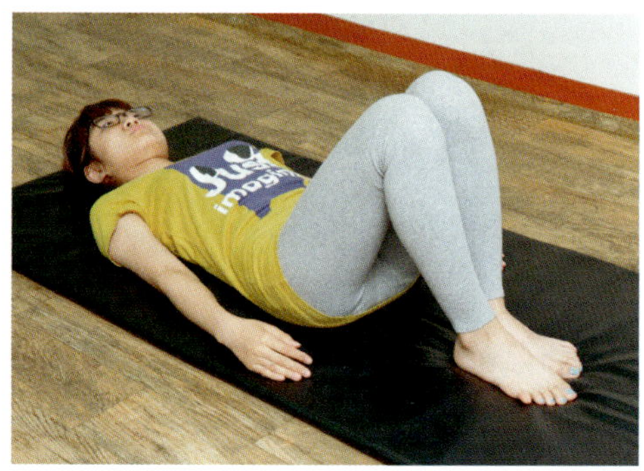
사진 6-9/B

4. 엉덩이를 바닥에 놓을 때는 무릎 사이가 벌어지지 않도록 주의한다. 무릎 사이가 반드시 붙은 상태에서 동작이 이뤄져야 된다는 뜻이다. 실제로도 엉덩이를 떨어뜨릴 때 무릎 사이가 벌어지는 경우가 많다. 하지만 본인은 정작 그런 사실조차 모른다. 그러므로 의식을 가지고 벌어지지 않도록 주의할 필요가 있다. 참고로 운동을 통해 **다리 길이가 같아지면 두 발끝을 나란히 맞추고 한다.** 다리 길이가 같아지면 긴 다리의 발을 뒤로 당길 필요가 없다는 얘기다.

* 참고- 방아찧기는 틈만 나면 자주 하기를 권하는 운동이다. 골반뿐만 아니라 고관절과 요추까지도 긍정적인 변화를 기대할 수 있기 때문이다. 현재 허리통증을 겪고 있는 상태라면 처음에는 대부분 충격에 의한 통증을 느끼게 된다. 그러나 어느 정도 횟수를 넘기면 통증이 차츰 사라지는 것을 느끼게 된다. 또 엉덩이를 떨어뜨릴 때 대부분 방귀가 나오게 된다. 심지어는 떨어뜨릴 때마다 매번 방귀를 뀌는 경우도 있다. 그러므로 운동할 때 조심할 필요가 있다. 만약 통증이 지속되거나 심한 상황이라면 운동으로 해결될 상태가 아니라는 것을 의미한다. 이때는 전문가를 찾아 정확한 진단과 치료를 받도록 한다.

5. 풍차돌리기 – 두 팔 벌리고 머리와 하체 돌리기

1. 방아찧기를 마치면 긴 다리의 뒤꿈치를 엉덩이 쪽으로 약간 당긴다. 당기는 정도는 엉덩이와 약 15cm정도 떨어진 위치가 이상적이다. 그리고 나서 사진 6-10에서와 같이 짧은 다리를 긴 다리 위에 올려 포갠 다음 양팔을 벌려 손바닥을 밑으로 한 상태에서 어깨 높이에 맞춰 나란히 둔다. 이때 양손의 높이와 위치는 고개를 좌우로 돌려 손을 보면서 맞추도록 한다. 대부분 좌우 높이가 같지 않기 때문이다.

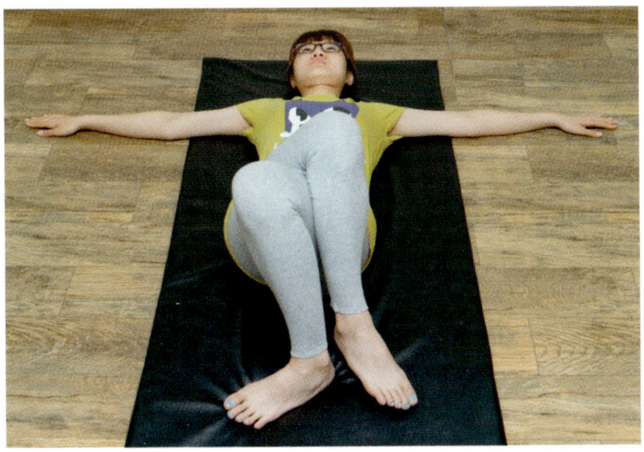

사진 6-10

2. 그런 다음 발끝부분을 사진 6-11처럼 몸 안쪽 방향으로 45도 이상 틀어서 꺾는다.

* 참고- 골반의 틀어짐이 크거나 허리통증이 심할 경우, 발목에까지 연관된 이상이 이미 나타나 있는 상태라면 지금과 같이 꺾지를 못한다. 그럴 때는 통증을 느끼지 않을 정도까지 최대한 꺾고 하도록 한다. 허리통증의 감소와 함께 차츰 꺾임이 가능해지면 그때는 반드시 45도 이상 꺾도록 한다. 45도 이상 꺾지 않으면 동작이 정확하게 이뤄지지 않기 때문이다.

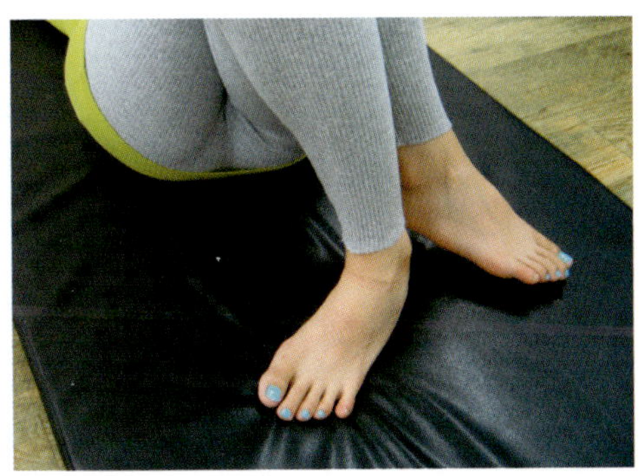

사진 6-11

3. 이 상태에서 어깨가 바닥에서 떨어지지 않도록 양 손에 힘을 주고 긴 다리를 천천히 움직여 사진 6-12의 A처럼 짧은 다리 쪽부터 최대한 넘긴 다음 다시 같은 속도로 세워 사진 B와 같이 긴 다리 쪽으로 천천히 최대한 넘긴다. 왕복으로 넘기는 속도는 동일하게 유지하도록 한다.

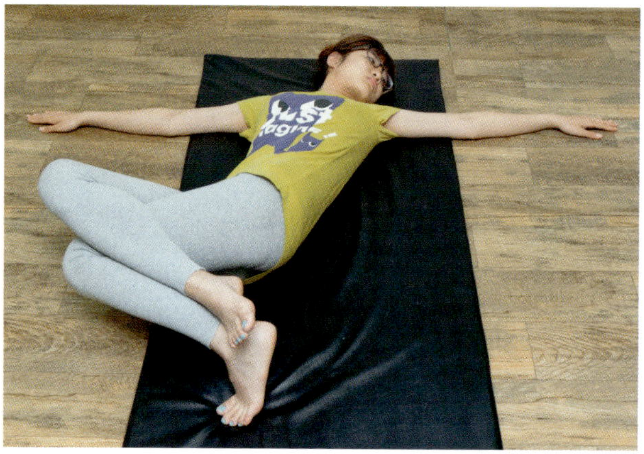

◀ 짧은 다리 방향부터 최대한 밀어 넘긴다.

사진 6-12/A

▶ 연속해서 긴 다리 방향으로 최대한 넘긴다.

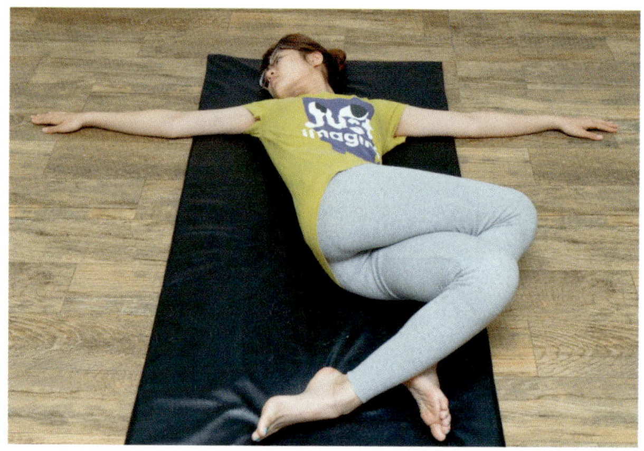

사진 6-12/B

4. 다리를 넘길 때는 무릎에 힘의 중심을 두고 넘기기 시작하고 발뒤꿈치가 바닥에서 떨어지면서 딸려오면 사진 6-13처럼 발목을 펴면서 발끝부분에 힘을 줘 최대한 넘기도록 한다. 짧은 다리 쪽으로 넘길 때는 사진 6-12의 B와 같이 무릎을 중심으로 힘을 주고 뒤꿈치를 축으로 하여 넘긴다.

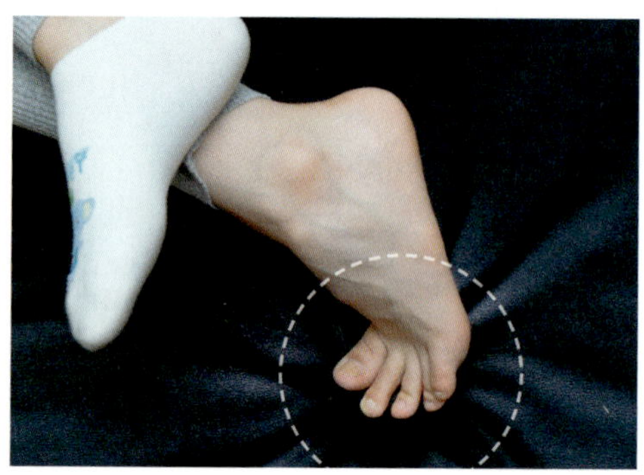

사진 6-13

5. 왕복(1회)이 끝나고 처음 자세로 되돌아 왔을 때는 다시 발끝을 사진 6-14의 ⓐ와 같이 꺾도록 한다. 반대쪽(긴 다리 쪽)으로 넘기면서 꺾었던 발이 펴지기 때문이다. 무릎을 세우는 도중에 꺾거나 지금과 같이 꺾지 않고 넘기면 종아리에 쥐가 나거나 바른 동작이 이뤄지지 않는다. 그러므로 반드시 무릎이 가운데로 왔을 때 발끝을 꺾어 처음 상태와 같은 자세에서 다시 시작하도록 한다.

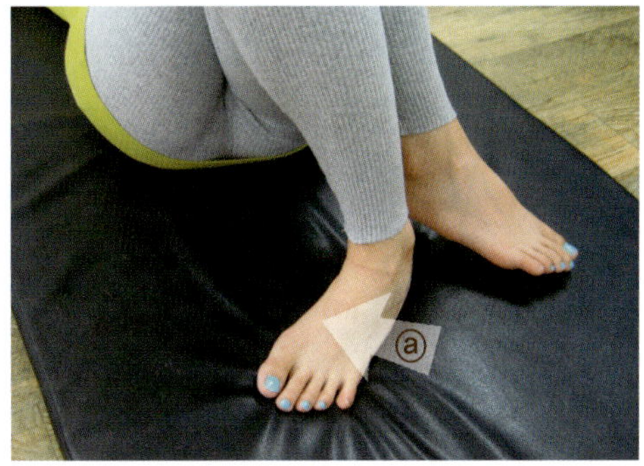

사진 6-14

6. 풍차돌리기를 할 때는 항상 발 상태에 주의할 필요가 있다. 발 위치가 옳지 않으면 동작이 정확하게 이뤄지지 않기 때문이다. 또 동작에만 급급해 허리나 엉덩이에 힘을 주고 넘길 경우 엄지발가락 하나만 바닥에 닿거나 발가락 전체가 바닥에서 뜨는 경우도 생긴다. 이는 바르지 않은 동작으로 긍정적인 결과를 기대할 수 없다.

7. 고개는 다리를 넘기는 방향과 반대편으로 다리의 움직임에 맞춰 천천히 본인이 할 수 있는 최대 범위까지 돌린다. 이때 머리끝이 기울거나 틀어지지 않도록 주의한다. 예컨대 도리도리하는 것과 같이 고개를 좌우로 반듯하게 돌려야 된다는 것이다.

8. 평소 허리통증이 심한 경우라면 자신의 체력 범위를 넘기지 않으면서 적정 속도에 맞춰 천천히 움직이도록 한다. 그렇지 않으면 대부분 통증이 증가하게 된다. 적정 속도는 분당 8회 정도 왕복하는 것이 가장 적당하다. 그러다 익숙해지면 10회 정도로 늘린다. 늘리더라도 분당 10회를 넘기지 않도록 주의한다.

9. 다리를 넘길 때 무릎이 바닥에 닿지 않아도 된다. 변형 정도가 심하면 다리를 끝까지 밀어 넘기더라도 무릎이 바닥에 닿지 않는다. 하지만 상태가 개선되면 차츰 닿게 된다. 그러므로 처음부터 무리해서 억지로 닿게 할 필요가 없다.

10. 간혹 허리를 비틀거나 위에 올린 짧은 다리에 힘을 주고 넘기는 사람들이 있다. 대표적으로 옳지 않은 방법이다. 그러므로 오로지 밑에 둔 긴 다리로만 동작이 이루어지도록 주의한다.

◎ 다리 길이가 같아졌을 때는 – 다음과 같이 동작을 바꾸도록 한다. 같은 자세로 계속하면 짧았던 다리가 반대로 길어져 예전과는 다른 통증이 발생하기 때문이다. 다리가 다시 길어질 경우에는 체형에 맞춘 기존방식으로 하도록 한다.

1. X형 체형일 경우

1. 사진 6-15에서처럼 두 다리와 발끝을 나란히 붙여 무릎을 세운다. 이때 상체는 기존의 풍차돌리기와 같다.

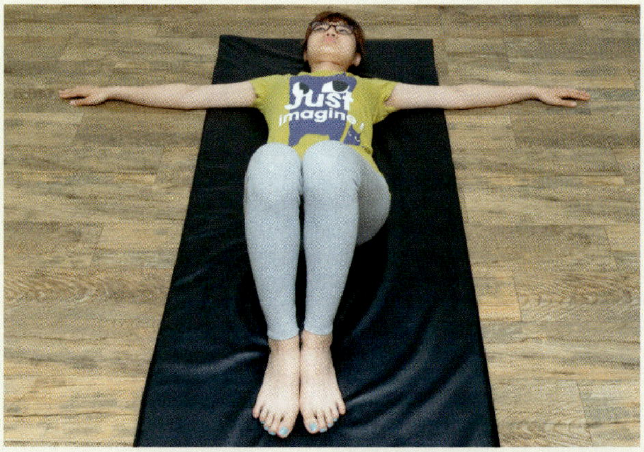

사진 6-15

2. 두 발과 다리의 힘만으로 사진 6-16의 A와 같이 기존의 짧은 다리 쪽부터 천천히 최대한 넘긴 다음 사진 B처럼 긴 다리 쪽으로도 천천히 최대한 넘긴다.

▶ 짧은 다리 방향부터 최대한 밀어 넘긴다.

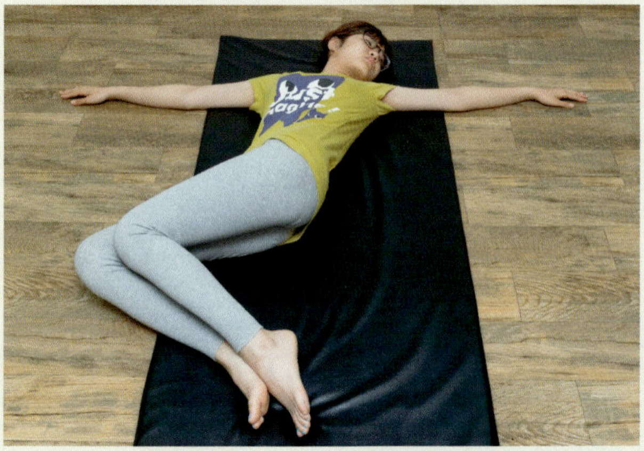

사진 6-16/A

3. 다리를 넘길 때는 다리에 힘을 준 상태에서 적절한 속도를 유지하며 넘기도록 한다. 힘을 빼고 다리 무게로 훌쩍 넘기면 긍정적인 결과를 기대할 수 없다.

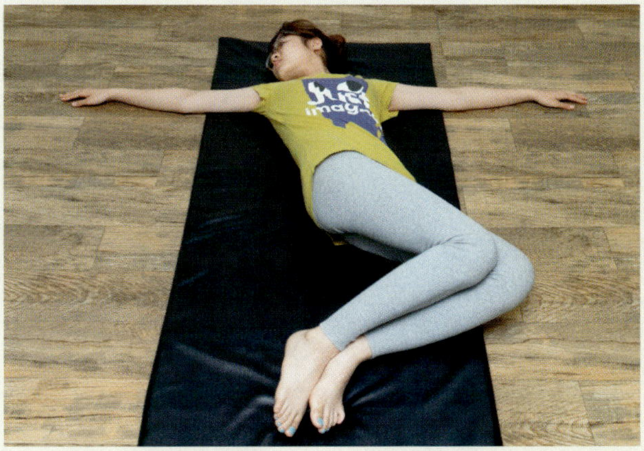

◀ 연속해서 긴 다리 방향으로 최대한 밀어 넘긴다.

사진 6-16/B

4. 좌우로 넘기는 속도는 분당 10회 정도가 가장 적당하다. 고개 역시 다리 방향과 반대로 최대한 돌린다.

2. O형 체형일 경우

1. 사진 6-17과 같이 두 다리와 발끝을 나란히 붙여 무릎을 세운 다음 두 발은 자신의 어깨 폭보다 조금 넓게 벌린다. 이때도 상체는 기존의 풍차돌리기와 같다.

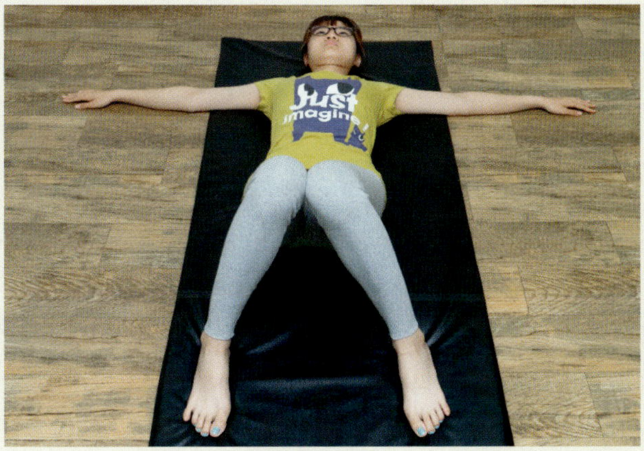

사진 6-17

2. 두 발을 축으로 다리의 힘만으로 사진 6-18의 A와 같이 짧은 다리 쪽부터 천천히 최대한 넘긴다. 그리고 나서 사진 B와 같이 긴 다리 쪽으로 넘긴다. 이때 두 다리는 서로 비벼지듯 그리고 스치듯 한 상태를 유지하도록 한다.

▶ 짧은 다리 방향부터 최대한 밀어 넘긴다

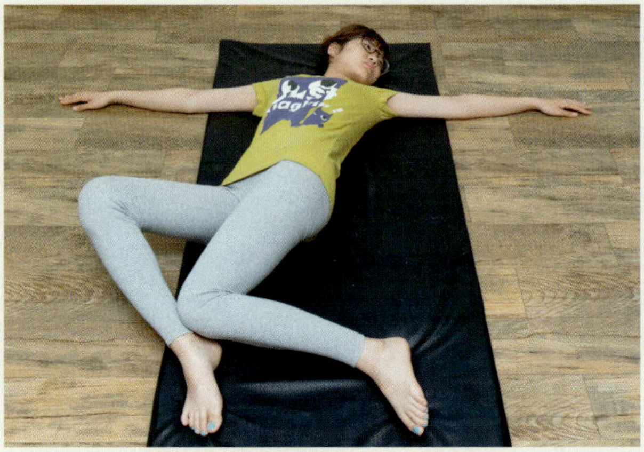

사진 6-18/A

3. X형과 마찬가지로 두 다리에 힘을 빼지 않도록 주의한다. 두 다리에 힘을 유지한 상태에서 동작이 이뤄져야 한다는 뜻이다.

▶ 연속해서 긴 다리 방향으로 최대한 밀어 넘긴다.

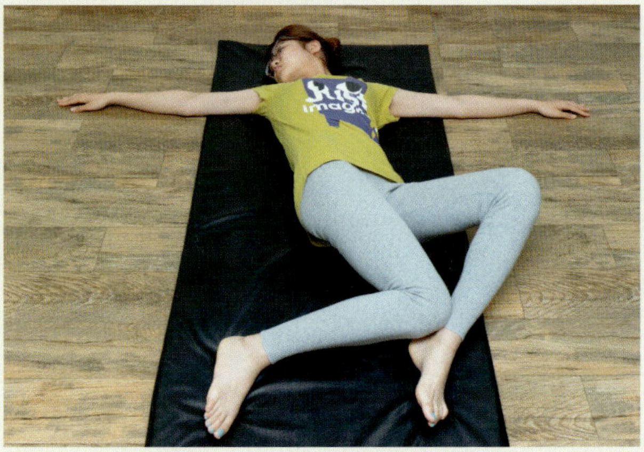

사진 6-18/B

4. O형 또한 마찬가지로 넘기는 속도는 분당 10회 정도가 가장 적당하다. 고개 역시 다리 방향과 반대로 최대한 돌린다. 몸이 유연해지면 두 발 사이를 좀더 벌려도 된다. 벌리는 범위는 다리를 숙여 넘기더라도 무릎 끝이 반대 쪽 발목부분에 닿지 않을 정도만 벌리도록 한다.

* 참고 – 풍차돌리기는 변형된 몸 전체를 전반적으로 개선시키는 바른몸운동에서 가장 중요한 운동이다. 그리고 앞에서 했던 동작들은 이 풍차돌리기를 위한 준비운동이라고 해도 과언이 아니다. 그러므로 앞의 동작들을 순서에 맞춰 한 다음 하는 것이 가장 바람직하다.
또 풍차돌리기는 고관절의 변위는 물론 골반과 척추의 뒤틀림을 동시에 개선시켜 준다. 그러므로 다리 길이를 같게 하면서 골반의 변형뿐만 아니라 척추도 함께 개선시켜 곧바로 변화를 경험할 수 있는 운동이기도 하다. 따라서

허리나 어깨에 통증을 느끼고 있다면 이 풍차돌리기만으로도 대부분 변화를 경험할 수 있다. 뿐만 아니라 일부 사람들은 목뼈(경추)는 물론 두개골에까지 영향을 줘 틀어졌던 고개(기울어 있던 목)나 얼굴의 불균형이 개선된 것을 곧바로 확인할 수 있다. 발에서 확인됐던 크기 차이 역시 대부분 같아진다. 한편으로는 운동을 통해 만들어낸 변화를 유지할 수 있게 하는 가장 중요한 근육이 재생성된다.
간혹 당장 편하고 싶은 욕심에 자신의 몸 상태를 무시하고 무리하거나 적정 속도를 벗어나 빠르게 하는 경우가 많아 상당한 주의가 요구된다. 게다가 체력 범위를 넘기게 되면 새로운 통증이 발생하는 경우도 자주 발생한다. 그러므로 반드시 적정 속도에 맞춰 천천히 하되 통증이 발생되지 않도록 정확히 할 필요가 있다. 또 어깨가 바닥에서 떨어지지 않도록 주의해야 한다. 하체만을 의식해 어깨가 들릴 경우 흉추부에 부정적인 영향을 주어 다른 부분에 통증이 생기는 경우가 가끔 있기 때문이다.
정상적인 동작을 하게 되면 누구라도 몸 전체가 차츰 아래로 내려오게 된다. 손에 힘을 주고 자세를 유지한다 해도 다리를 넘길 때 마다 어깨가 약간씩 들린 결과로 인해 나타나는 현상이다. 이런 들썩거림이 반복되어 자연스럽게 몸이 아래로 내려오는 것이다. 그러므로 처음 위치에 그대로 머물러 있거나 비스듬하게 내려온다면 동작이 정확하지 않다는 뜻이 된다.

6. 일어나기 (필수운동의 마지막 단계)

운동을 마치고 일어나는 동작 역시 매우 중요하다. 운동을 통해 만들어 낸 변화를 그대로 유지하면서, 한편으로는 그 변화를 몸에 기억시키는 과정이기 때문이다. 즉, 스스로 만든 변화를 몸에 숙지시키기 위한 동작이라는 뜻이다. 그러므로 반드시 순서에 따라 일어나도록 한다. 또 최종적으로 일어서는 순서는 일상 생활 중에서도 같은 과정과 동작이 필요한 만큼 정확히 지키도록 한다.

1. 풍차돌리기를 마쳤다면(긴 다리 위에 짧은 다리가 포개진 상태) 사진 6-19와 같이 다리를 먼저 짧은 다리 방향으로 젖혀 넘긴다.

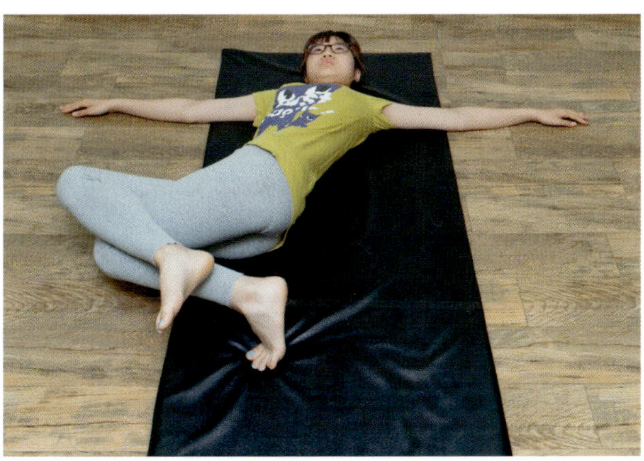

사진 6-19

2. 그런 다음 사진 6-20에서와 같이 두 팔을 모아 짧은 다리 방향으로 상체를 돌려 나란히 둔다.

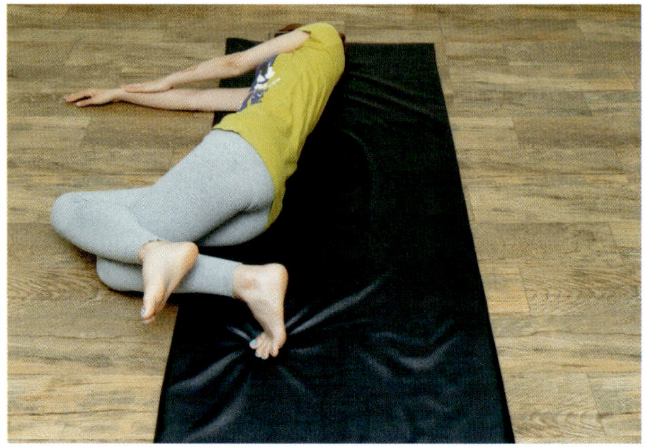

사진 6-20

3. 그리고 두 팔만을 이용해 상체를 사진 6-21과 같이 세운다. 이때는 반드시 두 팔의 힘만으로 상체를 세우도록 한다. 허리에 힘이 들어가거나 반동을 이용하면 안 된다는 뜻이다. 요추에 만들어 낸 변화가 예전 상태로 되돌아갈 수 있는 조건이 되기 때문이다.

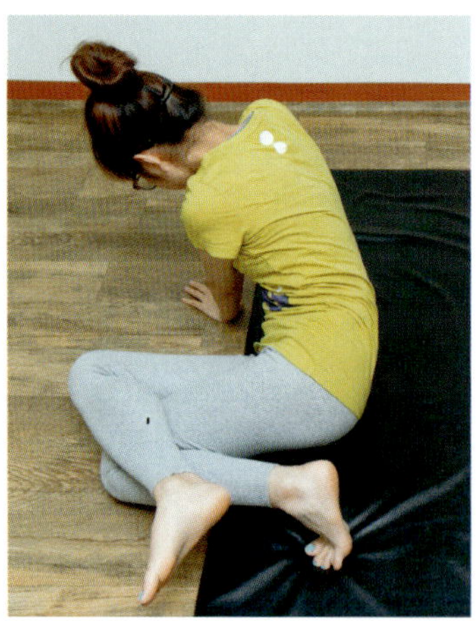

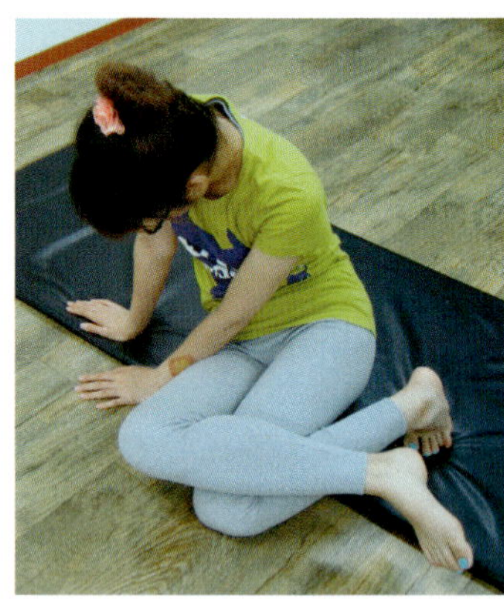

사진 6-21

4. 긴 다리 위에 올렸던 짧은 다리를 풀어 긴 다리 밑에 사진 6-22의 A와 같이 끼움과 동시에 사진 B처럼 천천히 상체만을 움직여 세우면서 무릎을 꿇는다. 이렇듯 무릎을 꿇으면 긴 다리의 무릎이 약간 뒤에(몸쪽) 놓이게 된다. 즉, 무릎을 내려다 봤을 때 사진 C의 ⓐ, ⓑ와 같이 긴 다리의 무릎이 짧은 다리의 무릎에 비해 약간 더 뒤에 놓이게 된다.

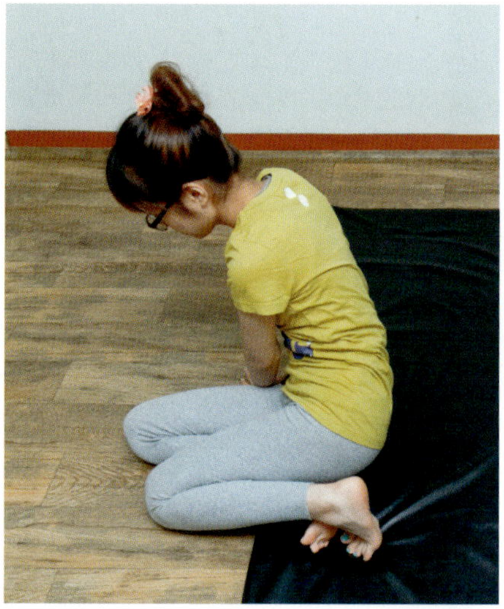

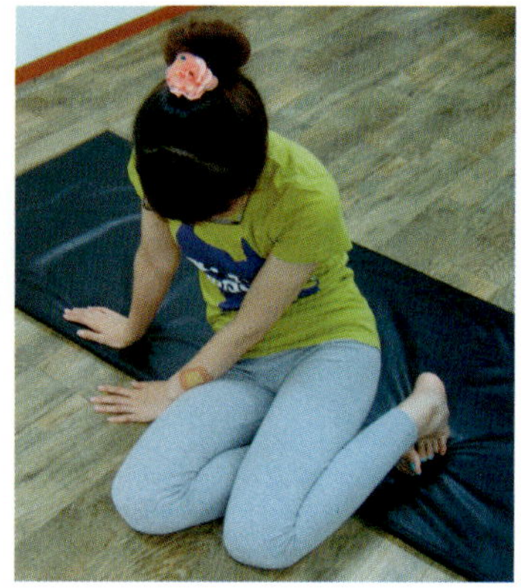

사진 6-22/A

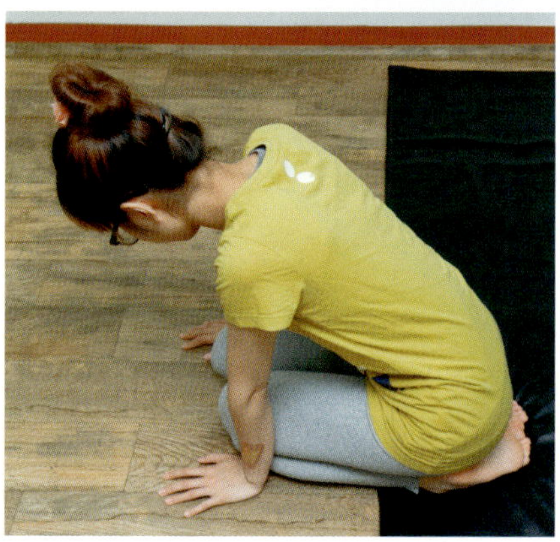

사진 6-22/B

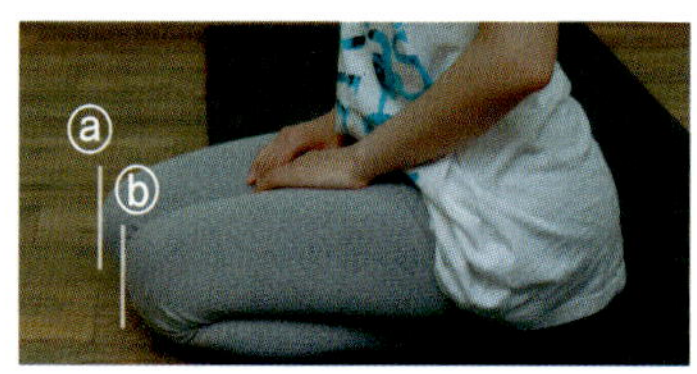

사진 6-22/C

5. 이 동작이 이뤄지는 과정에서 하체는 움직이지 않아야 된다. 간혹 무릎을 당기거나 움직여서 자세를 갖추는 사람들이 있다. 옳은 동작이 아니다. 반드시 상체를 이동시켜 무릎 위에 안정적으로 올려 놓아야만 된다. 그렇지 않으면 기껏 만들어 놓은 골반이나 요추의 변화에 부정적인 영향을 주게 된다.

6. 상체를 완전히 세운 다음 무릎을 정확히 꿇고 엉덩이를 올려 놓는다. 이때 다음 페이지에 있는 사진 6-23에서처럼 엉덩이는 발뒤꿈치 위에 균형적이면서 반듯하게 놓여져야 된다. 엉덩이가 발뒤꿈치를 벗어나게 되면 무릎이 뒤틀리게 되므로 다른 통증이나 이상이 발생할 수 있는 조건이 된다.

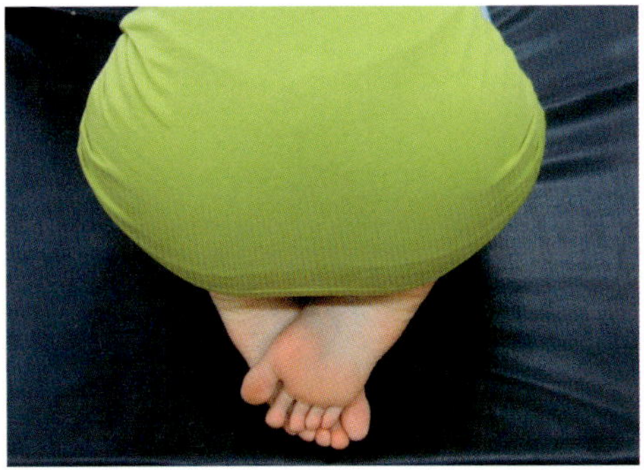

사진 6-23

7. 두 발은 그림 6-1을 참고하여 자신의 체형에 맞춰 갖추도록 한다. 그런 다음 사진 6-24와 같이 긴 다리 쪽으로 상체를 자연스럽게 틀어 두 손을 포갠 다음 이마에 대고 절을 하듯 엎드린다. 엎드릴 때는 엉덩이가 뒤꿈치에서 떨어지지 않도록 상체를 트는 정도는 조절한다.

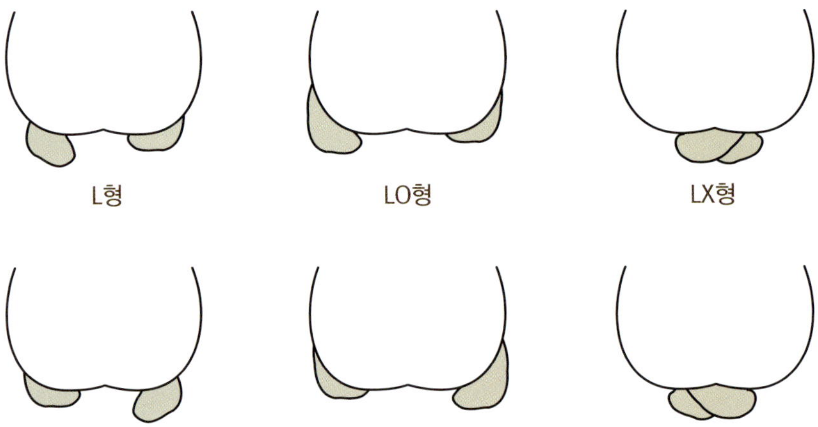

그림 6-1

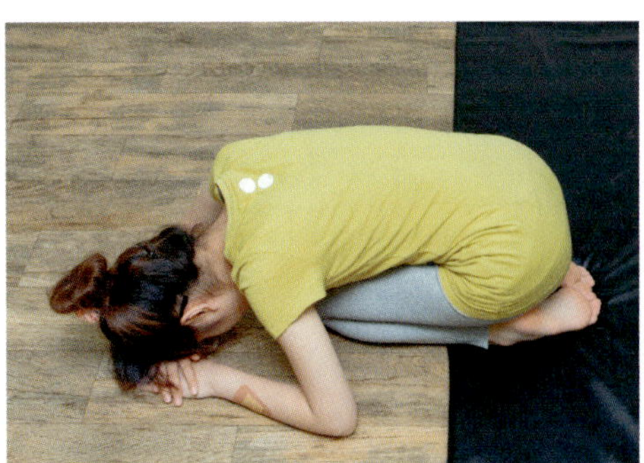

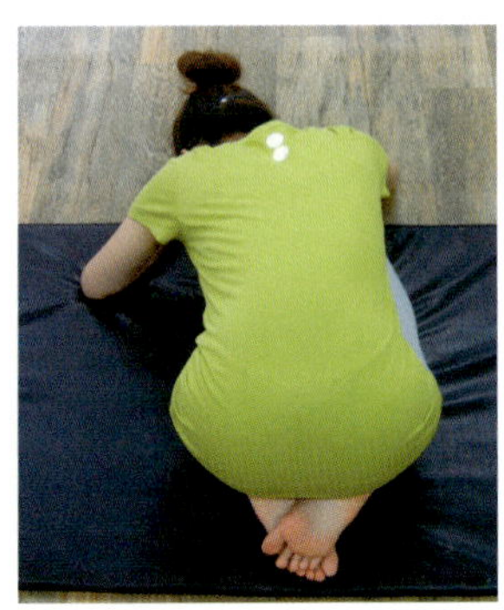

사진 6-24

8. 변형 정도가 심하면 상체를 숙이지 못하거나 엎드리더라도 이마가 손에 닿지 않게 된다. 또 엉덩이가 뒤꿈치에 붙지 않는 경우도 있다. 그럴 때는 사진 6-25에서처럼 주먹을 쥐고 포갠 다음 그 위에 이마를 대거나, 베개나 물건 등을 이용해 이마를 대고 엎드려도 무방하다.

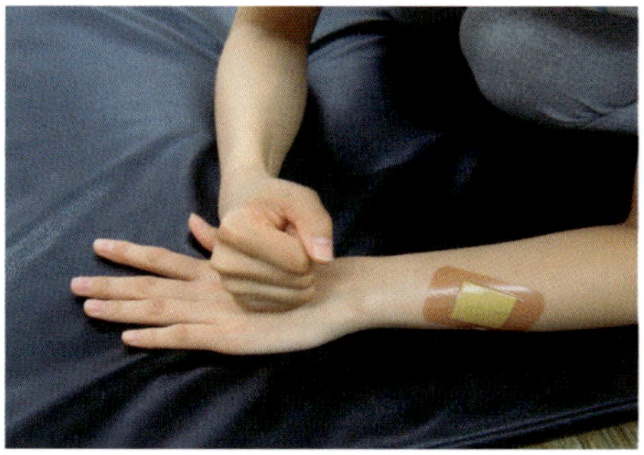

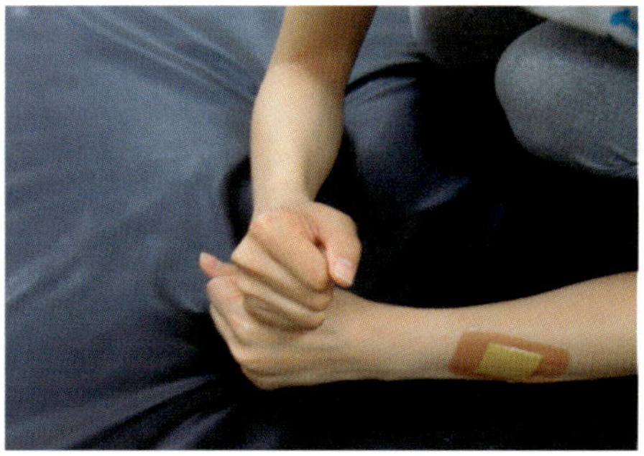

사진 6-25

* 참고– X형일 경우 상체를 틀어 엎드리면 엉덩이가 발뒤꿈치 위에서 벗어나는 사람들이 많다. 그러므로 뒤꿈치 위에서 엉덩이가 벗어나지 않도록 주의할 필요가 있다. 그렇지 않으면 무릎이 어긋난 상태에서 엎드리게 된다. O형이라면 발목이 틀어지거나 발끝이 바깥쪽으로 벌어지는 사람들이 적지 않다. 발목 상태가 정상적이지 않을 때 나타나는 현상이다. 그럴 경우 발끝을 의식적으로 안쪽으로 틀도록 한다. 그러다 익숙해지면 발을 반듯하게 편 상태에서 바닥에 발등이 고르게 닿도록 한다.

◎ 다리 길이가 같아졌을 때는

다리 길이가 같아졌을 때는 두 무릎의 끝을 나란히 맞추고 앉아 엎드리면 된다. 이때 O형이라면 사진 6-26의 A와 같이 두 발끝을 벌린 상태에서 엎드리고, X형이라면 사진 B에서처럼 두 발끝이 서로 가볍게 맞닿은 상태에서 엎드리면 된다.

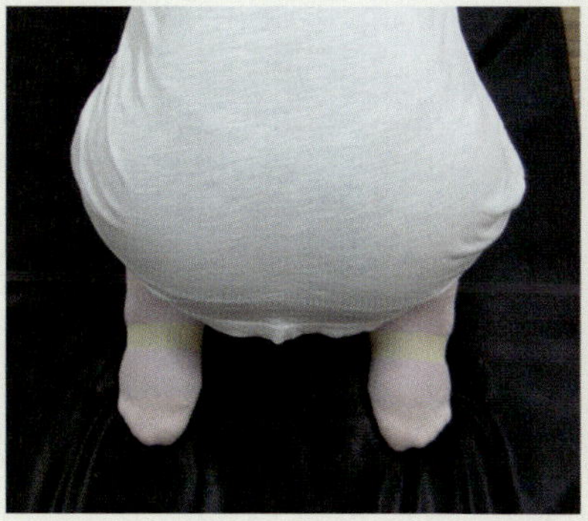

사진 6-26/A

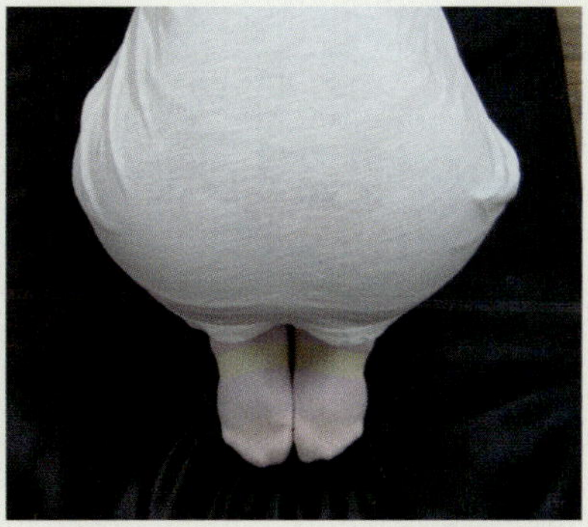

사진 6-26/B

이때 상체는 사진 6-27과 같이 두 팔을 펴고 가슴이 바닥에 닿을 만큼 깊게 숙이도록 한다.

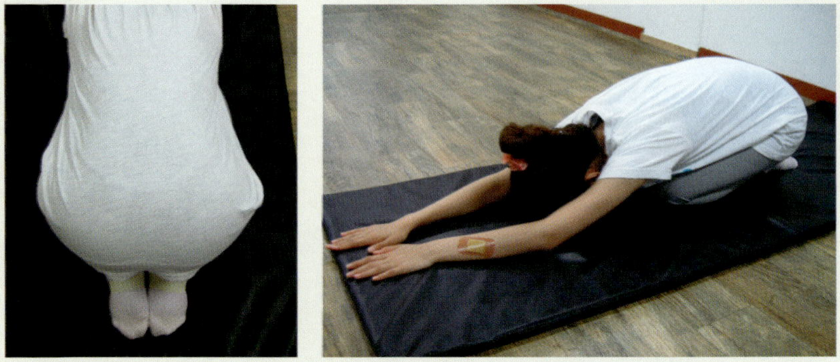

사진 6-27

8. 약 2분 정도가 지나면 상체를 일으켜 세운 다음 사진 6-28과 같이 두 팔을 편 상태에서 두 손을 양 무릎 앞에 자신의 손바닥 길이 정도 떨어진 위치에 나란히 둔다.

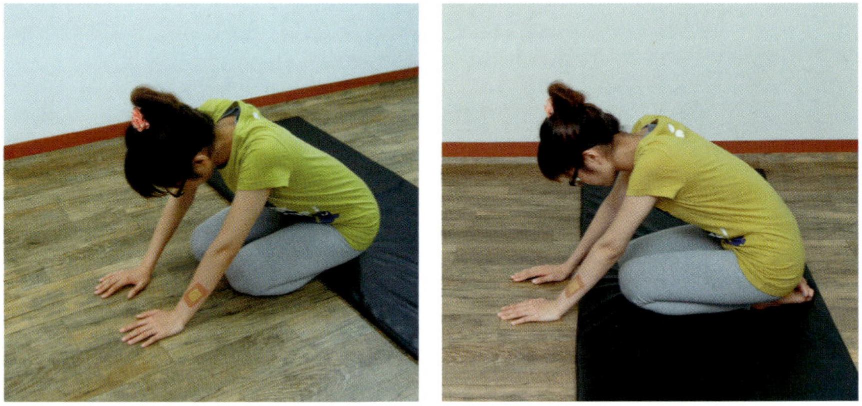

사진 6-28

9. 이 상태에서 사진 6-29에서와 같이 엉덩이를 천천히 들어 올린다.

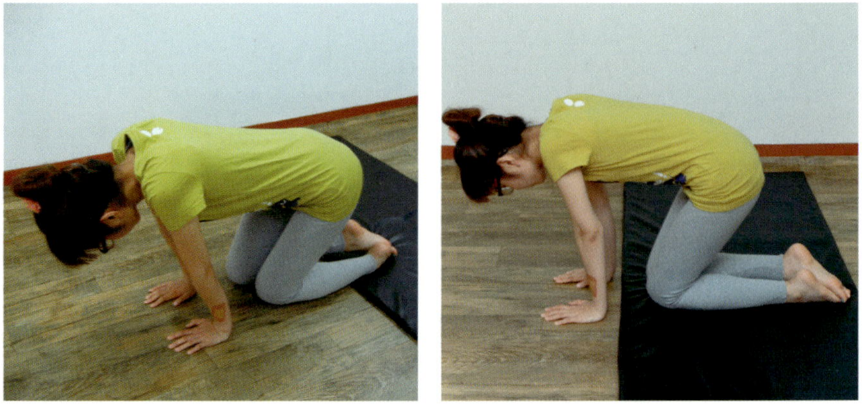

사진 6-29

10. 그런 다음 사진 6-30에서처럼 짧은 다리부터 움직여 세우면서 발끝이 무릎의 끝부분이 있던 위치에 놓이도록 맞춰 놓는다.

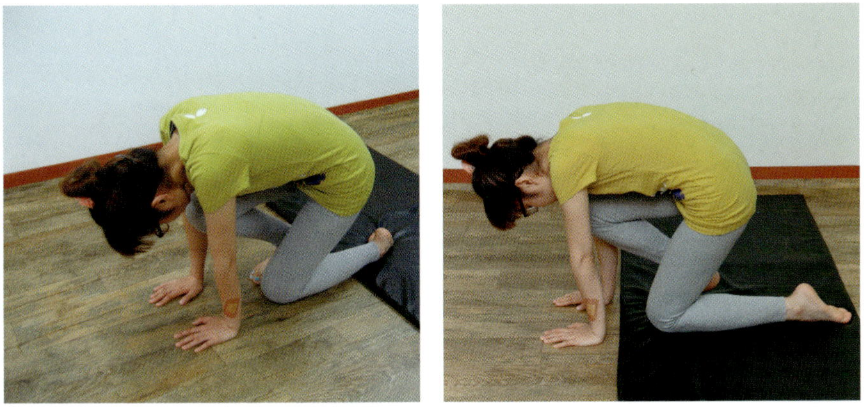

사진 6-30

11. 그리고 사진 6-31과 같이 짧은 다리를 펴는 것과 동시에

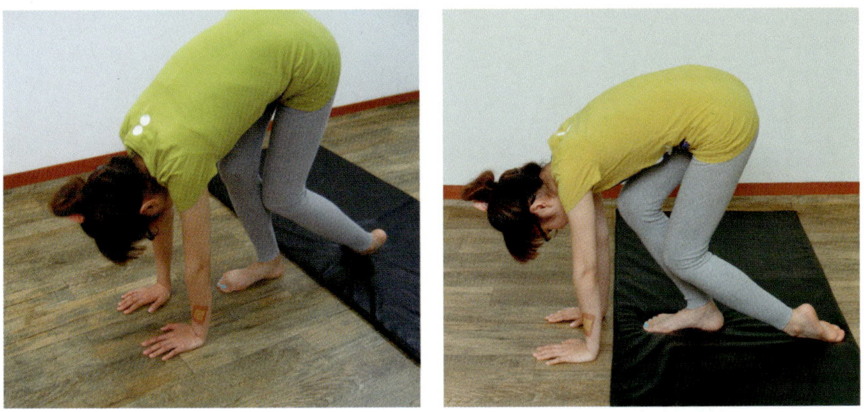

사진 6-31

12. 사진 6-32에서처럼 긴 다리의 발을 짧은 다리의 발 옆에 가져다 놓는다.

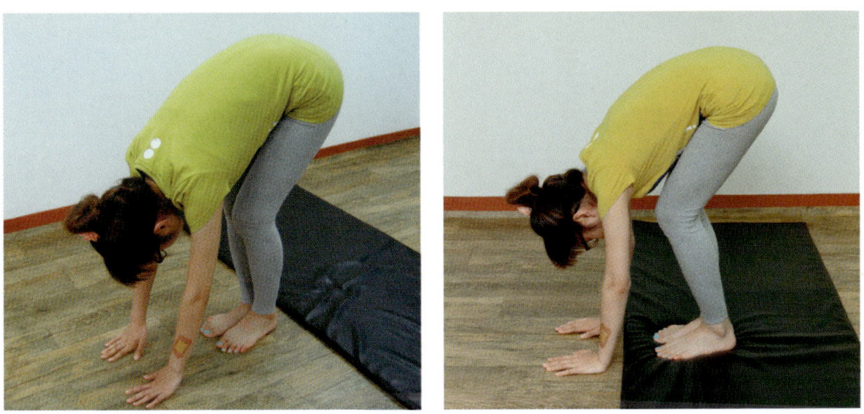

사진 6-32

* 참고- 지금 설명하고 있는 순서와 같이 일어서지 않고 상체부터 세우고 일어나거나 엉거주춤 일어서면 요추와 골반에 상체의 무게가 직접적으로 작용하게 된다. 더구나 허리통증으로 요추가 바르지 않은 상태라면 더욱더 부정적인 영향을 받게 된다. 그러므로 반드시 순서에 따라 일어나도록 한다. 그리고 상체가 요추에 어떤 작용을 하는지 평소 자신이 일어서던 동작을 직접 해보면서 비교해보도록 한다.

13. 손바닥을 바닥에서 떼면서 상체를 들어 올려 사진 6-33과 같이 바르게 선다. 이때 경추의 변형이 크다면 잠깐 어지러울 수도 있다. 하지만 곧바로 사라진다. 더욱 심하다면 구토가 나는 느낌이 들 수도 있다. 하지만 곧 진정되고 실제 구토를 하는 경우는 없다.

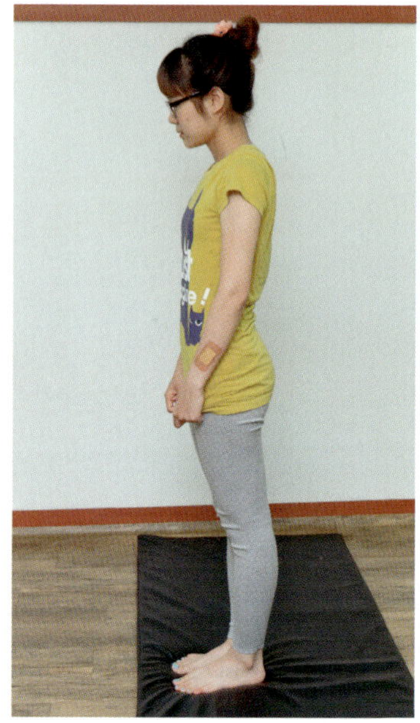

사진 6-33

14. 일어선 다음에는 사진 6-34에서처럼 반드시 긴 다리를 축으로 하여 두 바퀴를 돌고 마무리한다.

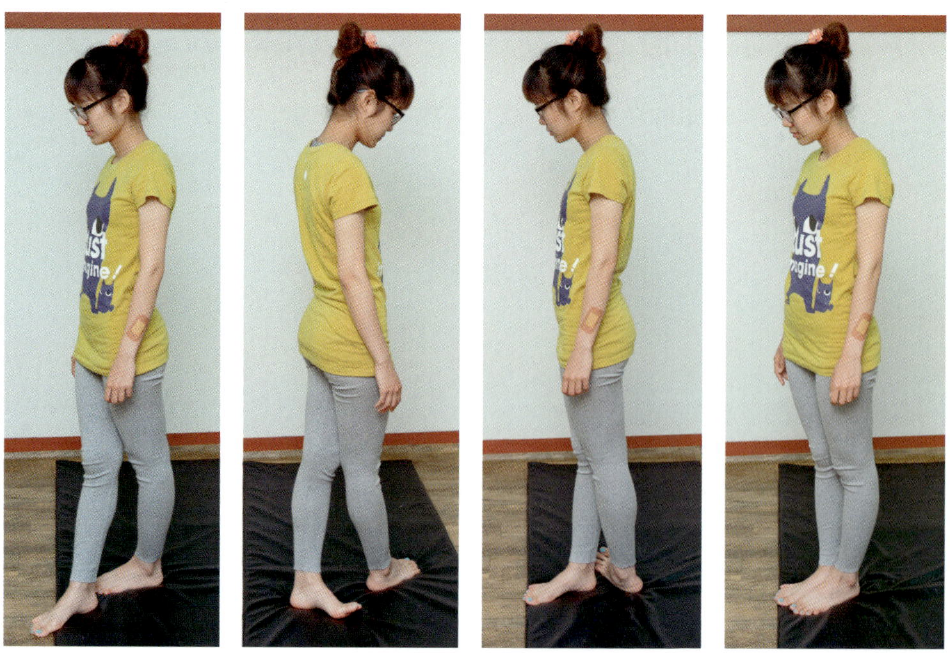

사진 6-34

이렇듯 긴 다리를 축으로 하여 긴 다리 방향으로 두 바퀴를 도는 것은 고관절의 변위를 다시 한 번 내전시켜 준다는 의미를 가지고 있다. 짧은 다리에 비해 상대적으로 외전·외선된 결과로 길어진 다리를 의식을 가지고 다시 한 번 더 내전·내선시켜 줌으로써 다리에 나타났던 길이의 차이와 고관절의 변위를 안정시켜 준다는 뜻이다.

* 참고- 이와 같은 필수운동의 마지막 단계인 일어나기는 운동의 결과를 확실하게 마무리하는 매우 중요한 과정이다. 평소와 같이 상체를 먼저 세우고 일어서면 틀어져 있던 상체의 무게가 골반이나 고관절에 부정적인 영향을 줘 순간적으로 허리에 통증을 느끼게 하는 경우가 있기 때문이다. 그러나 지금과 같은 순서로 일어서면 운동의 결과가 그대로 유지된 상태에서 일어나게 됨으로 그런 현상을 피할 수 있다.
평소 무릎통증으로 힘들었던 사람이라도 지금 같은 순서로 일어나면 대부분 통증을 느끼지 않고 일어설 수 있다. 즉, 무릎통증으로 고통 받고 있는 사람이라면 어느 누구라도 실질적으로 도움이 되는 방법이라는 얘기다. 그래서인지 무릎통증으로 고통 받고 있던 사람들은 이 순서대로 일어난 다음 마술을 부린 것 같다고 말한다.

운동을 마친 다음에는 반드시 사진 6-35와 같이 두 다리를 묶고 자도록 한다. 통증이 심하다면 더욱더 무릎 위와 바로 아래, 그리고 발목을 강하게 묶고 자야만 된다.

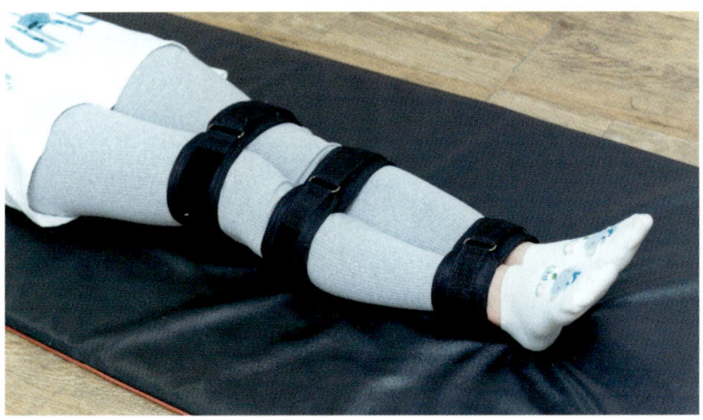

사진 6-35

문제는 O형 다리면서 골반의 변형 정도가 심한 상태라면 다리가 쉽게 저린다는 점이다. 반대로 골반의 변형이 큰 X형 다리를 가진 체형이라면 쥐가 발생하는 경향이 매우 높다. 또 다리나 발이 붓기도 하고 무릎이 얼얼하기도 한다. 하지만 골반 상태가 개선되는 것과 비례해 차츰 사라짐으로 꾸준히 시도하도록 한다.

다리를 묶고 잔다는 것은 결코 쉬운 일이 아니다. 그렇지만 분명한 것은 다리를 묶고 잠으로써 수면 중에도 골반과 고관절의 변형을 막아줌은 물론, 척추가 안정적인 상태를 유지한다는 사실이다. 나아가 척추의 생리적인 만곡도까지 자연스럽게 회복시켜 준다.

또 지켜야 할 자세에서 자세히 설명하겠지만 의자에 앉아 있을 때도 무릎 위를 강하게 묶고 있어야 된다. 그래야만 골반을 안정시켜 요추의 틀어짐을 예방할 수 있어 평소 느꼈던 허리나, 어깨통증의 발생을 막거나 감소시킬 수 있다.

차를 타고 이동 중이거나 운전 중에도 묶고 있으면 당연히 도움이 된다. 자동기어 차량에 한하겠지만 실제 묶고 운전하는 사람들도 많다. 묶고 운전해 봄으로써 그 차이를 확실하게 경험했기 때문이다. 따라서 묶어본 사람들은 강요하지 않아도 스스로 묶게 된다.

그러나 다리를 묶고 편안한 수면을 취하기까지 많은 시간이 필요하다. 드물지만 첫날부터 묶고 편안하게 자거나 2~3일 만에 익숙해지는 사람들도 있긴 하다. 하지만 대부분은 약 1개월, 길면 6개월 정도의 적응기간이 필요하다. 그러므로 처음일 경우 무릎 위만 묶기 시작하여 익숙해지면 무릎 밑, 그리고 발목을 함께 묶도록 한다. 참고로 남성일 경우 허벅지 사이에 고환이 끼지 않도록 주의한다.

옆으로 누워 잔다면 사진 6-36에서와 같이 현재 긴 다리가 아래쪽에 놓이도록 누워 자면 도움이 된다. 예컨대 왼쪽 다리가 길면 사진과 같이 몸 왼쪽이 아래로 가도록 눕고, 반대로 오른쪽 다리가 길면 오른쪽이 아래로 가도록 누워 자라는 뜻이다.

다리를 묶고 자면 "저리거나 혈액순환에 장애를 받는 것은 아닐까?"라는 의문을 가지는 사람들이 많다. 하지만 호스를 이용해 꽃밭에 물을 줄 때 끝부분을 살짝 누르면 물줄기가 더욱 세게 멀리 나가는 경험을 해봤을 것이다. 이와 같은 원리는 '베르누이의 정리'에서 찾을 수 있다. 그러므로 혈행에는 전혀 장애를 받지 않고 오히려 빠른 순환이 이뤄진다. 그러므로 손발이 찼던 사람이라도 어느 순간부터 따뜻함을 느끼거나 체험하게 된다.

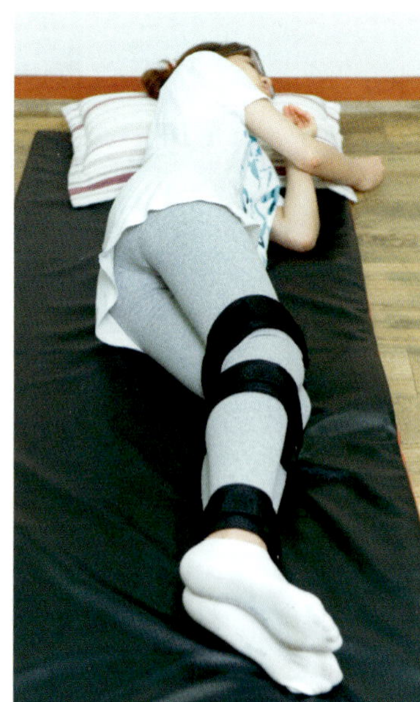
사진 6-36

가끔 사타구니가 아프다는 사람들이 있다. 그런 경우 대부분 골반의 변형이 크거나 비대하면서 X형 다리를 가진 체형인 경우에 자주 나타나는 것으로 조사된다. 이런 현상 역시 몸이 개선되면서 차츰 사라진다. 또 평소 자주 발생하던 쥐나 저림 등도 줄거나 사라지게 된다.

묶고 자는 것이 익숙해지면 누구라도 깊고 편안한 수면을 취할 수 있게 된다. 신진대사의 원활한 작용으로 몸이 따뜻해지는 것은 물론, 상쾌하고 기분 좋은 아침을 맞이하게 되는 것이다. 심지어는 다리를 묶지 않으면 잠들기가 힘들거나 자더라도 피로가 풀리지 않는 상태까지 경험하게 된다.

묶기 전에는 반드시 필수운동을 하도록 한다. 운동을 마치면 틀어졌던 몸이 조금이라도 개선됨으로 평소보다 나아진 상태에서 묶게 된다. 그러므로 여러 가지 불편함과 취침 중에 발생할 수도 있는 통증을 감소시켜 준다. 이런 이유로 반드시 필수운동을 한 다음 묶기를 권하는 것이다.

처음에는 면으로 만든 바지를 입고 묶도록 한다. 피부가 약하거나 평소 다리의 혈행에 장애가 있을 경우 우둘투둘하게 피부가 솟거나 빨갛게 부어 오르는 사람들이 있기 때문이다. 동시에 가렵다. 이 또한 골반이 개선되면 자연스럽게 사라진다. 흔하지는 않지만 골반이나 고관절(엉치) 부분이 아프다는 사람들이 있다. 그런 경우 대부분이 골반의 변형 정도가 심각한 상태였다는 조사 결과가 있다.

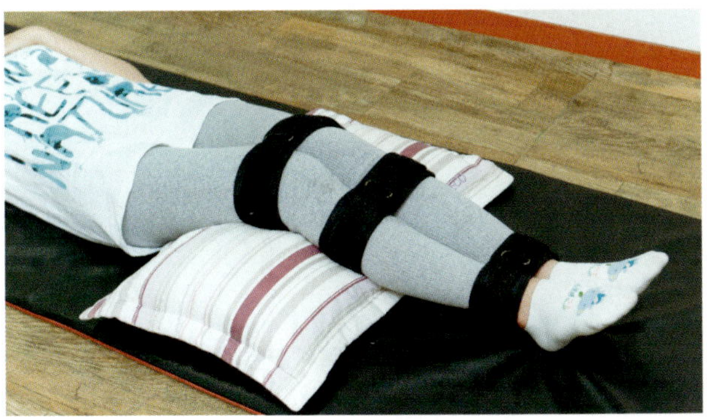
사진 6-37

O형 다리라면 운동을 했더라도 무릎이 아플 것이다. 무릎 위와 아래를 묶음으로서 벌어졌던 무릎 사이가 압박을 받아 나타나는 당연한 통증이다. 일부는 고관절부분에도 연관된 통증이 나타난다. 그런 경우 사진 6-37에서처럼 무릎 밑에 방석이나 베개를 받히면 곧바로 사라진다. X형 다리 역시 통증을 느끼는 경우가 있다. 이때는 묶는 강도를 조절하거나 복사뼈 사이에 부드러운 천이나 수건 등을 넣으면 도움이 된다.

마지막으로 바른몸운동은 모든 동작이 정확해야 한다. 가끔 횟수만 채우겠다는 생각으로 대강대강하는 사람들을 본다. 그러면서 계속 아프다거나 예전 상태 그대로라고 투덜댄다. 노력은 했는데 변화가 없다는 것이다. 하지만 이들이 했던 동작들을 확인해 보면 대부분 자기 편한 방식으로 동작을 했던 것으로 확인된다. 긍정적인 변화를 기대할 수 없는 동작을 엉뚱하게 만들어 하고 있었다는 얘기다. 따라서 각 동작을 정확하게 하지 않으면 결코 기대하는 결과를 얻을 수 없다는 사실을 기억하기 바란다.

운동량을 늘리는 것도 중요하지만

그보다 더 중요한 것은

'얼마나 정확하게 하느냐' 와

'매일 꾸준히 했느냐' 입니다.

바른몸운동은

눈에 보이는 근육을 키우기 위한 운동이 아니라

우리 몸을 구성하고 있는 뼈와 세세한 근육들을

바르게 회복시키기 위한 운동이기 때문입니다.

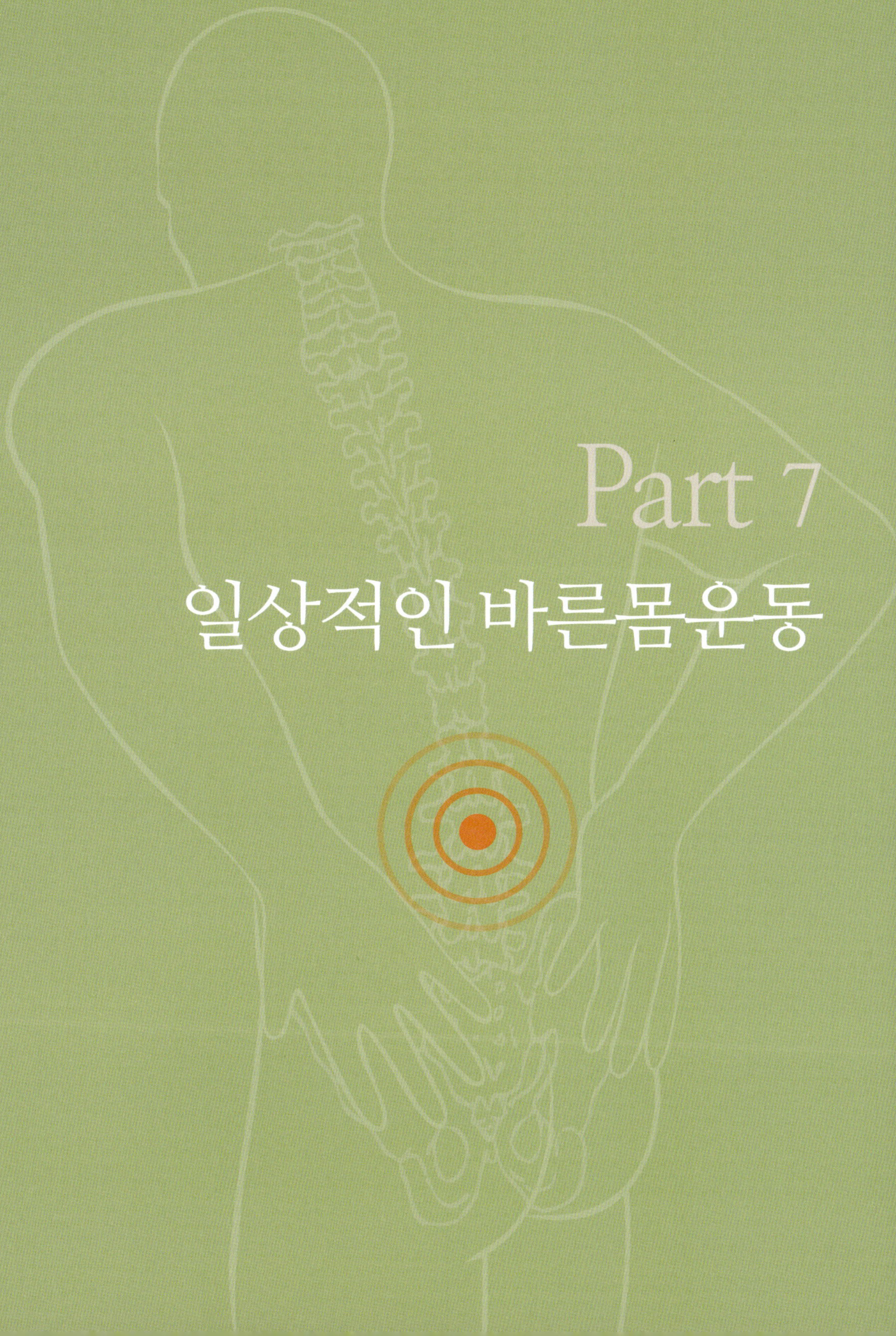

Part 7
일상적인 바른몸운동

바른몸운동은

꾸준히 하는 것이 매우 중요하다.

운동을 통해 허리통증이 사라졌다 할지라도

그 상태를 유지하기 위해서는

몸이 그 상태를

기억해야만 하기 때문이다.

Part 7
일상적인 바른몸운동

일상적인 바른몸운동이란 생활 중에 틈틈이 해야 하는 동작들을 가리킨다. 또한 대부분의 동작이 간단하고 가볍게 할 수 있는 특징을 가지고 있다. 그러므로 자신의 의지만 있으면 언제, 어디서라도 할 수 있다. 그래서인지 대부분 무시하는 경향이 높다. 하지만 그건 매우 잘못된 생각이다. 일상 중에 틈틈이 하는 이 운동이 얼마나 중요한지 모르는 사람만이 그런 생각을 할 수 있기 때문이다.

체형에 맞춰 서 있거나 앉아 있는 자세를 보더라도 확실하다. 매우 간단하고 단순한 것 같지만 현재 발생되어 있는 변형의 진행을 막아줄 뿐만 아니라, 개선된 결과까지 얻을 수 있기 때문이다. 실제 체형에 맞춰 앉아 있거나 무릎 위를 묶고 있는 것만으로도 무릎 높이나 돌출 차이, 골반의 뒤틀림 등이 바르게 회복되고 허리나 어깨통증이 사라진다. 그러므로 허리통증이 심할수록 자신의 체형에 맞는 자세를 반드시 지켜야만 된다. 그리고 이에 따른 대가는 바로 확인할 수 있다.

인체는 자연치유력(면역력, 자생력)이라는 엄청난 힘을 가지고 태어난다. 이 중에는 앞에서 설명한 항상성 및 보존성이라는 힘도 포함되어 있다. 좋고 나쁨을 떠나 익숙해진 상태로 되돌아가려는 힘이 늘 작용하고 있는 것이다. 한편 우리 몸은 어느 부분에 변화가 발생하여 오랜 기간이 경과하게 되면 그 상태에 익숙해지고 만다. 휘어지고 틀어진 상태일지언정 그 상태가 오래되면 그 상태를 정상적인 것으로 인식하고 고착된다는 얘기다. 그 결과 우리 몸에는 비대칭적인 현상들이 나타나게 되고, 결국 이와 연관된 통증이나 이상으로 고통 받게 된다.

그렇다면 바른몸운동이 왜 필요한지 생각해 보도록 하자. 바른몸운동을 하는 목적은 이러한 틀어짐이나 변형을 바로 잡기 위한 것이다. 그런데 아침, 저녁으로 필수운동만 한다면 어떻게 되겠는가? 의심할 여지도 없이 운동을 하지 않는 낮 시간에는 예전 상태로 되돌아가려는 힘이 작용할 것이다.

그러므로 변형된 몸이 개선되기를 바라거나, 현재의 건강을 유지하고자 한다면 어느 누구라도 꾸준히 노력할 필요가 있다. 기대했던 변화가 나타나기 시작했다 할지라도 또는, 이미 바랐던 결과를 어느 정도 얻었다 할지라도 그 상태가 완전히 자신의 것이 될 때까지는 끊임없는 노력이 요구된다는 것이다. 그래야만 자신이 희망하는 건강한 몸을 되찾을 수 있다. 뿐만 아니라 몸으로 인한 장애를 받지 않는 최적의 상태에서 살아갈 수 있게 된다.

1. 의자를 이용한 바른몸운동

현대의 생활 환경은 의자에 앉아 있는 시간을 길게 만들었다. 이들 중 일부는 하루의 대부분을 의자에 앉아 지내기도 한다. 그러면서 어느 한쪽 다리를 꼬거나 상체를 비틀고 앉는 등 바르지 못한 자세를 자연스럽게 반복한다. 그 결과 골반과 척추에 부정적인 영향을 끊임없이 주게 되고, 결국 이와 연관된 이상들을 필연적으로 발생시키게 된다.

실제로도 다리를 꼬고 앉거나 상체를 틀어 보면 골반을 중심으로 불균형적인 변화가 나타나면서 비정상적인 힘이 작용하는 것을 느낄 수 있다. 더구나 컴퓨터를 오래 사용하는 사람들에게서 흔히 발견되는 신체의 부분적인 이상(일자목이나 거북목 현상, VDT증후군)은 몸 상태와는 상관없이 발생되고 있는 것으로 조사된다. 특히 이런 변형이 나타나지 않아야 될 청소년들에게서 크게 증가하고 있는 것은 매우 우려되는 현상이다. 따라서 이를 개선시키기 위한 동작이나 자세가 필요하게 된다.

다시 한 번 강조하지만 사례로 든 사진과 설명은 왼쪽 다리가 긴 체형을 기준으로 구성되어 있다. 따라서 오른쪽 다리가 길다면 반드시 반대 자세로 해야만 된다. 한편 이 동작은 하루 5회 정도 틈틈이 해야 우리 몸이 가진 되돌림 현상을 막을 뿐만 아니라 긍정적인 결과까지 기대할 수 있다. 간혹 동작 자체가 간단하고 단순하기 때문에 너무 자주하거나 오래하는 경우를 보게 된다. 잘못된 생각이다. 그러므로 적정 횟수와 시간을 반드시 지키기 바란다.

이 자세는 요추와 골반에 직접적인 영향을 줄 뿐만 아니라 척추에 나타나 있는 전반적인 변형에도 영향을 준다. 그래서 반드시 해야만 된다. 동작의 목적이 요추 하단부의 기울기와 회전변위를 개선시키는 데 있기 때문이다. 동시에 골반의 변형도 함께 개선시켜 준다. 그러므로 일부에서는 부분적인 통증을 느끼기도 하지만 중단하면 곧바로 사라진다. **참고로 다리 길이가 같아졌을 때는 이 동작을 하지 않는다.**

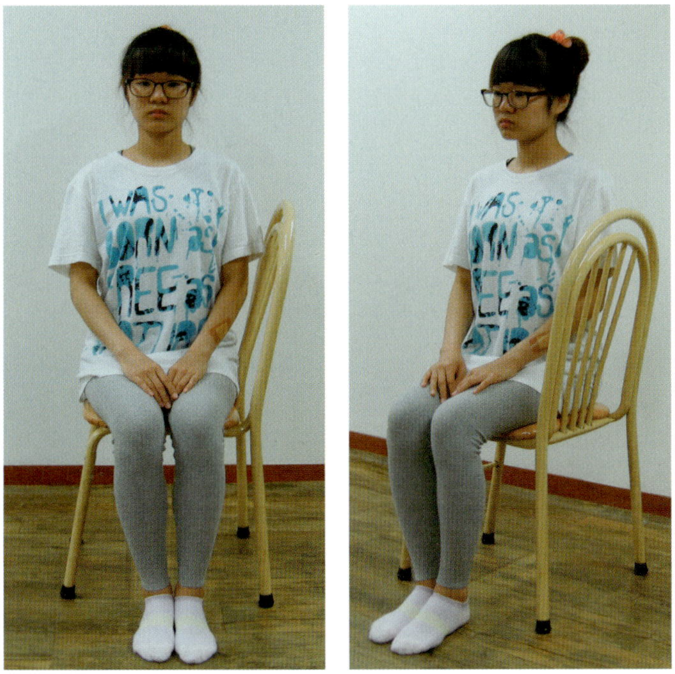

사진 7-1

1. 의자 등받이를 사진 7-1과 같이 옆으로 두고 앉는다. 이렇게 앉으면 긴 다리가 등받이 쪽에 놓이게 된다.

2. 긴 다리의 발뒤꿈치를 사진 7-2의 A처럼 의자 다리에 기댄 다음 발끝을 약 45도 정도로 안쪽으로 꺾는다. 이때 다리를 내려다 보면 사진 B와 같이 무릎(ⓐ)이 발뒤꿈치(ⓑ)보다 안쪽에 놓여 있는 것을 확인할 수 있다.

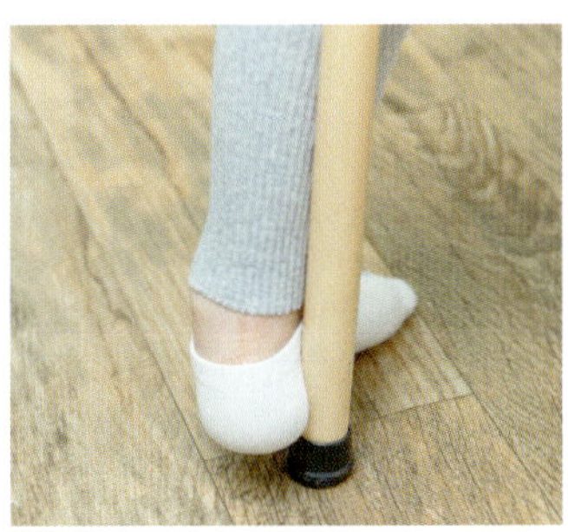

사진 7-2/A

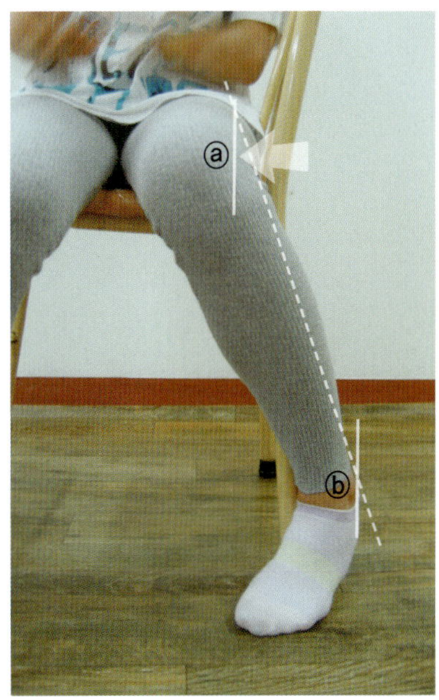

사진 7-2/B

3. 짧은 다리를 긴 다리 위로 올려 깊게 포갠 상태에서 상체를 반듯이 펴고 등받이를 잡은 다음 사진 7-3과 같이 두 팔을 이용해 긴 다리 쪽으로 서서히 돌린다. 허리통증이 심한 상태라면 다리가 포개지지 않는 경우도 있다. 이때는 가능한 정도까지만 다리를 포개도록 한다.

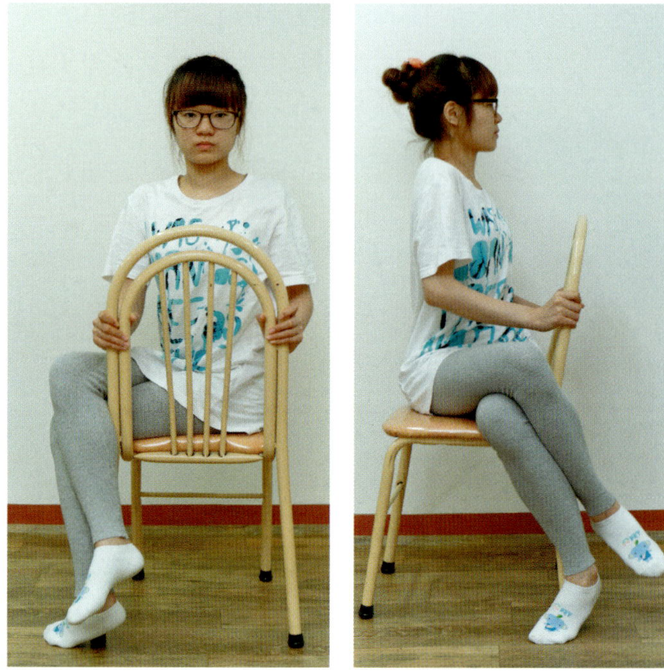

사진 7-3

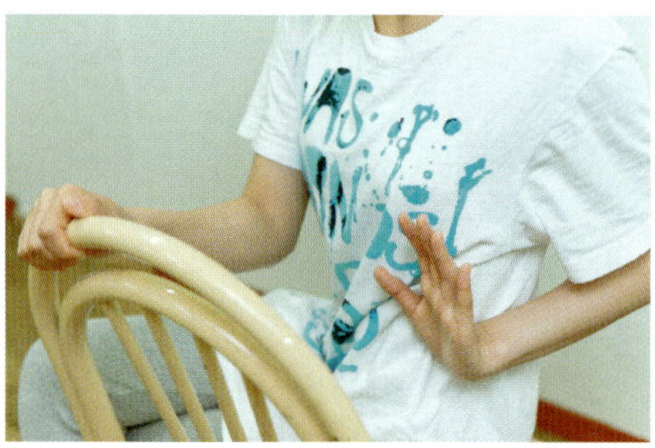

사진 7-4

4. 등받이를 잡을 때는 사진 7-4에서와 같이 손을 펴 세운 상태에서 손끝이 젖꼭지 높이와 같도록 맞춘 다음 그대로 등받이 가까이 붙여 잡는 것이 가장 이상적인 위치가 된다.

5. 힘을 준 상태에서 상체를 그대로 세우고 약 30초에서 1분 정도를 유지한다. 처음에는 30초 정도가 가장 적당하다. 상체는 전면과 나란히 되도록 두 팔의 힘을 조절해야 한다. 이때 거울을 보면서 하면 자신의 상태를 정확히 알 수 있어 도움이 된다.

6. 상체가 어느 한쪽으로 기울거나 치우치지 않도록 주의한다. 그러면서 통증이 발생되지 않도록 자신의 체력 상태에 맞춰 시간을 조절한다.

7. 시간이 되면 포갰던 다리를 풀고 일어서서 긴 다리를 축으로 하여 긴 다리 방향으로 두 바퀴를 돌고 마무리한다.

이 자세는 통상 30초에서 1분 정도 유지하는 것이 가장 이상적이다. 드물지만 개개인의 상태나 변형 정도에 따라 30초라도 예상치 못한 통증이 발생하는 경우가 있다. 그러므로 무리되지 않도록 주의할 필요가 있다.

참고로 바지 뒷주머니에 지갑이나 손수건 등 두께가 있는 것을 넣고 다니면서 바닥이나 의자에 앉게 되면 당연히 엉덩이뼈(장골)는 그 두께만큼 밀리게 된다. 이러한 상태가 계속 반복되면 결과는 명확하다. 골반에 직접적인 영향을 주기 때문에 차츰 틀어지게 된다는 것이다. 그러므로 지갑 등을 다른 곳에 넣고 다닐 필요가 있다.

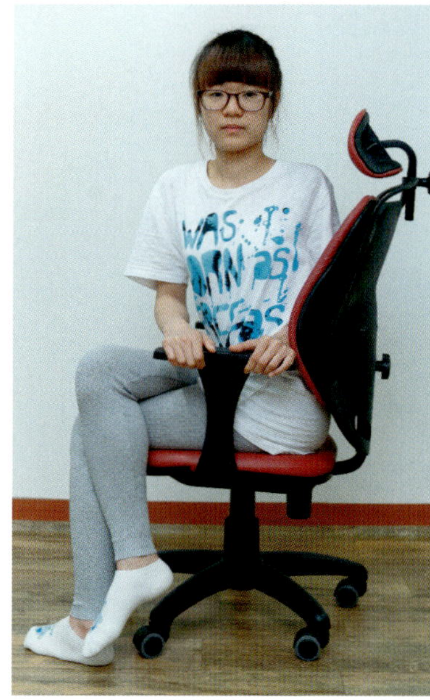

사진 7-5

본인이 사용하는 의자가 회전의자라면 그에 맞춰 하면 된다. 먼저 사진 7-5에서와 같이 몸을 팔걸이 가까이 붙인 상태에서 팔걸이를 잡고 사진 7-6의 A처럼 발을 45도 정도로 꺾은 다음 다리를 올리고 돌리면 된다는 뜻이다.

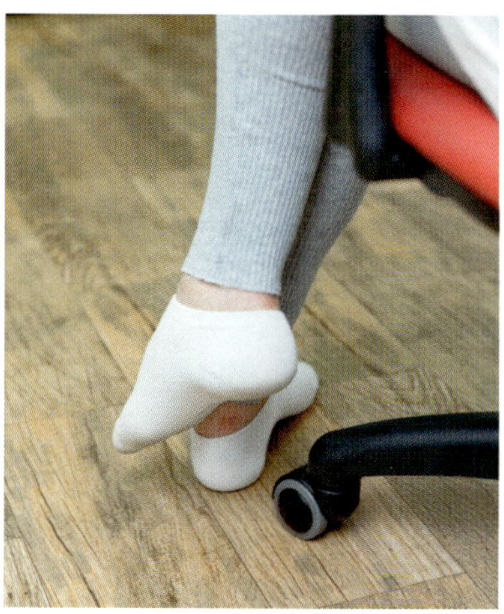

사진 7-6/A

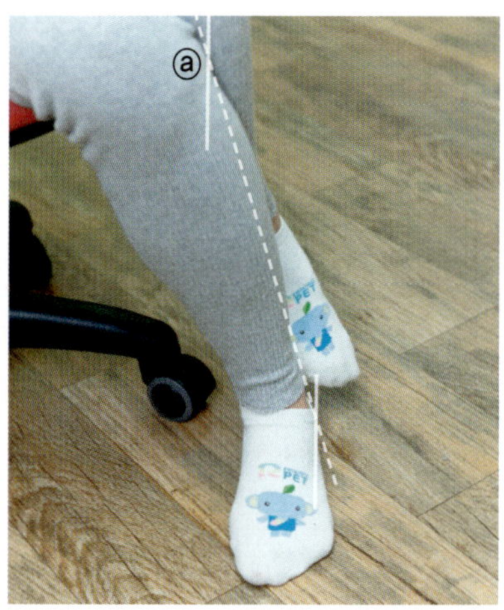

사진 7-6/B

* 참고– 이 자세는 의자만 있으면 언제 어디서나 할 수 있다는 장점이 있다. 하지만 너무 단순해서인지 무시하고 지나치는 경향이 높다. 그러나 이 운동은 매우 중요하다. 허리에 통증을 느끼고 있었던 사람들은 대부분 이 자세만으로도 통증의 감소를 경험할 수 있기 때문이다. 단 다리 길이가 같아졌을 때는 하지 않는다는 점은 반드시 기억하기 바란다.

이때도 위에서 내려다 보면 사진의 B의 ⓐ처럼 무릎이 발뒤꿈치보다 안쪽에 위치하게 된다. 앞에서 설명(사진 7-2/B 참조)한 대로 발뒤꿈치가 무릎보다 바깥에 놓이게 된다는 것이다. 그런 다음 짧은 다리를 포갠 상태에서 옆에 있는 팔걸이를 잡고 상체를 반듯하게 세우고 틀면 같은 결과를 기대할 수 있다. 그러므로 어떤 의자가 됐든 본인의 의지만 있으면 할 수 있는 동작이자 자세라고 할 수 있다.

2. 서서 상체 돌리고 숙였다 펴기

이 운동은 상체나 허리를 위한 운동이 아니다. 오로지 다리와 골반의 연결 관절인 고관절의 회복에 목적을 두고 있다. 고관절이 안정적인 상태를 유지해야만 틀어진 골반이 회복될 수 있는 기본 조건이 갖춰지기 때문이다. 요추 역시 영향을 받게 된다. 따라서 골반을 비틀어 상체를 숙이거나 상체를 비스듬하게 틀어 숙이지 않도록 주의해야 한다. 그리고 **다리 길이가 같아졌을 때는 발끝을 나란히 맞추고 하면 된다.**

1. 두 발을 나란히 맞추고 선 다음 사진 7-7과 같이 자신의 어깨 폭만큼 두 발 사이를 벌린다.

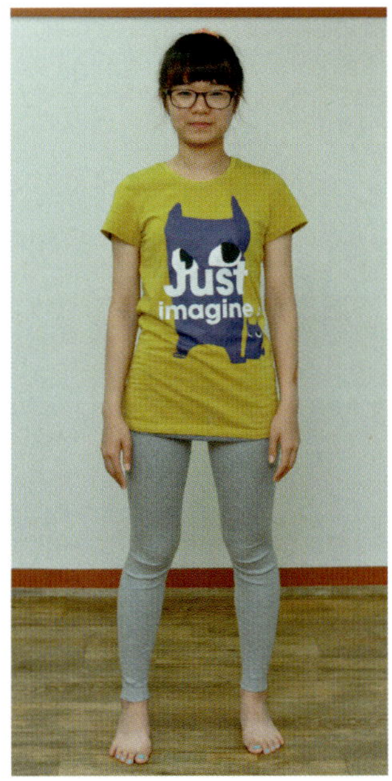

사진 7-7

2. 긴 다리의 발을 약 5cm 정도 뒤로 당겨 놓는다. 왼쪽 다리가 길다면 사진 7-8처럼 왼쪽 발을 뒤로 당기고 선다는 뜻이다. 이때 발끝부분이 八자와 같이 벌어지지 않고 11자 같이 나란한 상태가 되도록 주의한다. 허리통증이 심할 경우 본인이 의지와는 달리 발끝이 벌어지는 경우가 많다. 그러므로 더욱 주의할 필요가 있다.

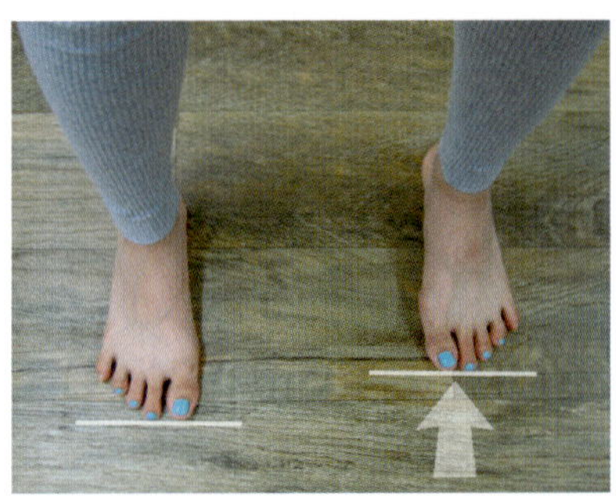
사진 7-8

3. 자세를 갖췄으면 사진 7-9에서처럼 상체를 긴 다리 쪽부터 가볍게 끝까지 돌렸다 짧은 다리 쪽으로 돌리는 동작을 2회 반복한다. 이때 엉덩이는 그대로 두고 팔만 돌리면 바르지 않은 동작임으로 엉덩이(골반)가 함께 돌아가도록 한다.

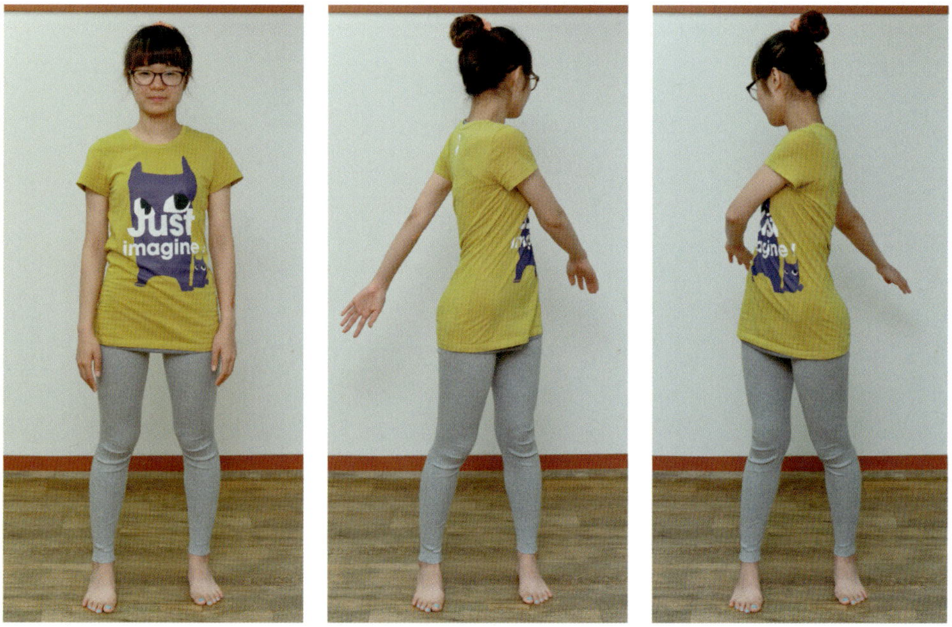

사진 7-9

4. 그런 다음 사진 7-10을 참고하여 손바닥이 안쪽을 향하도록 하여 가운데 손가락이 긴 다리의 새끼발가락에 가볍게 닿도록 허리를 굽혔다 편다. 상체가 숙여지지 않으면 가능한 범위까지만 하도록 한다. 무리해서 허리를 숙일 필요는 없다는 얘기다.

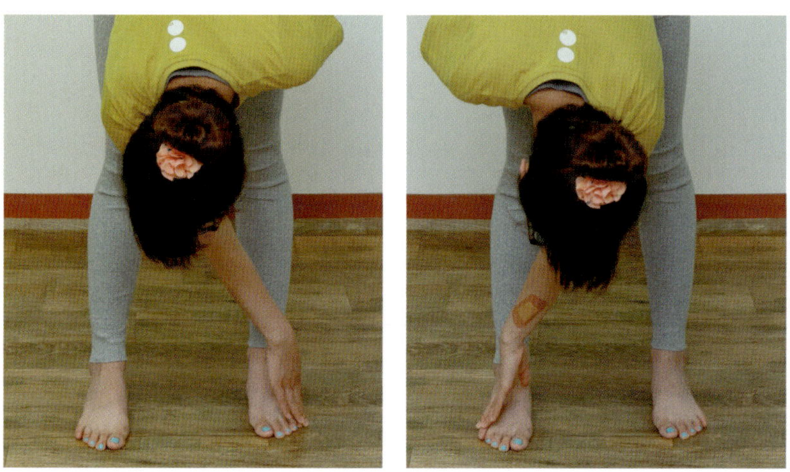

사진 7-10

5. 숙일 때는 반드시 사진 7-11에서와 같이 상체가 어느 한쪽으로 치우치지 않고 정면으로 반듯하게 숙이도록 주의한다. 그런 다음 허리를 완전히 폈다가 다시 숙이면서 짧은 다리의 새끼발가락에 반대쪽 가운데 손가락을 댄다.

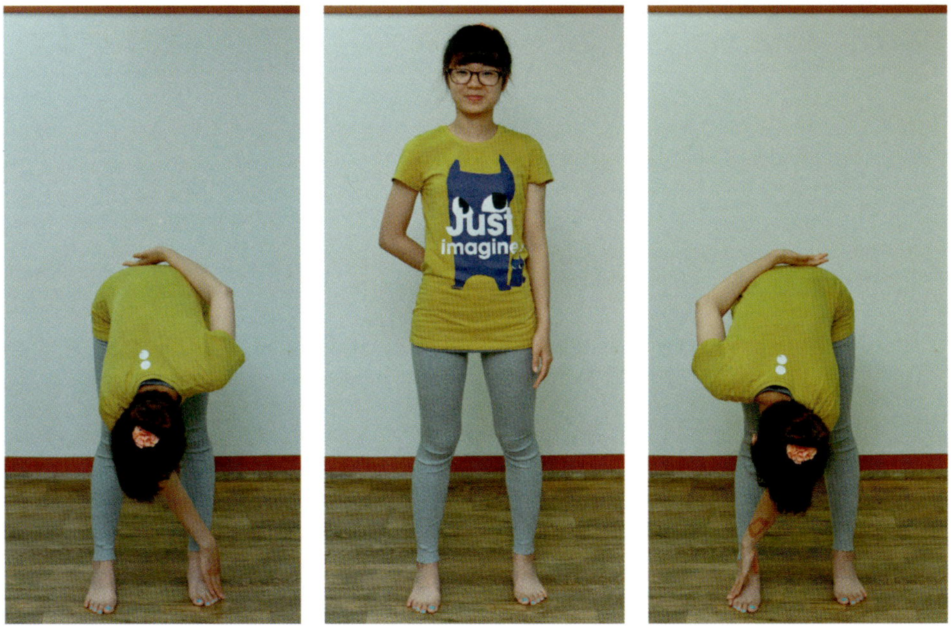

사진 7-11

6. 상체를 세운 다음 다시 긴 다리 쪽부터 가볍게 2회를 돌린 다음 다시 상체를 숙였다 펴는 동작을 연속해서 5회 반복한다. 그런 다음 긴 다리를 축으로 하여 긴 다리 방향으로 두 바퀴를 돌고 마친다.

7. 이 운동을 하루 다섯 번 정도 틈틈이 한다. 이때도 마찬가지로 자신의 몸 상태와 체력에 무리가 가지 않도록 주의한다.

* 참고- 서서 상체 돌리고 숙였다 펴기는 마음만 먹으면 언제 어디서나 할 수 있는 운동이다. 그러나 쉽고 간단하게 생각하여 건성으로 상체를 숙였다 일어나는 경우가 많다. 이는 옳은 방법이 아니다. 반드시 허리를 완전히 폈다 다시 굽히는 동작이 되어야 한다. 허리통증이 심각하다면 대부분 손끝이 닿지 않는다. 이때는 무리해서 억지로 숙일 필요가 없다. 꾸준히 반복하다 보면 굽혀지는 범위가 차츰 늘어나면서 결국 닿게 된다. 이와 같은 변화는 자신의 상태를 가늠할 수 있는 기준이 된다. 숙여지는 범위를 비교하면 자신의 변화를 알 수 있다는 뜻이다.
손을 닿게 하려는 욕심에 무릎을 꺾거나 허리를 비틀어 숙이는 사람들도 있다. 그러나 무리를 하게 되면 통증이 증가할 수 있으므로 가능한 범위 내에서 정확히 하는 것이 중요하다. 또 적당한 속도를 유지해 통증이 발생되지 않도

록 주의할 필요도 있다. 손바닥을 돌려 몸 안쪽으로 향하게 하는 것은 어깨 관절에 통증이 발생되지 않도록 예방하는 목적이 있다. 그러므로 가급적 지키도록 한다.

3. 굴신운동 – 무릎 굽혔다 펴기

굴신운동(屈伸運動)이란 다리를 굽히고 펼 때 사용하는 굴근(屈筋)과 신근(伸筋)을 강화시키는 운동을 말한다. 그리고 굽힐 굴(屈) 펼 신(伸)의 첫 글자를 따서 굴신운동이라고 부른다. 자신의 체형에 맞춰 발 위치를 그림 7-1과 같이 둔 상태에서 무릎을 굽혔다 펴는 동작을 반복해 굴근과 신근을 강화시키는 운동이기 때문이다. 동시에 허벅지 근육을 바른 상태로 재생성시키는 목적도 가지고 있다.

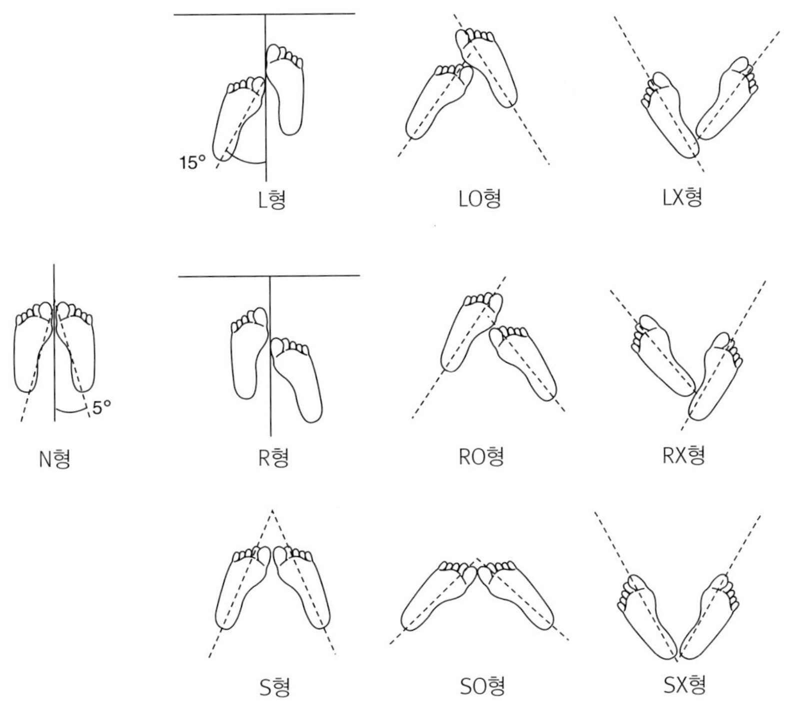

그림 7-1

골반과 무릎 사이에 있는 모든 근육은 골반 상태와 직접적인 상관관계를 가지고 있다. 특히 고관절을 안정적으로 유지하는데 있어 매우 중요한 역할을 한다. 그러므로 허벅지 근육이 약하거나 좌우 굵기가 다르다는 것은 앞에서 설명한 것처럼 현재 골반 상태가 정상적이지 않다는 사실을 의미한다. 따라서 굴신운동은 우리 몸의 중심이라고 할 수 있는 골반을 바른 상태로 유지하기 위해 반드시 필요한 운동이라고 해도 무리가 없다.

골반을 받히고 있는 고관절의 변위를 개선시키기 위해서도 필요하다. 허벅지의 근육들이 강화되면 고관절의 변위 역시 바른 위치를 되찾기 때문이다. 뿐만 아니라 고관절을 감싸고 있는 근육들을 강화시켜 골반을 안정시켜 준다. 그리고 그 결과는 요추의 기울기나 이상이 회복되는 것으로 나타난다. 그러므로 굴신운동은 수시로 해야 하는 운동이라고도 할 수 있다.

* 참고 – 바른몸운동을 처음 배울 당시에는 이 굴신운동을 몰랐다. 그때는 팔을 곧게 펴 어깨 높이의 마루에 두 손을 대고 허리를 반듯하게 세운 상태에서 토끼뜀을 했었다. 이 자세로 토끼뜀을 하면 금방 통증이 줄어들었다. 물론 발 모양은 갖춘 상태였다. 이때 좌병우치 우병좌치(左病右治 右病左治 / 왼쪽 상체의 이상은 오른쪽 하체가 원인이기 때문에 오른쪽 하체가 먼저 나아야 고쳐지고, 반대로 오른쪽 상체에 나타난 병은 왼쪽 하체를 근본적으로 고쳐야 낫게 된다는 의미)라는 말도 처음 알게 되었다.
이런 토끼뜀보다 굴신운동을 소개하는 이유는 일단 동작이 용이하면서도 비슷한 결과를 얻을 수 있기 때문이다. 더구나 토끼뜀은 O형 다리에만 적용된다. 하지만 굴신운동은 X형 다리도 할 수 있다는 장점이 있다. 한편으로는 토끼뜀이 힘들고 격렬해 쉽게 권할 수 없다는 점도 있다.
그러나 지금도 토끼뜀을 우위에 두고 있다. 때문에 필자는 목욕탕에서 토끼뜀을 꾸준히 하고 있다. 물 깊이는 가슴 높이가 적당함으로 냉탕을 주로 이용한다. 물론 우리 나라의 전래운동에도 굴신운동과 비슷한 동작들을 찾아 볼 수 있다. 굴신운동은 일본의 이소가이 기미요시 선생이 치료과정의 하나로 연구, 보급함으로써 더욱 많이 알려졌다. 그렇더라도 바른몸운동과는 관점과 목적에 다소 차이가 있어 자세가 약간 다르다는 점은 밝혀 둔다.

굴신운동은 현재 체형에 따라 그에 맞는 발 모양을 갖추고 서서 무릎을 가볍게 굽혔다 펴는 반굴신운동 4가지와 벽에 손을 대고 엉덩이가 뒤꿈치에 닿도록 깊게 굽혔다 펴는 온굴신운동으로 나눠진다. 그러나 여기에서는 반굴신운동만 소개하고 있다. 온굴신운동은 정확한 자세를 유지하기가 쉽지 않고 바르게 하지 못할 경우 상당한 통증이 발생하기 때문이다.

반굴신운동 중 두 가지는 장소와 시간에 관계없이 마음만 먹으면 할 수 있는 운동이다. 나머지 두 가지도 팔을 묶고 한다는 것과 벽에 손을 대고 한다는 점 때문에 밖에서 하기에는 다소 무리가 따르지만 언제라도 할 수 있다는 조건은 다르지 않다.

굴신운동은 짧은 시간을 하더라도 통증이 발생하는 경우가 많다. 그러므로 처음부터 무리할 필요가 없다. 처음에는 1회당 5분씩 하루 5회 정도로 나눠서 하는 것이 가장 이상적이다. 이때 무릎을 굽혔다 펴는 횟수는 반드시 분당 90~100회를 유지해야 된다. 100회 이상으로 빨리 하면 무릎에서 통증이 발생될 뿐만 아니라 기대하는 결과 또한 얻을 수 없다. 따라서 반드시 적정 속도에 맞춰 해야 할 필요가 있다.

한편 굽혔다 펴는 속도를 일정하게 유지해야 할 필요도 있다. 즉, 굽힐 때까지의 속도와 완전히 펼 때까지의 속도가 일정해야 된다는 얘기다. 간혹 까딱거리듯 무릎을 급하게 굽혔다 펴는 사람들이 있다. 또 무릎을 완전히 펴지 않고 약간 구부린 상태에서 굽혔다 펴는 사람들도 있다. 이런 동작들은 무릎에 무리를 주게 되어 결국에는 통증이 발생하는 직접적인 원인이 되고 만다. 물론 기대하는 결과도 얻을 수 없다. 그러므로 부드럽게 연속적으로, 아울러 자연스럽게 무릎을 굽혔다 펴는 동작이 이어지도록 한다.

동작이 익숙해지면 차츰 시간을 늘려 회당 10분에서 20분 정도를 하루 3회로 나눠서 한다. 이후 완전히 익숙해지고 무릎에 통증 등의 이상이 없다면 오전, 오후 하루 2회 30분 정도가 가장 이상적이고 적당한 운동량이 된다. 또 **다리 길이가 같아졌을 때는 발끝을 나란히 맞추고 하면 된다.**

먼저 반굴신운동은 4종류가 있다고 했다. 여기에서 2가지는 주위 시선을 의식하지 않는다면 언제 어디서라도 할 수 있는 운동이라고도 했다. 그러므로 효능을 아는 사람들은 버스나 지하철을 기다리면서도 한다. 심지어 신호등 앞에서도 잠깐 기다리는 동안 하는 사람들도 있다. 허리가 아파 다른 사람들의 시선을 살필 겨를도 없거니와 건강의 회복이 너무나 절실한 나머지 하게 되는 것이다.

사진과 설명은 지금까지와 마찬가지로 왼쪽 다리가 긴 체형을 기준으로 구성되어 있다. 그러므로 오른쪽 다리가 긴 체형이라면 본인에게 맞는 발 모양을 갖추고 하도록 한다.

1.반굴신운동 – 1

1. 바닥이 반듯한 곳이라면 언제, 어디서나 자신의 체형에 맞는 발 모양을 갖추고 선다.

2. 긴장을 푼 상태에서 바르게 서서 상체에 힘을 완전히 뺀 다음 무릎을 적절히 굽혔다 펴는 동작을 반복한다. 다음 페이지의 사진 7-12는 LX형 자세를 보여주고 있다.

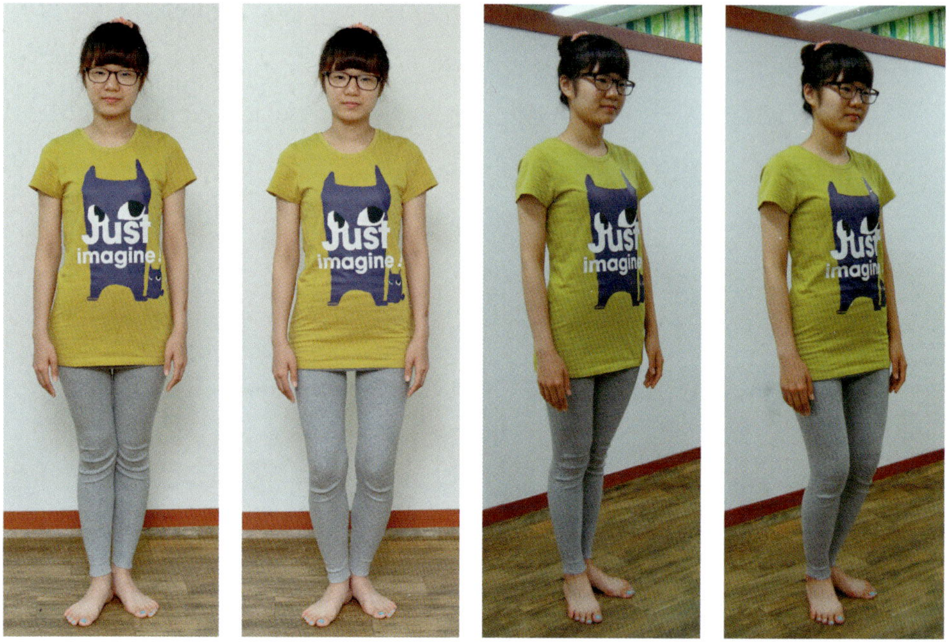

사진 7-12

3. 왼쪽 다리가 긴 LO형일 때의 무릎은 사진 7-13에서와 같이 무릎이 모아지게 된다.

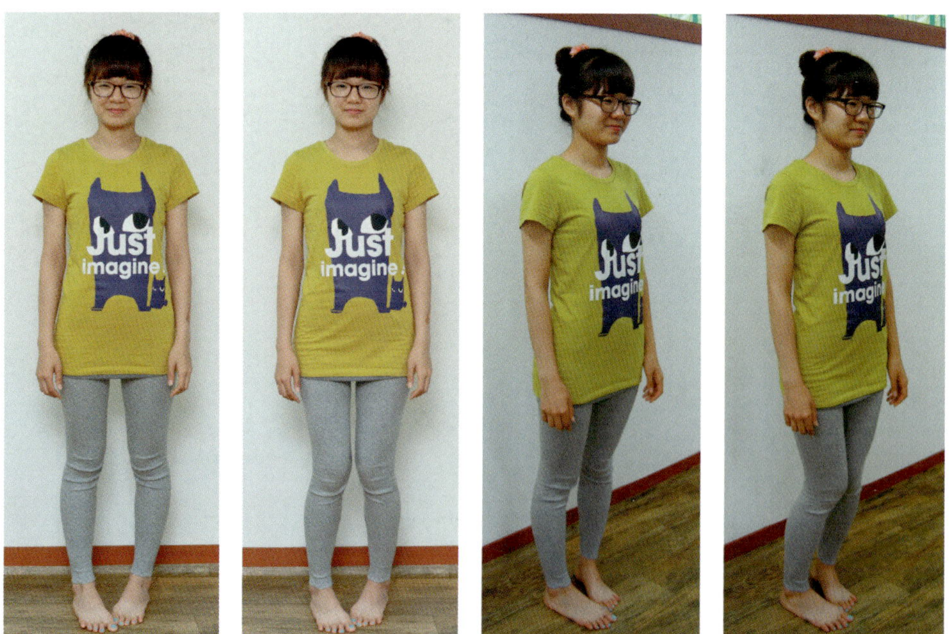

사진 7-13

* 참고- 다시 한번 강조하지만 무릎을 과도하게 굽히지 않고, 펼 때 역시 무릎을 튕기듯 충격을 주며 펴지 않도록 주의한다. 또 모든 동작이 부드럽게 이어지도록 한다. 횟수는 분당 90~100회 정도가 가장 이상적이라고 했다. 하지만 생각 없이 하다 보면 100회를 훌쩍 넘기는 경우가 많다. 그러므로 적정 횟수가 유지되도록 주의해야 한다.

2.반굴신운동 - 2

1. 반굴신운동 1과 같은 자세에서 사진 7-14처럼 두 팔을 뒤로 젖혀 손바닥을 엉덩이 윗부분에 댄다. 이때 손끝은 사진의 점선부분(ⓐ)과 같이 아래쪽을 향하도록 한다. 사진은 마찬가지로 LX형 자세를 보여주고 있다.

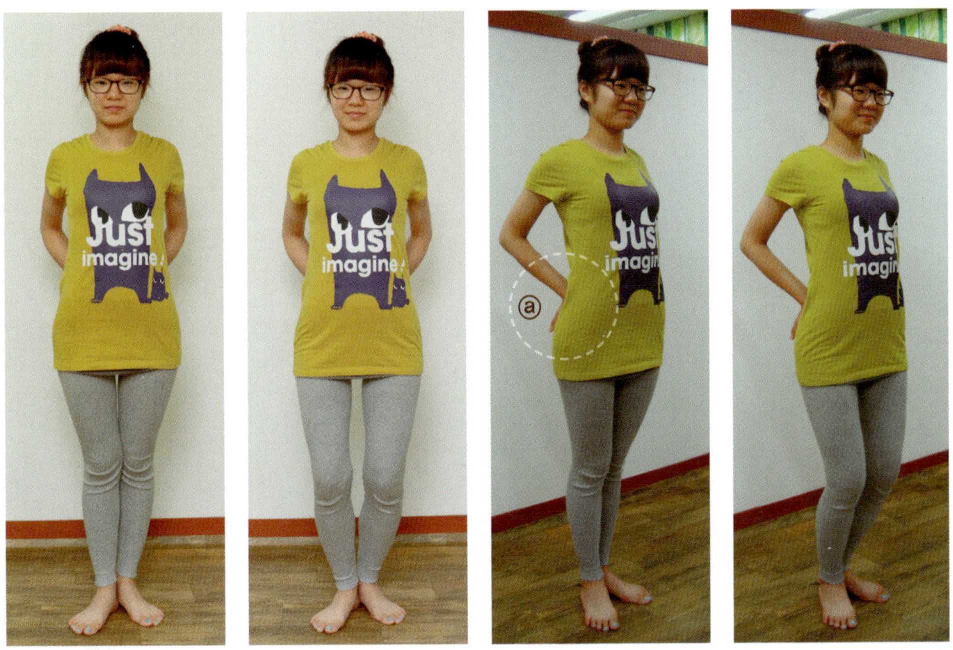

사진 7-14

2. 이 상태에서 젖꼭지 사이를 중심으로 위로 당겨 올리듯 끌어 올린다. 그런 다음 견갑골(어깨뼈)이 서로 닿을 듯 양 팔을 최대한 뒤로 젖힌다. 당겨 올리는 방법과 기준은 필수운동 중에 있는 척추고르기와 같다. 이때 허리에서 통증이 느껴진다면 힘을 과도하게 줬거나 자세가 틀린 것이다.

3. 두 손은 반드시 엉덩이 윗부분에 대도록 주의한다. 허리에 대고 힘을 주면 요추

가 전방으로 밀리면서 과전만이 발생하게 된다. 그러므로 반드시 엉덩이 윗부분(장골능)에 두 손을 대도록 한다.

4. 젖꼭지 사이를 중심으로 상체를 끌어 올리게 되면 가슴 부분을 약간 내민 듯한 상태가 된다. 동시에 요추의 만곡도가 생성되면서 골반은 안정적인 상태로 회복된다. 그러므로 이 자세를 유지하면서 무릎을 굽혔다 펴는 동작을 반복한다.

5. 이때 의식하지 않으면 팔에 힘이 빠지면서 뒤로 젖혔던 팔이 서서히 풀려 벌어지게 된다. 그러므로 의식을 가지고 두 팔에 힘을 그대로 유지하도록 한다. 간혹 어깨관절이 바르지 않아 젖히는 양팔의 좌우 각도(범위)가 서로 다른 사람들이 있다. 그렇더라도 젖힐 수 있는 최대 범위까지 젖혀 그 상태를 유지해야 한다. 젖혀지는 각도가 차츰 같아진다는 것은 어깨 관절의 상태가 개선되고 있다는 증거가 된다.

6. 왼쪽 다리가 긴 LO형일 때의 무릎은 사진 7-15처럼 모아지게 된다.

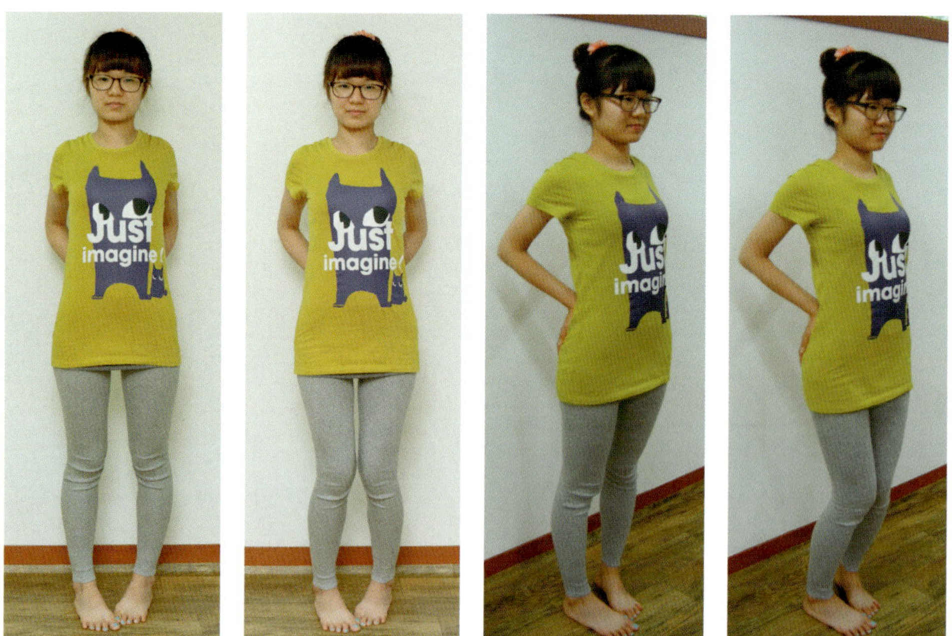

사진 7-15

7. 어느 순간부터 자신도 모르게 두 팔에 줬던 힘이 차츰 빠지면서 정확한 자세를 유지하지 못하는 경우가 많다. 이때(자세를 유지하기가 힘들 때)는 반굴신운동-1과 같이 두 팔을 편하게 두고 자연스러운 상태에서 계속하도록 한다.

* 주의 – 반굴신운동-2는 자세가 다르듯 기대하는 결과 역시 차이가 있다. 가장 대표적인 것은 흔히 S라인이라고 부르는 만곡도의 생성이다. 우리 몸은 앞에서 설명했듯 구조적으로 O형 다리를 가진 체형이라면 대부분 엉덩이가 쳐지면서 만곡도가 감소하게 된다. 동시에 치골부분은 돌출된다. 흔히 일자허리라고 부르는 상태가 되는 것이다. 그러나 자세를 갖추면 엉덩이가 올라가면서 치골부분 역시 뒤로 물러난 상태가 된다. 만곡도가 증가하면서 나타난 결과라고 할 수 있다. X형 다리 역시 마찬가지 변화가 나타난다. 과전만된 요추가 적정한 만곡을 갖추게 된다. 그 결과 허리의 과전만이 줄어든 것을 느낄 수 있다. 개개인에 따라 차이는 있지만 가장 이상적인 만곡도가 생성되는 것이다. 가슴을 끌어 올리는 범위는 척추고르기와 마찬가지로 과하지 않도록 주의한다. 끌어 올리더라도 허리에 통증이 발생되기 직전까지만 당겨 올려야 된다는 것이다.

3. 반굴신운동 – 3

1. 반굴신운동-2의 상태에서 그대로 팔을 묶고 하는 운동이다. 사진 7-16에서와 같이 팔이 벌어지지 않도록 윗부분을 띠로 묶고 한다는 것이다.

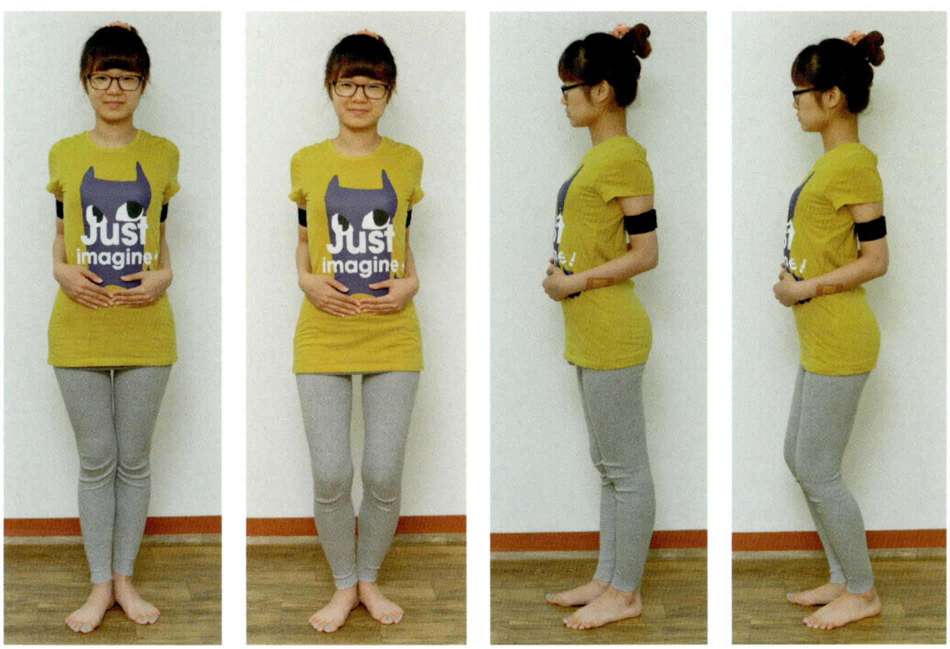

사진 7-16

2. 팔을 띠로 묶게 되면 2번 자세가 그대로 유지된다. 묶는 띠는 쉽게 구할 수 있는 허리띠나 넥타이도 가능하다. 또 띠는 누구나 쉽게 묶을 수 있다. 먼저 자신에게 맞는 크기로 원을 만든 다음 두 팔을 뒤로 젖힌 상태에서 상체를 숙이고 두 손과 팔을 모아서 혼자 끼우면 된다. 참고로 띠의 길이는 반으로 접은 상태가 양 겨드랑이 폭 정도면 가장 이상적이다. 그러나 어깨 상태가 바르지 않다면 통증이 발생하게 된다. 그러므로 처음에는 크기를 키워서 하고 어깨 상태가 개선되면 차츰 줄이도록 한다.

3. 양팔을 띠로 묶은 다음 두 손을 앞으로 모아 아랫배 부분에 가볍게 댄다.

4. 이 자세에서 그대로 무릎을 가볍게 굽혔다 펴는 동작을 반복한다. 사진은 마찬가지로 LX형 자세를 보여주고 있다.

* 참고 – 반굴신운동-3은 띠를 이용해 반굴신운동-2의 자세를 그대로 유지하며 하는 운동이다. 두 팔을 젖힌 상태를 그대로 유지하기가 결코 쉽지 않기 때문이다. 간혹 팔이 저리거나 아프지 않겠냐고 걱정하는 사람들이 있다. 하지만 상체가 매우 안정적인 상태가 됨으로 편하다는 느낌을 받게 된다. 단, 어깨에 이상이 있거나 경직되어 있는 상태라면 띠의 길이에 상관없이 팔이 저리거나 통증이 발생하기도 한다. 그러나 어깨 상태가 개선되면 그러한 현상은 자연스럽게 사라진다. 다만 공개적인 장소에서 하기에는 다소 무리가 따른다. 그러므로 집에서 TV를 보면서 하거나 음악을 들으면서 하는 것이 바람직하다.

4. 반굴신운동 – 4

1. 반굴신운동-4는 반굴신운동-3과 같이 팔을 묶은 상태에서 그대로 벽에 상체를 가볍게 기대고 서서 무릎을 굽혔다 펴는 운동이다. 동시에 상체가 틀어져 있거나 어깨 높이가 다르다면 가장 권하는 자세이기도 하다. 손을 짚고 벽에 기대면 상체의 틀어짐뿐만 아니라 어깨 높이까지 같게 유지된 상태에서 동작이 이뤄지기 때문이다.

2. 벽에서 약 20cm 정도(키 170Cm 기준) 떨어진 위치에 서서 자신의 체형에 맞는 발 모양을 갖춘다. 이때 자신의 키에 맞춰 무릎을 굽혔을 때 무릎이 벽에 닿지 않을 만큼 벽과의 사이를 조절한다. 예컨대 자신의 키가 작으면 더 가까이 다가가고, 키가 크면 좀더 떨어져 무릎을 굽혔을 때 무릎이 벽에 부딪히지 않도록 간격을 조절하면 된다.

3. 양팔을 자신의 어깨 넓이만큼 벌린 상태에서 벽에 가볍게 기댄다. 이때 손을 펴 젖꼭지 높이에 손끝을 맞추고 그대로 기대면 대부분 굽혀진 팔의 각도가 90도 정도가 되면서 가장 이상적인 자세가 된다. 그런 다음 3번 자세와 같이 가슴 중앙부분을 들어 올린 상태를 만든다. 이때도 허리에서 통증이 느껴지지 않을 정도까지만 들어 올리도록 한다.

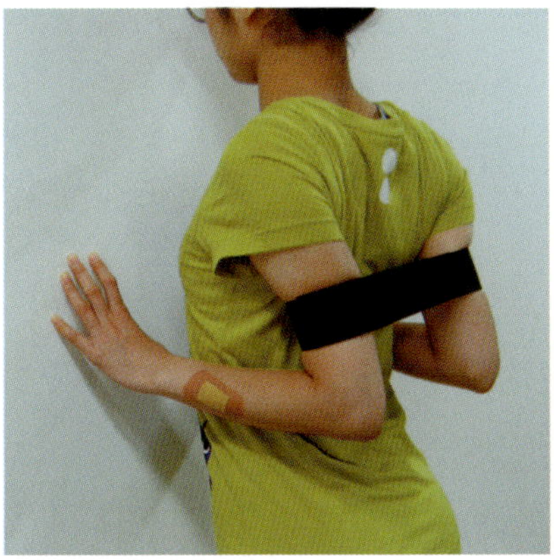
사진 7-17

4. 벽에 기댈 때는 사진 7-17과 같이 손끝을 모두 살짝 구부려 가볍게 기대는 것이 옳은 자세다. 운동 중에 손가락이 아프면 바른 자세가 아니다. 통증이 생긴다는 것은 체중을 손이나 팔에 실어 기댄 결과이기 때문이다. 집이 아닌 외부에서 한다면 팔을 묶을 수 없는 상황이 된다. 이때는 양팔을 뒤로 젖혀 묶은 상태와 같은 자세를 갖추고 하면 된다.

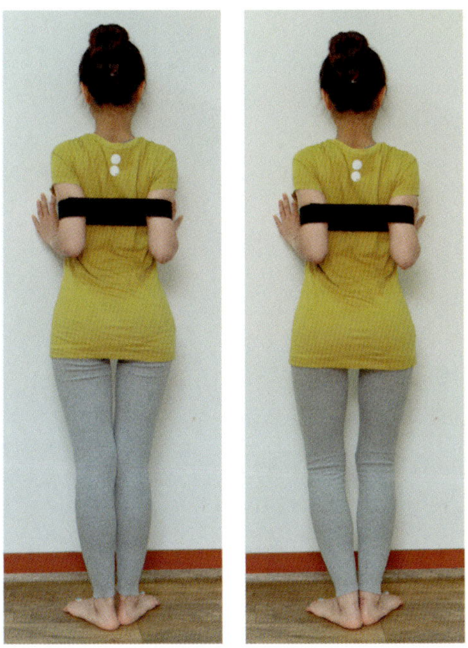
사진 7-18

5. 자세가 갖춰지면 턱을 살짝 당기고 얼굴이 벽에 닿지 않을 만큼 가까이 있는 상태를 그대로 유지하며 무릎을 굽혔다 펴는 동작을 반복한다. 이때 벽에 기댄 손끝의 좌우 높이가 틀어지거나 움직이지 않도록 주의한다. 운동을 하더라도 처음 손을 댄 그 위치가 그대로 지켜져야 된다는 뜻이다. 또 가슴이 벽에 닿을 정도로 깊게 기대는 것 역시 바른 자세가 아니다. 사진 7-18은 마찬가지로 LX형 자세를 보여주고 있다.

* 참고- 반굴신운동-4는 반굴신운동 중에서 가장 이상적인 자세라고 할 수 있다. 척추의 전반적인 틀어짐뿐만 아니라 어깨의 불균형까지 개선되는 결과를 얻을 수 있기 때문이다. 실제로도 자세를 갖추고 자신의 몸을 살펴보면 한쪽 어깨가 앞으로 돌출되었거나 높이 차이 등의 뒤틀림이 있었더면 바르게 바뀌는 것을 확인할 수 있다.
이런 상태를 그대로 유지하면서 변형된 근육들을 바르게 재생성시킨다면 기대하는 변화는 당연히 나타난다. 또 어깨의 좌우 높이가 다르다 해도 나란히 둔 손끝을 기준으로 동작을 하다 보면 균형감각도 함께 되찾게 된다. 따라서 반굴신운동-4는 허리통증은 물론 만성적인 어깨통증이나 편두통, 어지럼증까지 호전되는 변화를 경험할 수 있다.

간혹 몸치라는 표현이 너무나 잘 어울릴 정도로 리듬 감각이 없는 사람들이 있다. 그런 사람들은 대부분 무릎을 굽혔다 펴는 연속동작을 하지 못하고 엇박자로 무릎을 굽혔다 편다. 또 굽히는 정도도 조절하지 못한다. 한번은 깊게 한번은 낮게 굽히거나 반만 굽혔다 편다는 얘기다. 그런 경우 지금부터 설명하는 고령자가 하는 방법으로 하다가 익숙해지면 적절한 속도를 유지하며 하도록 한다.

5. 고령이거나 동작이 어려울 때는

고령이거나 거동이 다소 불편해 지금까지 설명한 굴신운동을 하지 못한다면 체형에 따라 사진 7-19/(O형 체형)나 7-20/(X형 체형)과 같이 한쪽 팔을 완전히 편 상태에서 손을 벽에 대거나 의자 등을 잡고 중심을 유지하면서 무릎을 약간 깊게 굽혔다 펴는 동작을 반복해도 된다. 그리고 횟수는 분당 약 30~40회 정도를 유지하는 것이 이상적이다. 만약 체력이 달려 버겁다면 좀더 천천히 하거나 나눠서 해도 된다.

1. 먼저 O형일 경우 자신의 체형에 맞춰 사진 7-19의 A와 같이 발 모양을 갖춘 다음 사진의 B처럼 무릎을 천천히 약간 깊게 굽혔다 편다. 참고로 사진은 왼쪽 다리가 긴 사람(LO형)의 발 모양을 보여주고 있다.

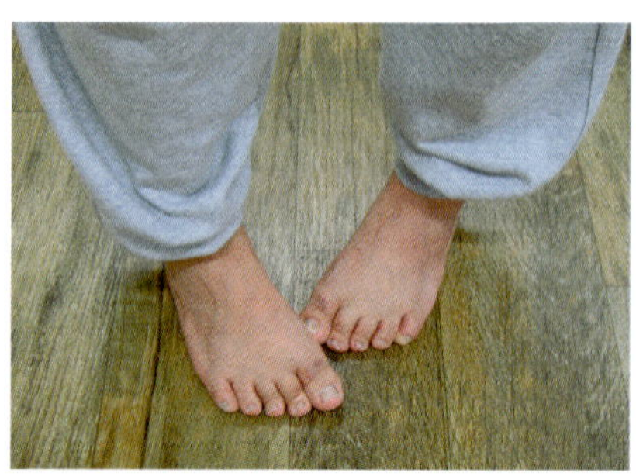

사진 7-19/A

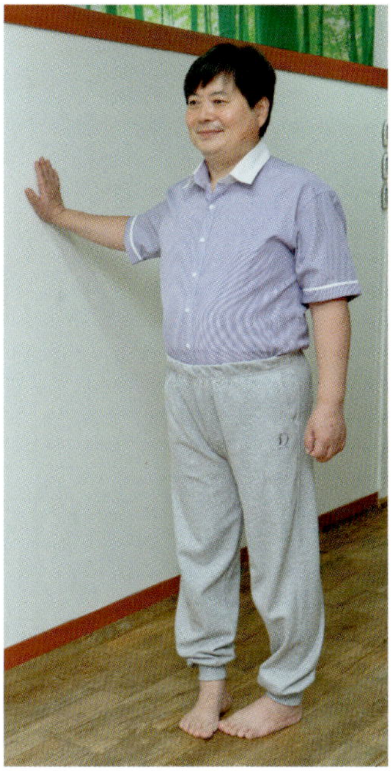

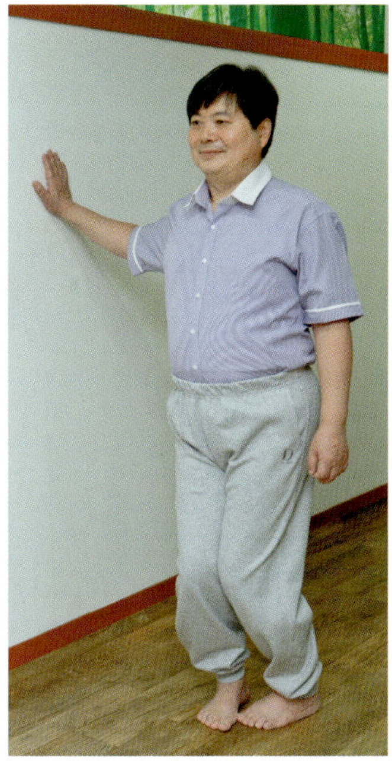

사진 7-19/B

2. 반대로 X형일 경우에는 사진 7-20의 A처럼 자신의 체형에 맞춰 발 모양을 갖춘 다음 사진의 B에서처럼 무릎을 천천히 약간 깊게 굽혔다 편다. 그리고 동작 중에는 발뒤꿈치가 떨어지지 않도록 주의한다. 참고로 사진은 왼쪽 다리가 긴 사람(LX형)의 발 모양을 보여주고 있다.

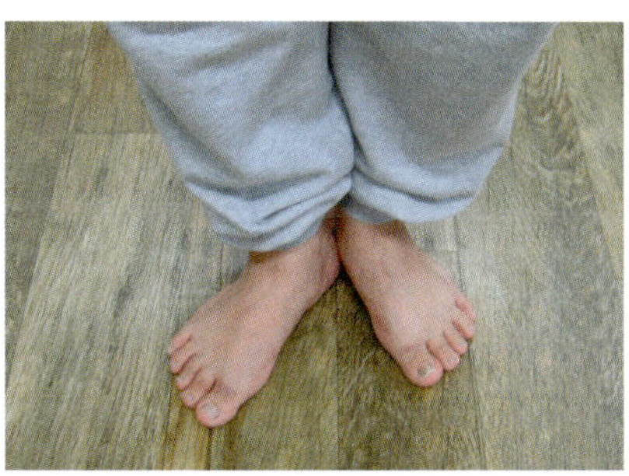

사진 7-20/A

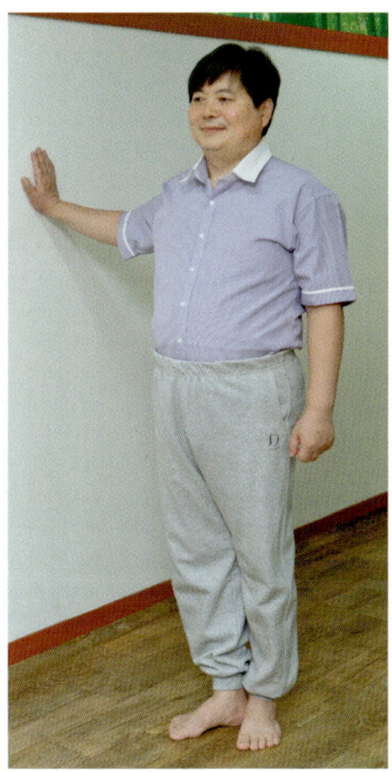

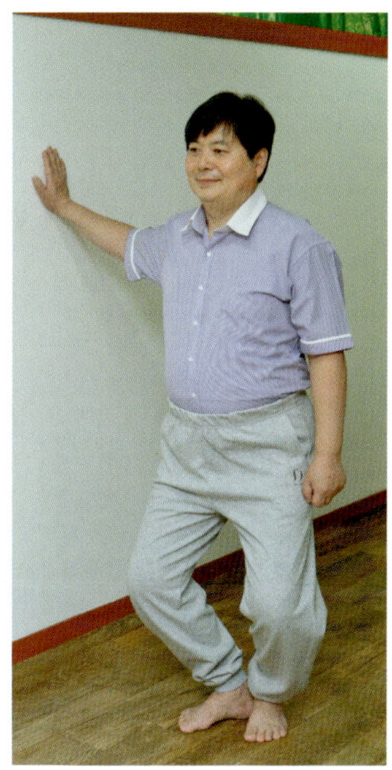

사진 7-20/B

이 동작은 굽히는 정도에 따라 어느 순간 무릎에 통증이 발생하는 경우가 잦다. 그러므로 본인 스스로 굽히는 정도나 속도를 조절할 필요가 있다. 즉, 자신의 몸에 무리가 되지 않도록 맞춰가며 천천히 해야 한다는 얘기다.

또 굴신운동 중 발목이나 무릎에 통증이 쉽게 발생되는 사람들은 대부분 자신의 몸 상태에 맞지 않는 발 위치와 각도로 했던 것으로 조사되었다. 나머지는 무릎을 과도하게 굽혔거나 무릎을 꺾듯 급하게 굽혔다 편 경우, 또는 자신의 체력을 벗어날 정도로 많이 한 경우로 확인되었다.

그러므로 통증이 발생할 경우 동작을 정확히 함과 동시에 발 위치와 각도는 사진 7-21에서처럼 두 발을 조금 더 벌리거나 움직여 통증이 발생되지 않는 위치와 각도를 찾아야만 된다. 마지막 장에서 설명하고 있는 앉아 있는 자세에서 자신의 몸 상태에 가장 이상적인 위치를 찾아 뒤로 당겨 둔 긴 다리 쪽 엉덩이를 약간씩 움직여 조절하듯 통증이 발생되지 않는 발 위치와 각도를 스스로 찾아야 된다는 뜻이다. 그렇게 해서 통증이 발생하지 않으면 그 각도와 위치가 자신에게 맞는 것이 된다.

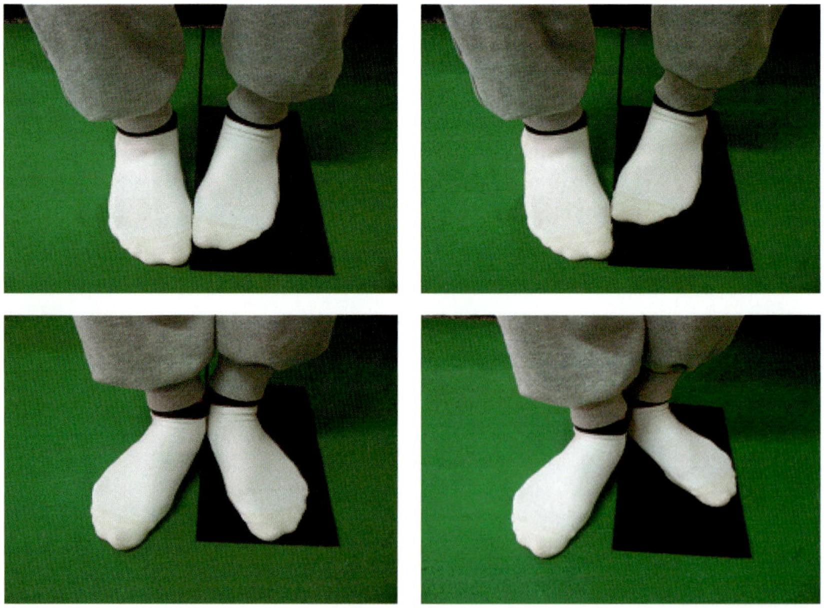

사진 7-21

▲ 발 위치와 각도를 조금씩 옮긴 상태를 보여주고 있다.

Part 8
지켜야 할 자세와 바른 걷기

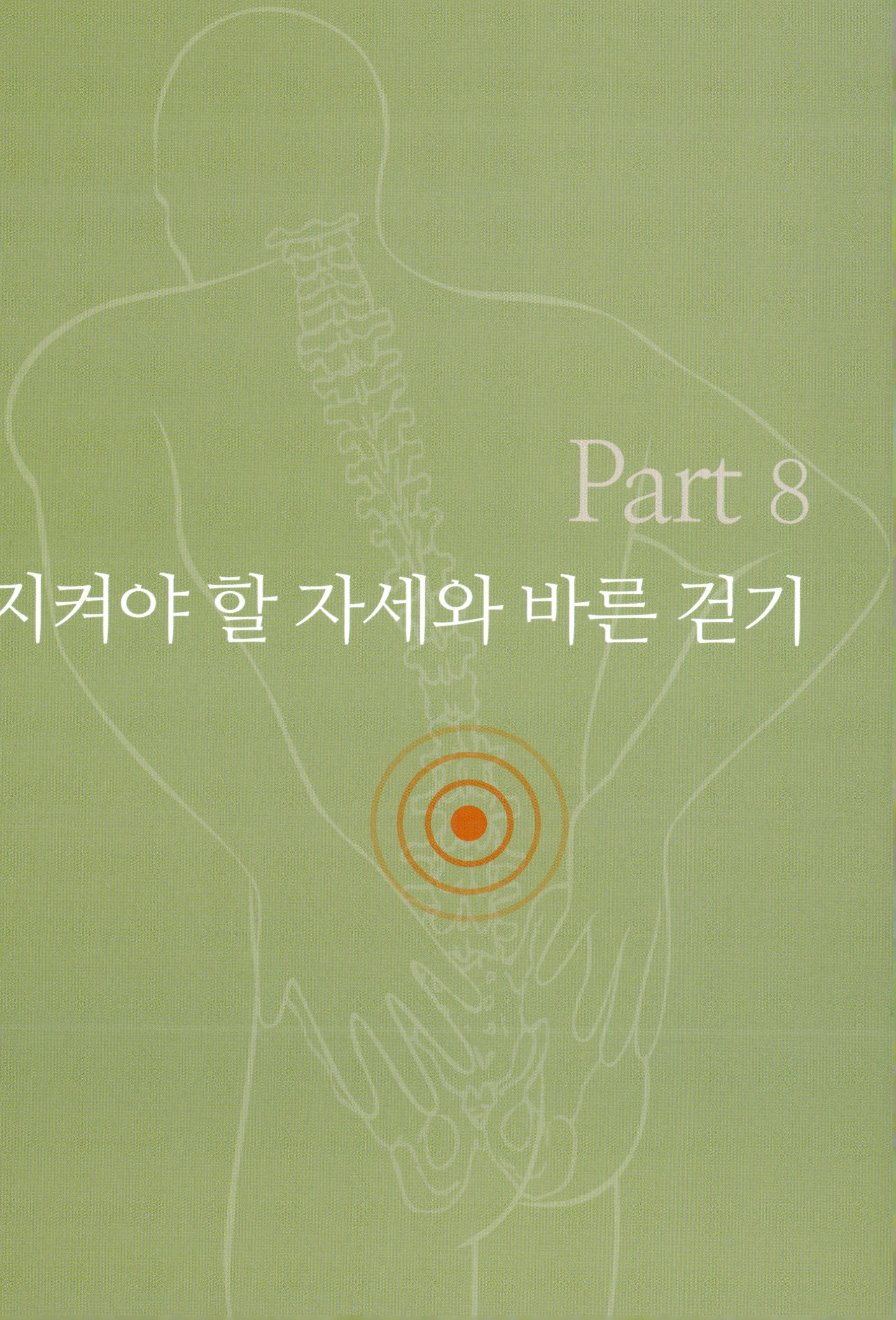

건강한 몸은

스스로가 의식을 가지고

꾸준히 노력해야

얻을 수 있고 지킬 수도 있다.

Part 8

지켜야 할 자세와 바른 걷기

1. 서 있을 때는

사람은 기본적으로 서서 이동하고 움직인다. 그에 따라 버스나 지하철을 기다리거나 설거지 등을 하면서도 여러 가지 자세로 서 있게 된다. 이때 자신도 모르게 어느 한쪽 다리에만 체중을 싣고 있는 경우가 많다. 흔히 짝다리라고 부르는 자세다. 이런 경우 대부분 짧은 다리에 체중을 싣고 서 있는 것이 더 편하다는 느낌을 받는다. 이러한 현상은 자신도 모르게 긴 다리가 더욱 길어질 수밖에 없는 조건을 자연스럽게 갖추는 것이 된다. 그 결과 골반뿐만 아니라 신체 전반에 부정적인 영향을 주게 된다. 그러므로 반드시 자신의 체형에 맞춰 서 있을 필요가 있다.

방법은 간단하다. 사진 8-1처럼 긴 다리의 발을 짧은 다리에 비해 엄지발가락 하나 만큼(약 5cm 정도) 뒤로 빼고 서 있으면 된다. 버스나 지하철 등을 타고 있을 때는 몸의 중심을 잡기 위해 필요한 만큼 벌리더라도 발을 뒤로 뺀 상태를 그대로 유지하면 된다.

평상시에는 두 발의 사이를 약 5cm 정도로 약간 벌린 상태에서 서 있도록 한다. 또 두 발이 항상 11자가 유지되도록 주의한다. 그런 다음 의식적으로 체중이 양쪽 다리에 동일하게 실리도록 하면 된다. 그러면 어렵지 않게 체중이 분산된다.

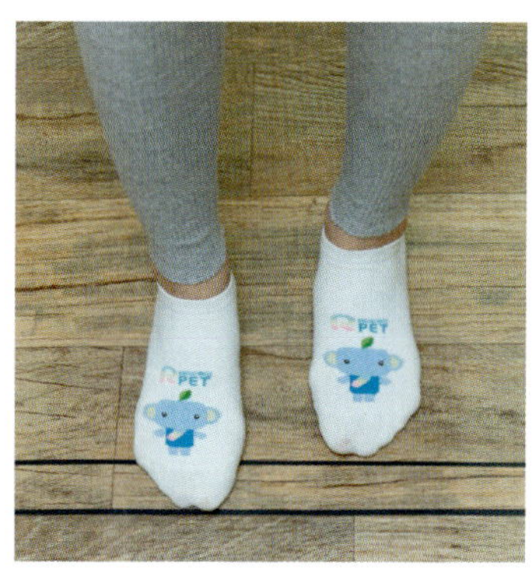
사진 8-1

이렇게 자세를 취해야 하는 이유는 평소와 같이 의식하지 않고 서면 대부분 긴 다리의 발끝이 앞으로 더 나가 있는 것을 확인할 수 있기 때문이다. 변기에 앉았을 때도 대부분 긴 다리의 무릎이 더 돌출되거나 발끝이 더 앞쪽에 놓여 있는 것을 확인할 수 있다. 따라서 지금과 같은 발 위치를 의식적으로 갖출 필요가 있다. 습관화되고 익숙해진 자세는 의식을 가지고 하나하나 고쳐 나가야만 바꿀 수 있다. 그러므로 지금과 같이 서 있는 자세부터 하나씩 바꿔 나가도록 한다.

긴 다리를 뒤로 빼고 서 있는 이 자세는 이어서 설명하고 있는 모든 자세에도 적용된다. 다리가 길어져 있다는 것은 일단 그 다리의 고관절에 외전·외선 현상(전방 변위)이 발생되어 있음을 뜻한다. 양쪽 고관절에 내전·내선 현상이 발생되어 있는 상태(X형 다리) 역시 상대적으로 긴 다리 쪽에 외전·외선 현상이 더 크다. 그러므로 이를 개선시키기 위해서는 지금과 같이 서 있을 때를 포함하여 모든 동작(일상생활에서도)에서 긴 다리를 뒤로 두어야만 된다. 긴 다리의 발을 뒤로 두는 것은 곧, 긴 다리의 고관절에 발생되어 있는 외전·외선 현상을 개선시킬 수 있는 기본 조건이 되기 때문이다. 그리고 골반을 안정적으로 유지해 허리통증을 줄일 수 있는 구조가 갖춰진다.

2. 바르게 걷기

우리는 두 다리를 이용해 기립 상태를 유지하며 살아간다. 그러므로 바른 걷기는 매우 중요하다. 걷는 자세가 바르지 않다면 우리 몸은 그 영향을 그대로 받을 수 밖에 없다. 걷는 동안 내내 부정적인 영향을 끊임없이 받기 때문이다.

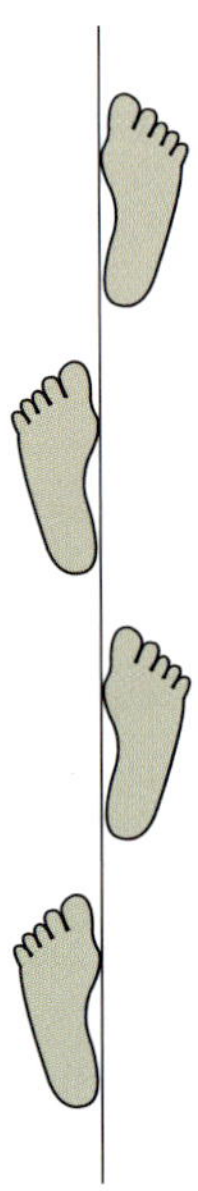

그림 8-1

만약 누군가가 절뚝거리고 걷는다면 어떻게 될까. 발을 옮길 때마다 몸이 흔들리면서 반복적으로 불안정한 상태에 놓이게 된다. 그리고 발이 바닥에 닿을 때마다 부정적인 힘이 요추뿐만 아니라 신체 전반에 작용하게 된다. 당연한 현상이다. 특히 허리통증으로 고통을 받고 있는 상태라면 더욱 그 충격에 민감한 반응을 보인다. 그러다 이 충격이 쌓이면 결국 실체가 현실로 나타난다. 앞에서 설명했던 통증회피성 자세로 나타난 비구조측만이 대표적인 예다.

바른몸운동에서는 그림 8-1과 같이 발이 항상 11자가 유지되도록 걷기를 적극 권한다. 길을 걸을 때는 가상의 선을 그어 놓고 그림과 같이 일직선으로 걸으라는 얘기다. 그래야만 바른 걷기가 된다. 하지만 사람들은 팔(八)자와 같이 양 발끝을 벌리고 걷는 경우가 많다.

이와 같은 걸음걸이는 무릎뿐만 아니라 고관절과 골반에도 부정적인 영향을 미치게 된다. 그러다 결국에는 더 벌리고 걷는 쪽의 고관절에 이상이 먼저 발생하게 되고, 다리가 길어지면서 무릎이나 발목에도 변형이 나타나게 된다.

그 결과는 일단 통증으로 나타난다. 이에 대한 증거는 주위에서 무릎통증을 호소하는 사람이 있을 경우 당장 확인해 봐도 알 수 있다. 대부분 아픈 쪽 무릎의 발끝을 더 벌리고 걷는 것을 볼 수 있을 것이다.

특히 심한 팔자 걸음의 경우 대부분 허리 상태가 비정상적이라는 조사 결과가 있다. 그러므로 허리나 엉치부분의 통증은 당연할 뿐만 아니라 무릎과 발목 역시 비틀린 상태가 되면서 연관된 이상(무릎통증, 내, 외반족 등) 등이 나타나게 된다.

또 몸의 균형을 유지하려는 에너지의 과소비로 인해 쉽게 지치거나 만성적인 피로를 느끼는 원인이 되기도 한다. 더구나 이런 사람들은 발을 앞으로 옮길 때마다 발끝부분이 바깥쪽으로 돌면서 나가는 회전현상을 함께 보인다. 그 결과 긴 다리의 발이 바닥에 걸려 자주 넘어지거나 접질리는 경우가 많다.

이러한 사실은 바른 걸음걸이가 매우 중요하고 기본적으로 지켜져야 된다는 점을 분명하게 알려준다. 그러므로 상체를 바르게 펴고 발끝이 벌어지지 않도록 반드시 11자를 유지하며 걷도록 해야 한다. 턱은 약간 당긴 듯 하면서 무릎 사이가 스치듯 걸으면 된다.

발을 옮길 때 발의 회전 정도가 클수록 11자를 유지하기가 힘들고 어렵다. 특히 O형 다리라면 더욱더 어려움을 느끼게 된다. 하지만 자신의 건강을 위해 의식을 가지고 꾸준히 노력할 가치는 충분히 있다고 생각한다.

허리통증을 벗어나기 위한 기본은 허리충격의 최소화다. 허리충격이 감소되면 덜 아프다는 것은 진리라고 할 수 있다. 그런 까닭에 올바른 자세, 올바른 걸음걸이는 반드시 지켜야만 된다. 아무리 좋은 결과를 얻었다고 해도 일상생활에서 이 기본이 지켜지지 않으면 통증은 반드시 재발하게 된다. 앉아있을 때도 마찬가지다. 기본에 충실하지 않으면 같은 결과가 나타나기 때문이다.

* 참고- 조사 결과에 의하면 발에 나타나는 회전현상이 사라지면서 바르게 걷기까지 의식을 가지고 노력했을 경우 약 3~6개월 정도가 소요되는 것으로 확인된다. 그리고 긴 다리가 아닌 짧은 다리의 발목이나 무릎에 통증을 호소하는 사람들이 있다. 이런 사람들은 대부분이 짧은 다리의 발을 상대적으로 더 벌리고 걷는 것을 볼 수 있다.
한편 X형 다리이면서 팔자로 걷는다면 더욱 심각한 상태라고 해도 무리가 없다. 구조적으로 살펴봐도 후방변위에서부터 발끝까지의 회전 및 변형 정도가 심각하다는 사실을 알려주기 때문이다. 그러므로 이들은 더욱 많은 노력이 필요하게 된다.

3. 바닥에 앉아 있을 때는

허리통증이 우리 몸에 나타나 있는 변형의 결과라는 사실을 반복해서 설명할 필요는 없을 것이다. 또 여기에서 벗어나기 위해서는 많은 노력과 주의가 필요하다는 사실도 알고 있을 것이다. 그런 까닭에 앉아 있을 때나 일어설 때도 바람직한 자세나 동작이 반드시 필요하게 된다.

더구나 허리통증이 조금이라도 개선되었다면 이를 지키기 위한 자세가 분명하게 필요하다. 아팠던 예전 상태로 되돌아가지 않을 방어적인 자세를 갖추는 것은 어떻게 보면 가장 최선의 방법이라고도 할 수 있기 때문이다. 그러므로 다음 자세와 동작들을 반드시 지키도록 한다.

사진과 설명은 지금까지와 같이 왼쪽 다리가 긴 체형을 기준으로 하고 있다. 그러므로 오른쪽 다리가 긴 체형이라면 반대 자세를 취하도록 하고 방향 역시 맞춰서 일어서도록 한다.

1. 편좌(책상다리)로 앉아 있을 때는

우리가 방이나 거실에서는 흔히 책상다리나 아빠다리라고 부르는 편좌나 무릎을 꿇고(정좌) 앉아 있게 된다. 물론 의자나 소파에 앉을 수도 있다. 하지만 아직까지는 많은 사람들이 흔하게 앉는 편좌에 대해 먼저 알아보도록 하겠다.

사진 8-2과 같이 앉는 자세를 편좌(좌골과 양쪽 복사뼈가 바닥에 닿는)라고 했다. 그런데 이렇게 앉아 있는 사람들의 다리를 살펴보면 대부분 긴 다리를 안쪽에 넣고 있는 것을 확인할 수 있다. 익숙하고 편하기 때문이다. 하지만 인체역학적인 관점에서 보자면 안쪽에 놓은 다리가 길어진다.

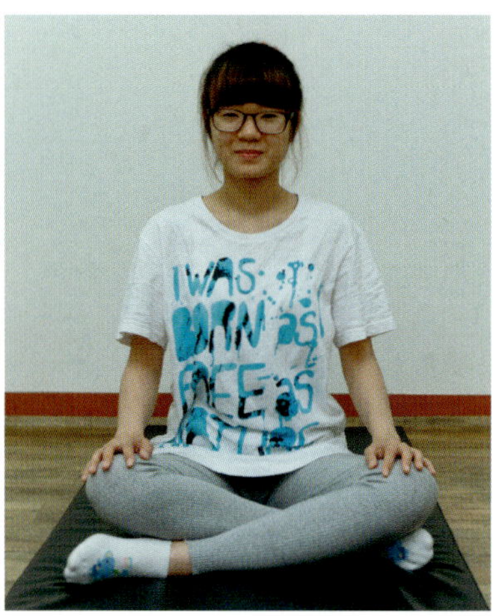

사진 8-2

그러므로 어떻게 앉아야만 허리통증을 줄이는 자세인지, 그리고 긴 다리를 더 길어지지 않게 하는 자세인지 알아둘 필요가 있다. 먼저 자신의 체형을 알고 있는 상태라면 당연히 긴 다리를 바깥쪽에 두어야 된다. 즉, 습관적으로 안쪽에 넣고 있던 긴 다리를 더 이상 길어지지 않도록 바깥쪽에 둬야 된다는 것이다.

하지만 다리만 바꾼다고 해서 끝나는 게 아니다. 사진 8-3의 ⓐ와 같이 긴 다리 쪽 엉덩이를 약간 뒤로 빼고 앉아야 된다. 즉, 긴 다리 쪽 좌골이 짧은 다리 쪽 좌골에 비해 앞에 놓여지지 않도록 의식적으로 엉덩이를 뒤로 약간 빼고, 그 상태를 그대로 유지하며 앉아 있어야 된다는 얘기다. 그래야만 예전 상태로 되돌아 가려는 작용(요요현상)을 막으면서 안정적인 상태가 유지된다.

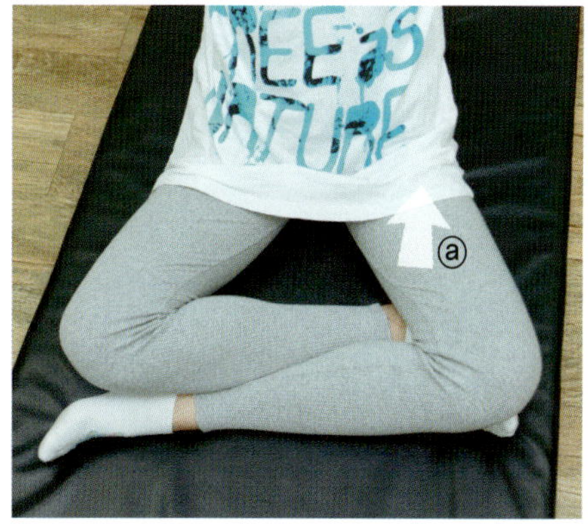

사진 8-3

그러나 의식하지 않고 평소와 같이 앉게 되면 대부분 긴 다리 쪽 골반이 전방으로 돌출된다. 때문에 무릎이 짧은 다리 쪽에 비해 상대적으로 앞으로 튀어 나온 상태를 보인다. 변기에 앉더라도 긴 다리의 발이 앞쪽에 놓이면서 골반 역시 앞으로 나가 있는 것을 확인할 수 있다. 인식하지 못했던 습관이 골반의 틀어짐까지 발생시킨 것이다.

그러므로 자신의 체형에 맞춰 앉아 있으면 대부분 통증의 감소나 편함을 느끼게 된다. 골반의 틀어짐으로 인한 요추(추간판)의 압박이 감소된 결과다. 단, 뒤로 당기는 정도는 몸으로 느끼면서 스스로 조절해야만 된다. 개개인의 변형 정도와 상태에 따라 조건이 다르므로 앞뒤로 조금씩 움직여 가장 편한 위치를 찾아야 된다는 것이다.

같은 자세를 계속 유지한다면 오히려 안쪽에 뒀던 짧았던 다리가 길어지기도 한다. 역학적인 작용에 의해 안쪽에 놓은 다리가 길어지는 것이다. 그러므로 다리를 서로 바꿔줄 필요가 있다. 긴 다리가 바깥쪽에 있는 시간이 7이라면 짧은 다리가 바깥쪽에 있는 시간이 3이 되도록 조절할 필요가 있다는 얘기다.

이때 주의할 점은 평소 습관대로 바꾸는 것이 아니라 사진 8-4에서와 같이 두 팔을 뒤로 뻗어 상체를 비스듬하게 기대고 동시에 두 다리를 바꾸도록 한다. 그래야 조절해 놓은 엉덩이(좌골)가 움직이지 않고 다리만 바꿀 수 있다. 이 동작이 익숙해지면 상체를 뒤로 기대지 않고 다리만 가볍게 움직여 바꿀 수 있고 또, 모두가 그렇게 한다.

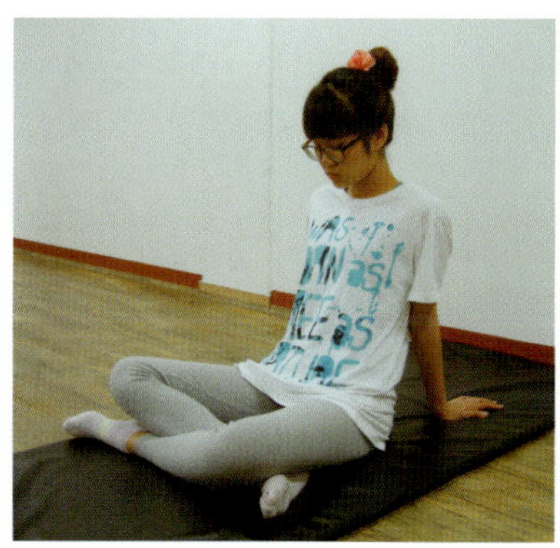
사진 8-4

다른 한 가지는 두 발을 몸 가까이 당겨서 앉지 않도록 한다. 사진 8-3에서처럼 두 발이 무릎 아래 가까이에 놓이면서 최대한 넓혀 앉아야 된다. 그래야 바닥에 닿는 좌골과 복사뼈가 넓게 펴지게 된다. 바닥 면적이 넓다는 것은 상식적으로 생각해도 상체가 안정적으로 유지될 수 있는 조건이 된다. 바닥 면적이 넓기 때문에 상체가 안정적으로 유지될 수밖에 없다는 뜻이다.

* 참고- 앉아 있을 때 작용하는 역학적인 힘과 서 있을 때 작용하는 역학적인힘은 다를 수밖에 없다. 우선 기립 상태에서는 다리 길이의 차이에 의한 보상작용이 이뤄진다. 즉, 다리 길이의 차이가 몸 전체에 직접적으로 영향을 미치는 것이다. 그러나 앉아 있을 때는 그렇지 않다. 다리 길이의 차이보다는 골반 상태에 의한 영향을 우선적으로 받는다. 엉덩이를 뒤로 당겨 두면 짧은 다리 쪽으로 휜 요추의 기울기를 감소시켜 상체에 작용하는 역학적인 부담을 줄여준다. 그러므로 긴 다리 쪽 엉덩이(좌골 부분)를 뒤로 당긴 상태에서 앉아 있어야만 틀어졌던 상체가 회복된다. 한편으로는 더욱 나쁜 상태로 진행될 수 있는 조건을 없애준다.

● 일어설 때는

앉아 있는 자세를 이해했다면 "일어설 때는 어떻게 일어서야 하는가?"라는 의문이 들어야 된다. 실제로 사람들은 거의가 일어나는 동작에 대해 무관심하다. 습관대로 평소와 같이 아무 의식 없이 벌떡 일어난다. 그러면서 대부분 긴 다리를 먼저 세우거나 의지해 일어난다. 이런 현상은 평소 습관대로 일어나 보면 쉽게 확인할 수 있다.

그러나 그러한 습관적인 행동은 체형에 맞춰 앉아 있었던 수고에 전혀 도움이 되지 않는다. 한편으로는 예전 상태로 되돌아가는 원인으로도 작용한다. 그러므로 다음과 같은 순서에 따라 일어설 필요가 있다. 이렇게 일어서면 자신의 몸에 영향을 줄 수 있는 부정적인 힘이 작용하지 않게 된다. 몸이 틀어지지 않으면서도 편하게 일어설 수 있다는 것이다.

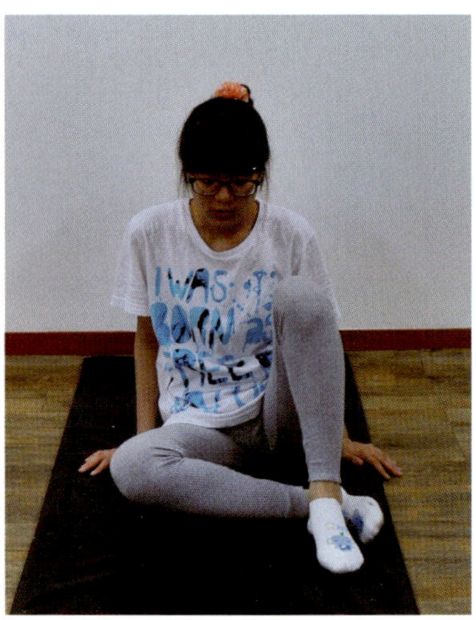

사진 8-5

이 과정은 허리통증으로 일어서는데 어려움이 있었던 경우라도, 무릎통증으로 벽에 의지하거나 무릎을 짚으면서 힘겹게 일어섰던 사람이라도 쉽고 편하게 일어설 수 있다. 순서에 맞춰 일어서면 일어나는 순간에도 통증이 발생될 수 있는 조건이 만들어지지 않기 때문이다.

1. 먼저 사진 8-5와 같이 긴 다리를 세우면서 긴 다리의 발을 짧은 다리의 발목 앞에 옮겨 놓는다.

2. 그런 다음 세운 긴 다리를 사진 8-6에서처럼 짧은 다리 쪽으로 숙인다. 간혹 자신의 생각과는 달리 무릎을 숙이기 힘든 사람들이 있다. 그런 경우 긴 다리의 무릎에 손을 대고 밀어 넘겨도 된다.

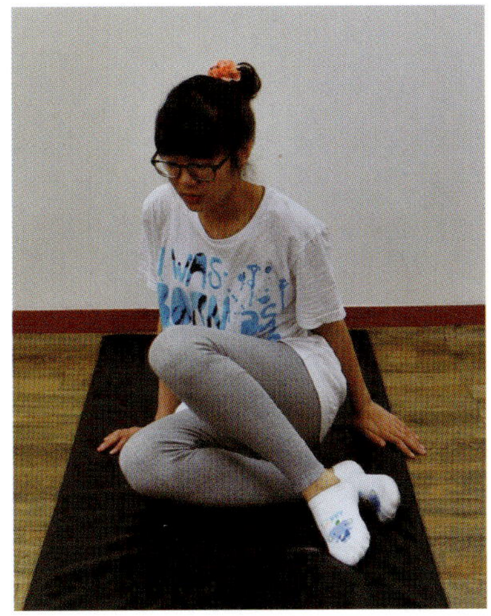

사진 8-6

3. 사진 8-7의 A와 같이 상체를 그대로 이동시켜 무릎을 꿇은 다음 사진 B에서처럼 두 손을 양 무릎 앞 자신의 손바닥 길이 정도 떨어진 위치에 나란히 둔다. 이때 무릎을 꿇은 상태가 되기까지 다리가 움직이지 않아야 된다. 즉, 두 무릎은 그대로 두고 엉덩이를 움직여 자세를 갖추어야 된다는 것이다.

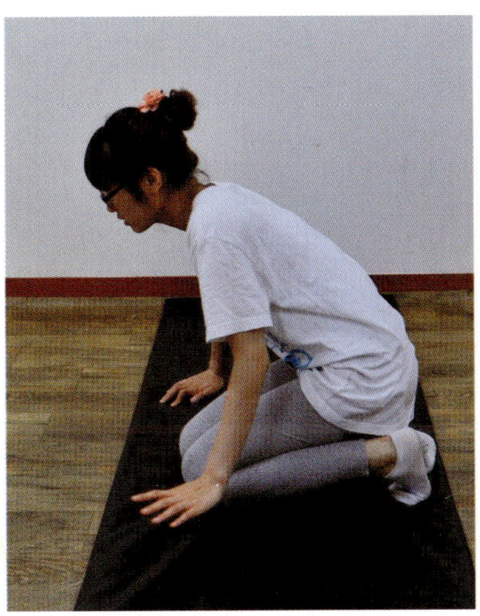

사진 8-7/A

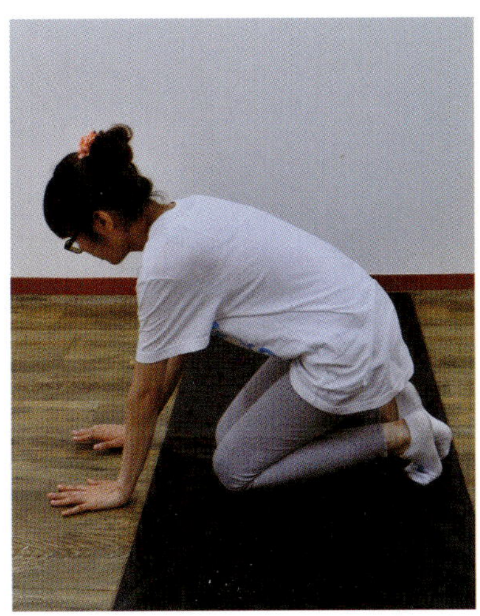

사진 8-7/B

4. 이어서 사진 8-8과 같이 두 팔에 상체를 의지하며 엉덩이를 들어 올린다. 그리고 짧은 다리부터 움직여 세우면서 발끝을 무릎 끝이 있던 위치에 둔다. 참고로 다음부터의 동작은 필수운동을 마치고 일어나는 과정과 같다.

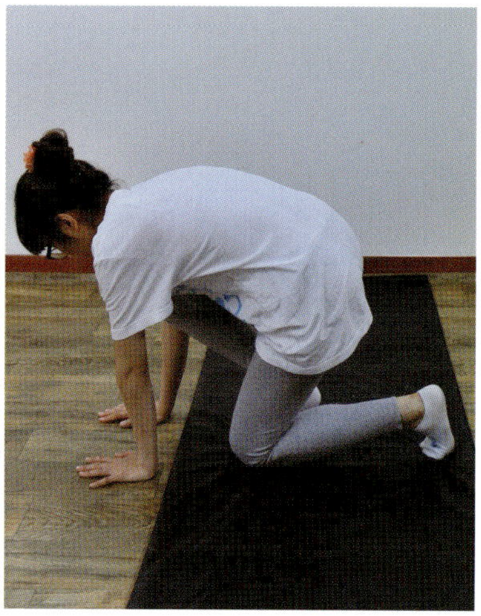

사진 8-8

5. 짧은 다리를 펴면서 긴 다리의 발을 사진 8-9의 A와 같이 짧은 다리의 발 옆에 가져다 둔다. 이 상태에서 두 팔과 다리에 동일한 힘을 주고 완전히 펴면서 사진의 B처럼 상체를 천천히 일으켜 세운다.

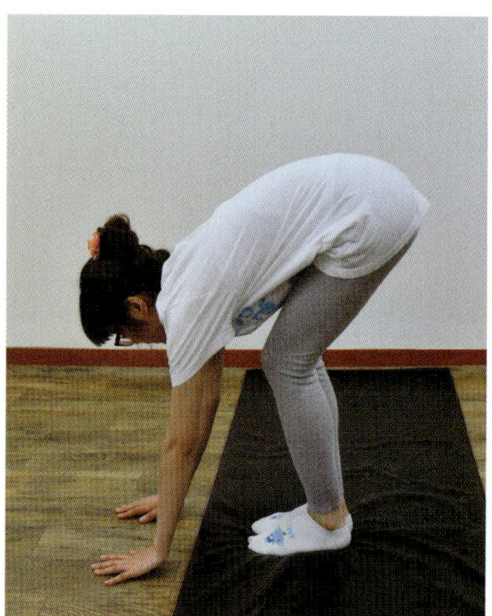

사진 8-9/A

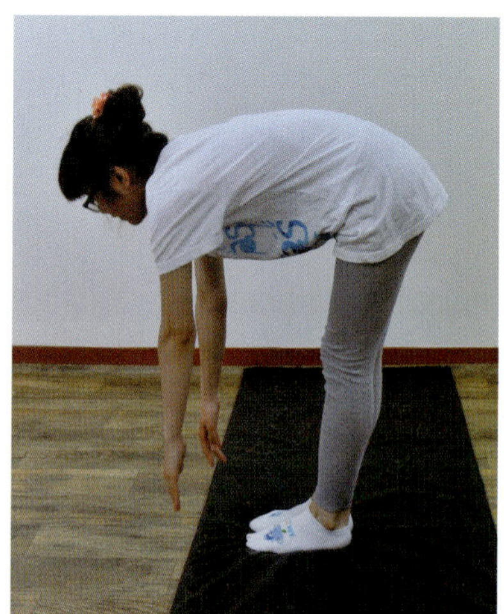

사진 8-9/B

6. 사진 8-10과 같이 완전히 일어선 다음 긴 다리를 축으로 하여 긴 다리 방향으로 두 바퀴를 돈 다음 이동하면 된다. 상황에 따라 반대쪽 다리를 세우고 반대 방향으로 일어서더라도 지금과 같이 짧은 다리부터 먼저 움직여 일어서도록 한다.

* 참고- 이와 같은 순서로 일어서 보면 처음에는 다소 어색할 수 있다. 그러나 익숙해지면 자연스럽고 편하다는 것을 느끼게 된다. 특히 무릎이나 허리통증으로 평소 일어서기가 힘들었더라도 지금과 같이 일어나 보면 확연히 다르다는 것을 경험하게 된다. 그만큼 신체 전반에 무리를 주지 않기 때문이다.

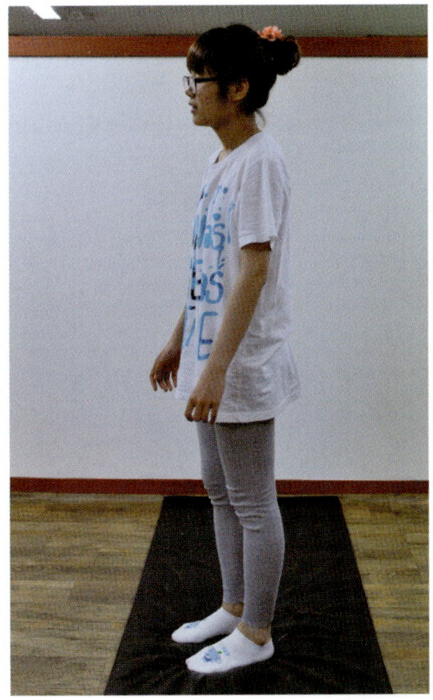

사진 8-10

2. 정좌(무릎을 꿇고 앉는)로 앉아 있을 때는

다음은 정좌에 대해 살펴보도록 하겠다. 우리는 사진 8-11과 같이 무릎을 나란히 붙이고 꿇어 앉아 있는 자세를 정좌라고 부른다. 이 정좌 역시 개개인의 체형에 따라 그에 맞춘 자세를 취하고 앉아야만 된다. 발을 어떻게 놓고 앉아 있느냐에 따라 다리 길이뿐만 아니라 골반과 요추에까지 직접적인 영향을 미치기 때문이다.

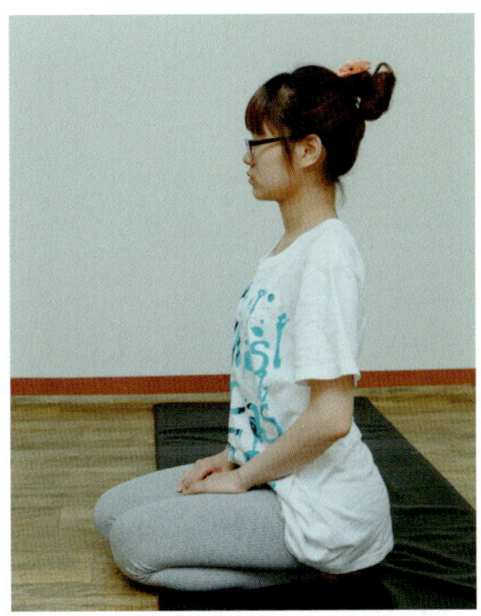

사진 8-11

먼저 X형 다리를 가진 사람들은 습관적으로 어느 한쪽 발을 사진 8-12처럼 다른 발의 발바닥 위에 올려 놓고 있는 경우가 많다. 어린 아이들 역시 두 발을 엉덩이 바깥으로 넓게 벌리고 앉지 않은 이상 대부분이 같은 것으로 확인된다.

여기에서 문제는 반대편 발 위에 올려 놓은 발의 다리가 역학적인 작용으로 인해 길어진다는 사실이다. 그러므로 현재 긴 다리가 더 길어지지 않도록 주의할 필요가 있다. 하지만 대부분의 사람들은 이러한 사실을 모르고 지나치거나 무관심하다.. 참고로 O형 다리라면 이렇게 앉아 있기도 힘들거니와 이렇게 앉으면 무릎 사이가 자연스럽게 벌어지게 된다. 더구나 도움도 되지 않는다.

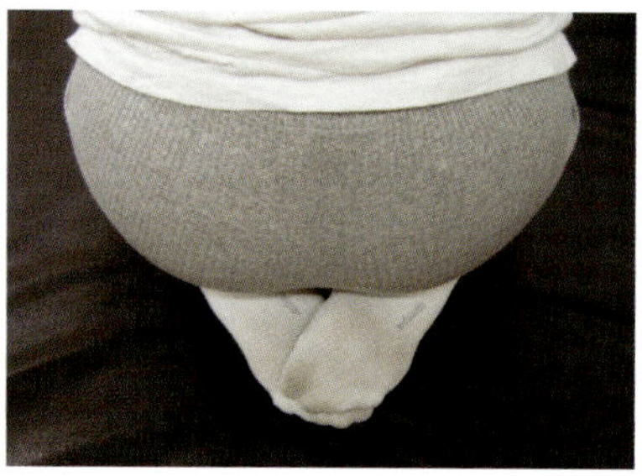

사진 8-12

그렇다면 어떻게 앉아 있는 것이 가장 이상적인 자세인지 알아보도록 하겠다. 먼저 X형의 경우 발바닥 위에 올려 놓은 발의 다리가 길어진다고 했다. 그러므로 의식적으로 발을 바꿔 올려야만 된다. 즉, 현재 짧은 다리의 발을 위로 올리고 앉아야 된다는 것이다. 동시에 예전 상태로 되돌아가려는 작용도 막아야 한다. 그러기 위해서는 사진 8-13에서처럼 현재 긴 다리의 무릎을 약간 뒤로 당긴 상태(약 5cm 정도)에서 상체를 바르게 펴고 앉도록 한다. 체형이 다르다면 그림 8-2를 참고하여 자신의 체형에 맞춰 앉으면 된다.

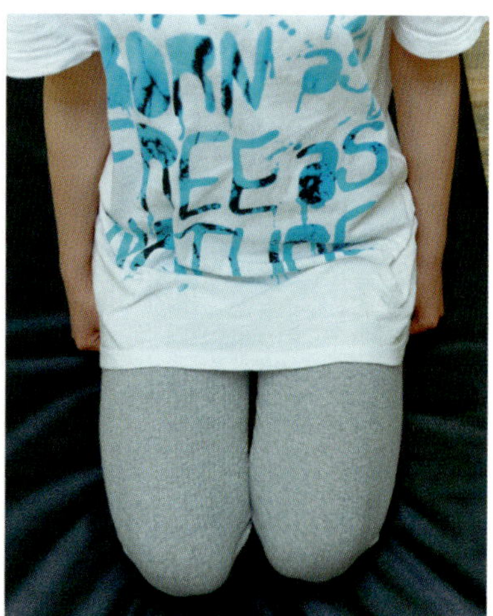

사진 8-13

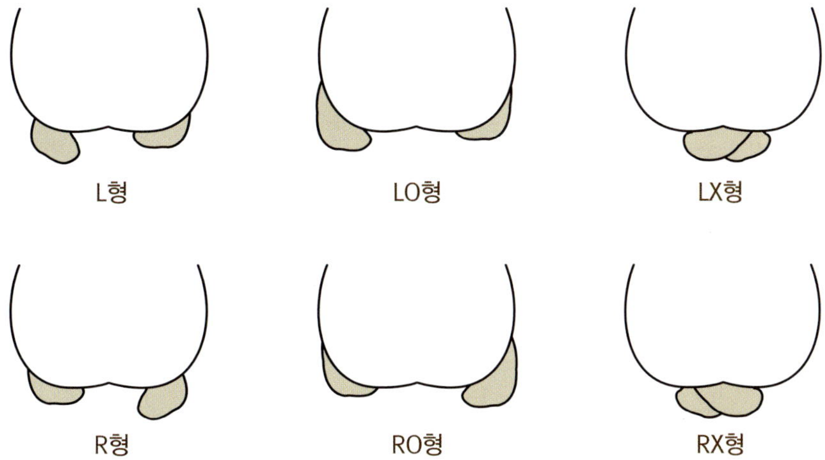

그림 8-2

O형 다리라면 반드시 두 발을 벌리고 앉아야 된다. 두 발을 벌려야만 무릎이 자연스럽게 모아지기 때문이다. 즉, 무릎 사이가 벌어지지 않고 붙게 된다는 뜻이다. 그래야만 O형 다리의 개선에 도움이 된다. 다리가 반듯한 H형 다리라면 현재 긴 다리의 발만 약간 벌린 상태에서 앉으면 된다.

또 엉덩이가 두 발뒤꿈치 위를 벗어나지 않도록 주의할 필요가 있다. 엉덩이 위를 벗어나게 되면 무릎이 어긋나거나 틀어져 예상치 못한 통증이 발생할 수 있다. O형 다리 역시 두 발을 과도하게 벌리지 않도록 주의한다. 너무 많이 벌릴 경우 무릎이 붙는 것에 앞서 무릎과 골반(엉치부분)에 통증이 발생하게 된다. H형 다리도 마찬가지다.

뒤로 당기는 정도는 편좌에서도 설명한 것처럼 본인이 조금씩 옮겨가며 찾아야 된다. 뒤로 당겨두는 위치에 따라, 그리고 골반에 나타난 변화에 따라 예전과는 달리 통증이나 불편함이 발생할 수 있기 때문이다. 그러므로 편좌와 같이 자신의 몸 상태에 맞춰가며 스스로 조절해야 된다.

처음에는 불편할 수도 있다. 하지만 자신에게 맞는 자세가 차츰 익숙해지면 예전에 비해 훨씬 편안함을 느끼게 된다. 골반의 뒤틀림과 연동된 요추가 차츰 안정되면서 긴장이 감소된 결과다.

● 일어설 때는

편좌와 마찬가지로 습관대로 일어선다면 체형에 맞춰 앉아 있었던 수고에 전혀 도움이 되지 않는다. 그러므로 일어날 때는 반드시 자신의 체형에 맞춰 순서대로 일어서도록 한다. 순서는 필수적인 운동이나 편좌에서 일어나는 것과 같다.

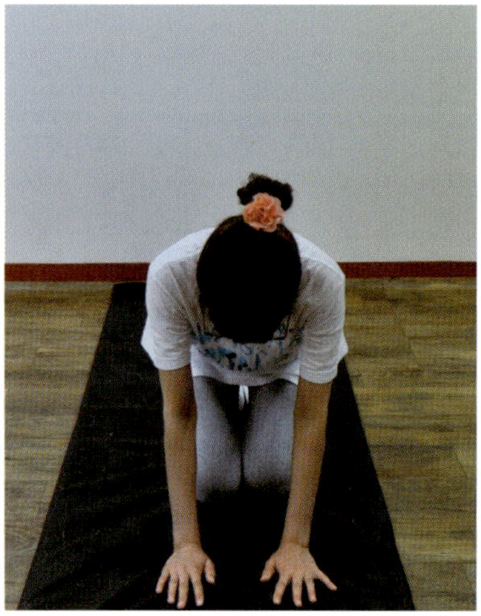

사진 8-14

1. 먼저 두 팔을 펴고 사진 8-14에서와 같이 두 손을 양 무릎 앞에 자신의 손바닥 길이 정도 떨어진 위치에 나란히 둔다. 그런 다음 엉덩이를 들어 올린다.

2. 엉덩이를 들어 올린 상태에서 두 팔에 상체를 의지하며 사진 8-15처럼 짧은 다리부터 움직여 세우면서 발끝을 짧은 다리의 무릎이 있던 위치에 둔다. 이후부터는 편좌에서 일어서는 동작과 같다.

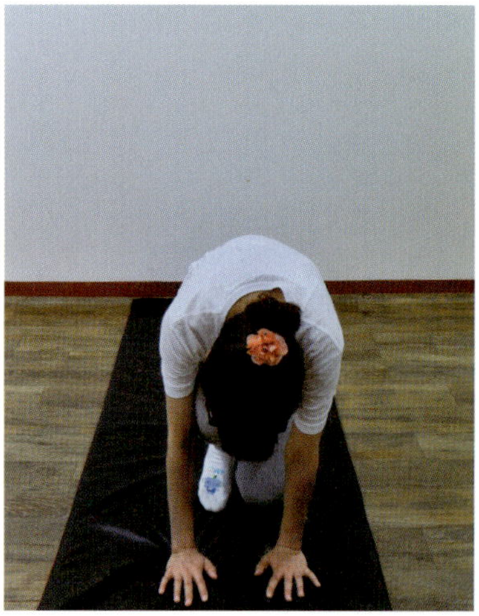

사진 8-15

3. 짧은 다리를 펴면서 무릎이 거의 펴진 상태가 되면 사진 8-16에서와 같이 긴 다리의 발을 짧은 다리의 발 옆에 가져다 둔다. 그런 다음 두 팔과 다리에 동일한 힘을 사용해 다리를 완전히 펴면서 상체를 천천히 일으켜 세운다.

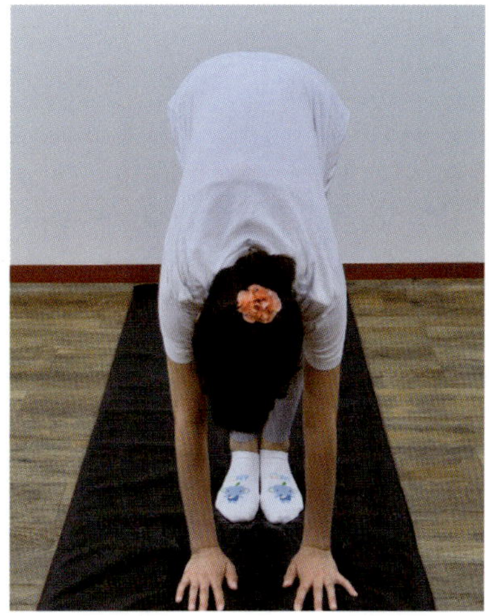

사진 8-16

4. 사진 8-17에서처럼 허리를 완전히 펴고 일어선 다음 다른 동작들과 마찬가지로 긴 다리를 축으로 해서 긴 다리 방향으로 두 바퀴를 돈 다음 이동하면 된다.

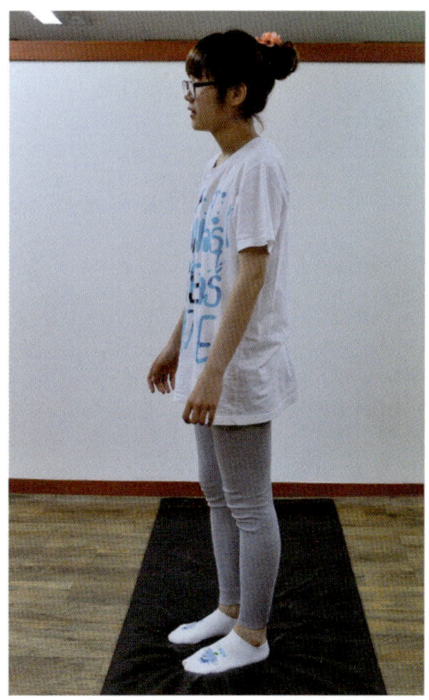

사진 8-17

참고로 여성들이 즐겨 앉는 사진 8-18과 같은 자세를 살펴보도록 하자. 이 자세는 다리를 꼬고 앉는 것과 마찬가지로 신체 전반에 매우 나쁜 영향을 주게 된다. 두 다리를 모아서 한쪽으로 두면 사진 속 뼈 그림처럼 두 다리를 두는 쪽 골반이 자연스럽게 들리게 된다. 동시에 골반과 연결되어 있는 요추 역시 직접적인 영향을 받아 그림과 같이 반대쪽으로 휘게 된다. 이러한 구조적인 변화는 허리통증은 물론 여러 가지 이상이 발생될 수 있는 조건이 된다. 다리를 꼬고 앉는 자세 역시 같은 변화를 줌으로써 동일한 결과가 나타난다. 그러므로 다리를 꼬고 앉거나 지금과 같은 자세는 하지 않는 것이 바람직하다.

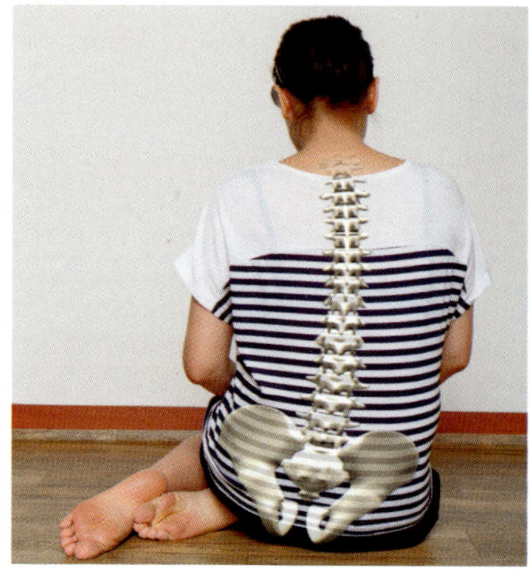

사진 8-18

4. 의자에 앉아 있을 때는

허리가 아픈 사람들의 특징은 어떤 자세로 앉아 있어도 무척 힘들어 한다는 점이다. 일부는 앉아 있는 것 자체를 두려워할 정도로 심각한 통증을 느끼기도 한다. 더구나 의자에 앉아 있는 시간이 많을 경우 자신도 모르게 자꾸 몸을 틀게 된다. 통증이 조금이라도 줄거나 편한 상태를 찾아 자신도 모르게 움직이기 때문이다. 그러므로 의자에 앉아 있을 때도 통증을 줄일 수 있는 안정적인 상태를 그대로 유지할 수 있는 조치가 필요하게 된다.

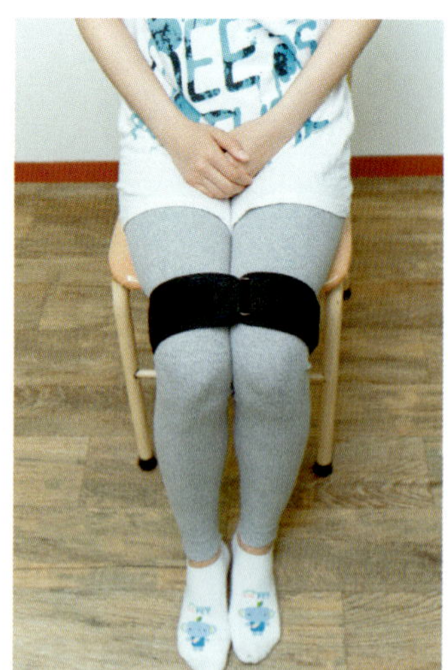

사진 8-19

기본적으로는 의자나 소파에 앉을 때도 편좌나 정좌와 마찬가지로 긴 다리 쪽 엉덩이를 약간 뒤로 당긴 상태를 유지하면 된다. 그러나 긴 시간을 앉아 있어야 되는 경우라면 상황이 달라진다. 장시간 운전이나 여행을 할 때도 마찬가지다. 엉덩이를 뒤로 당겨놓은 상태를 그대로 유지하기가 쉽지 않아서다.

이때는 체형에 맞춰 앉은 다음 사진 8-19에서와 같이 무릎 위를 단단히 묶고 앉아 있으면 된다. 무릎 위를 묶으면 자연스럽게 허리가 펴지면서 몸이 바르게 유지된다. 한편으로는 체형에 맞춘 상태에서 다리를 묶고 있기 때문에 골반이 안정적인 상태를 유지하게 된다.

방법은 먼저 의자에 앉은 다음 긴 다리 쪽 엉덩이를 약간 뒤로 빼고 사진 8-20에서와 같이 자신의 체형에 맞춘 발 모양을 갖추고 묶으면 된다. 여기에서 사진 A는 O형일 경우의 발 모양이고, 사진 B는 X형일 때의 발 모양이다. 그리고 묶을 때 발을 벌리는 범위는 굴신운동에서 벌리는 각도보다 좀더 벌리는 것이 좋다. 묶은 다음 무릎 아래는 본인이 편한 대로 두면 된다.

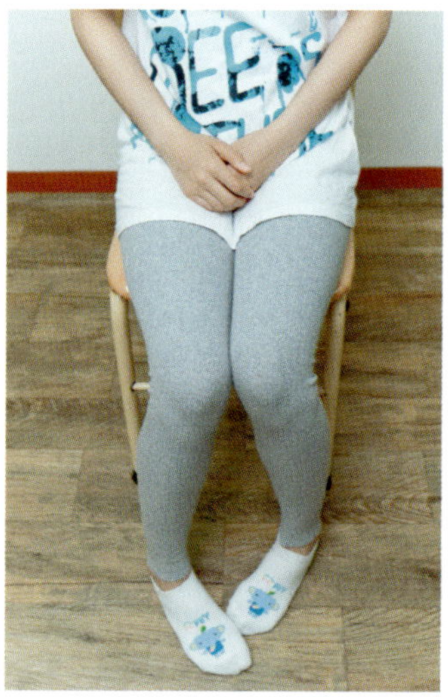

사진 8-20/A

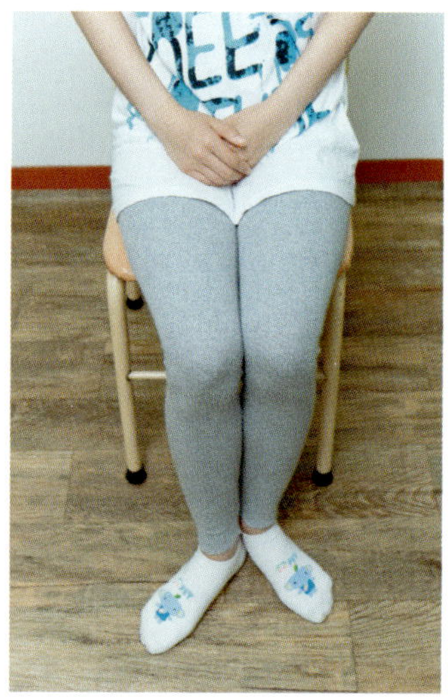

사진 8-20/B

▲ O형 다리일 때(A) 발 모양 과 X형 다리일 때(B) 발 모양을 보여주고 있다.

지금과 같이 무릎 위를 강하게 묶게 되면 고관절과 골반이 안정적인 상태를 유지하게 된다. 골반을 받히고 있는 두 다리가 고정되기 때문이다. 그 결과 골반과 수직으로 연결되어 있는 요추 역시 안정적인 상태를 유지하여 통증이 감소되거나 소멸될 수 있는 조건을 갖추게 된다. 한편으로는 신체 전반의 긴장을 막아 편안함을 느끼게 된다. 또 틀어졌던 몸이 개선되기도 한다. 그러므로 직접 묶어 보면 안다. 수백 번의

말보다 체험이 우선이기 때문이다.

극히 일부는 다리에 통증이 발생하기도 한다. 또 쥐나 저림 현상이 날 수도 있다. 이러한 현상은 X형 체형이거나 골반의 변형 정도가 클 때, 그리고 몸이 비대한 경우에 나타나는 것으로 조사된다. 드물지만 혈액순환의 장애로 묶은 곳이 가려우면서 부풀어 오르는 사례도 있다. 하지만 바른몸운동을 꾸준히 하다 보면 자신도 놀랄 정도의 변화를 경험하게 된다. 오랜 시간을 앉아 있어도 통증이 발생하지 않을 뿐만 아니라 피부가 좋아지면서 스스로 확인할 수 있는 긍정적인 변화가 나타난다는 얘기다. 혈액순환 역시 원활해지면서 차가웠던 발도 따뜻해진다.

마지막으로 예전에 심각한 허리통증으로 운전을 30분 이상은 하지 못했던 사람이 있었다. 추석 즈음 이 사람은 열차표를 구하지 못했다며 "김해에 있는 집에는 가야 하는데……" 하면서 한숨만 푹푹 쉬고 있었다. 다릴 묶고 가라는 말을 듣고 갈 때 8시간, 올 때 9시간을 운전하여 다녀왔다고 했다. 그리고 필자가 좋아하는 감자탕을 사줬다. 고맙다는 말과 함께. 여기에서 중요한 것은 본인이 할 수 있는 간단한 조치(무릎 위를 묶는)만으로도 스스로를 충분히 편하게 할 수 있다는 사실이다. 기억하기 바란다.

* 참고– 이렇듯 묶고만 있어도 무릎의 높이 차이나 돌출, 발 크기 차이 등이 같아지는 사람들이 많다. 특히 앉아 있는 시간이 많은 학생이나 직장인이라면 반드시 묶을 필요가 있다. 몸이 편해짐으로써 집중력이 훨씬 높아질 뿐만 아니라 피로감도 감소되기 때문이다. 남성일 경우 고환이 허벅지 사이에 끼지 않도록 적절한 조치를 한 다음 묶도록 한다.

이 책을 마치며

전문가를 위한 책 [우리 몸의 변형과 바른몸운동]을 펴낸 후 많은 생각을 했다. 결론은 전문가는 그들에게 필요한 해석과 관점이 필요하고, 허리가 아픈 사람은 오로지 아픈 허리만 해결되길 바란다는 현실을 망각하고 있었다는 것이었다.

우리 몸에 나타나는 변형의 원인부터 진행 과정과 현상들을 정확하게 이해하고 있는 사람이라면 허리통증은 가장 먼저, 그리고 가장 흔하게 겪게 되는 현상이라는 사실을 안다. 또 가장 쉽게 사라지게 할 수 있는 증상이라는 것도 안다. 그러나 허리통증으로 고통 받고 있는 사람들은 그런 점들을 이해할 필요도 없거니와 이쪽 방면의 전문가도 아니었다. 그런 생각이 들자 지난해 봄부터 지금까지 이 책을 써왔다.

그러던 중 함께 했던 K선생이 준 충격은 이 책에 더욱 집중하게 된 계기가 되었다. 세상(世上)의 만사(萬事)가 새옹(塞翁)의 지마(之馬)와 같다고 했으니 그 충격이 앞으로 어떤 결과로 나타날지는 모른다. 하지만 짧지 않은 삶이 참으로 무상하고 힘겹다는 생각은 지금도 떨칠 수가 없다. 그래서 더욱더 집중할 수 밖에 없었다.

그 덕분인지 이 책을 통해 많은 사람들이 허리통증으로부터 벗어날 수 있을 것으로 믿는다. 책 제목과 같이 [내 힘으로 허리통증 벗어나기]는 그러한 결과를 기대하고 쓴 책이기 때문이다. 그러나 분명한 것은 본인 스스로가 노력하지 않으면 어떤 결과도 기대할 수 없다는 사실이다. 즉, 본인의 의식과 노력이 밑받침 되어야만 긍정적인 결과를 얻을 수 있다는 얘기다.

그 동안 수 많은 사람들이 이 운동을 통해 기대했던 변화를 경험했다. 하지만 한계가 있었음을 미리 밝혀둔다. 모든 일에는 할 수 있는 것과 그렇지 못한 것이 반드시 있기 마련이다. 우리가 길을 걸어갈 때 앞에 바다가 가로막고 있으면 결코 나아갈 수가 없다. 강이 가로막혀 있어도 마찬가지다. 그러므로 운동으로 할 수 없는 상태라면 선택에 신중하기 바란다.

건강한 삶은 스스로가 노력해야 얻을 수 있고 또, 지킬 수가 있다. 그러므로 살아가는 동안 몸으로 인한 영향을 받지 않도록 허리통증에서 반드시 벗어나길 기대한다. 끝으로 이 책을 선택한 모든 이들의 건강을 기원한다.

바른몸운동을 통해
허리통증이 사라졌다고 해도
결코 안심할 수 없습니다.
우리 몸을 구성하는 근육과 인대는
예전 상태로 되돌아 가려는
되돌림현상으로부터
자유스러울 수 없기 때문입니다.
그런 까닭에 꾸준한 운동과
현재 몸 상태에 맞춘
의식적인 생활과 자세는
허리통증에서 완전히 벗어날 때까지
반드시 필요하다는 사실을
기억하시기 바랍니다.

체 형 기 록 표

(현재 체형:)

구분/횟수	날짜	다리 길이 차이	구분/횟수	날짜	다리 길이 차이	구분/횟수	날짜	다리 길이 차이	구분/횟수	날짜	다리 길이 차이
1	/		16	/		31	/		46	/	
2	/		17	/		32	/		47	/	
3	/		18	/		33	/		48	/	
4	/		19	/		34	/		49	/	
5	/		20	/		35	/		50	/	
6	/		21	/		36	/		51	/	
7	/		22	/		37	/		52	/	
8	/		23	/		38	/		53	/	
9	/		24	/		39	/		54	/	
10	/		25	/		40	/		55	/	
11	/		26	/		41	/		56	/	
12	/		27	/		42	/		57	/	
13	/		28	/		43	/		58	/	
14	/		29	/		44	/		59	/	
15	/		30	/		45	/		60	/	

한국바른몸운동연구회

구분 / 날짜	발 각도	무릎 기울기	무릎 높이	무릎 돌출	발 크기 차이	
	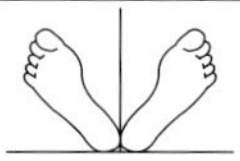 오른발 왼발	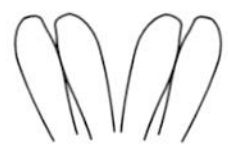 오른쪽 왼쪽	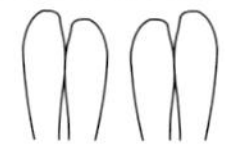 오른쪽 왼쪽	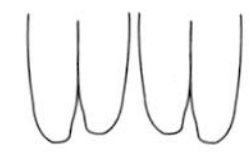 오른쪽 왼쪽	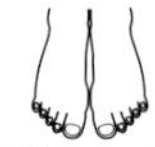 오른발 왼발	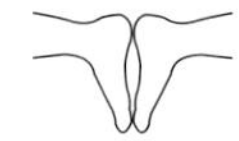 오른발 왼발
/	/	/				
/	/	/				
/	/	/				
/	/	/				
/	/	/				
/	/	/				
/	/	/				
/	/	/				
/	/	/				
/	/	/				
/	/	/				
/	/	/				
/	/	/				
/	/	/				
/	/	/				
/	/	/				
/	/	/				
/	/	/				

체 형 기 록 표

(현재 체형:)

구분 / 횟수	날짜	다리 길이 차이	구분 / 횟수	날짜	다리 길이 차이	구분 / 횟수	날짜	다리 길이 차이	구분 / 횟수	날짜	다리 길이 차이
1	/		16	/		31	/		46	/	
2	/		17	/		32	/		47	/	
3	/		18	/		33	/		48	/	
4	/		19	/		34	/		49	/	
5	/		20	/		35	/		50	/	
6	/		21	/		36	/		51	/	
7	/		22	/		37	/		52	/	
8	/		23	/		38	/		53	/	
9	/		24	/		39	/		54	/	
10	/		25	/		40	/		55	/	
11	/		26	/		41	/		56	/	
12	/		27	/		42	/		57	/	
13	/		28	/		43	/		58	/	
14	/		29	/		44	/		59	/	
15	/		30	/		45	/		60	/	

한국바른몸운동연구회

구분 날짜	발 각도	무릎 기울기	무릎 높이	무릎 돌출	발 크기 차이	
	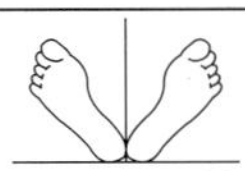 오른발 왼발	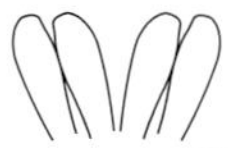 오른쪽 왼쪽	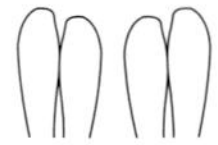 오른쪽 왼쪽	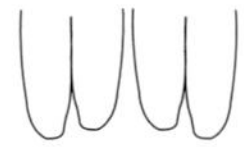 오른쪽 왼쪽	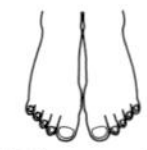 오른발 왼발	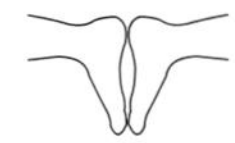 오른발 왼발
/	/	/				
/	/	/				
/	/	/				
/	/	/				
/	/	/				
/	/	/				
/	/	/				
/	/	/				
/	/	/				
/	/	/				
/	/	/				
/	/	/				
/	/	/				
/	/	/				
/	/	/				
/	/	/				
/	/	/				
/	/	/				